解剖生理学がわかる

基礎の基礎からやさしく解説！
誰でもわかる解剖生理

飯島治之 著

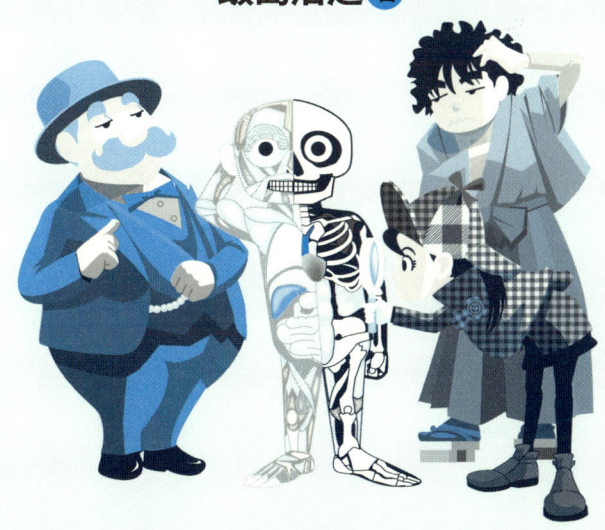

技術評論社

はじめに

　医療に携わる人々に学生時代に学んだ解剖生理学の印象を尋ねると、「得意だった」という話を聞くことはめったにありません。

　解剖生理学は、人体の構造や機能について学ぶ科目です。医療に関わる人々にとって、専門知識を学ぶための基礎となる必要不可欠なものであり、大学や専門学校において多くの時間を割いて学習するのですが、情報量の多さや言葉の難解さなどが災いするのか、苦手とする人が多く見受けられるのが現実です。私たち解剖生理学を教えるものにとって、この問題を解決することは一つの命題となっています。

　この本は、解剖生理学をより深く理解していただくためにキャラクターを登場させてプチ物語風の流れとし、実生活との関わりを多く取り入れ、専門用語を少な目にしてみました。本書をお読みになる皆さまが、少しでも解剖生理学に興味を抱いていただければ幸いに存じます。

　今回この本を刊行するにあたり、文書校正について東京女子医科大学図書館の佐藤淑子女史、また、掲載写真について東京女子医科大学総合研究所の重松康秀技術科長に多大なるご協力をいただきました。ご両名に深謝申し上げます。

　　　　　　　　　　　　　　　　　　　　　　2012年4月　飯島治之

解剖生理学の世界へようこそ

　ここは、解剖生理学でも有名な「ありま先生」の研究室。ひょんなことから解剖生理学を学ぶことになった「ねこ村くん」と「しほさん」。さて、二人はちゃんと頑張ることができるのでしょうか？

解剖生理学を学びたいという素敵な学生はキミたちか!?　いきなり質問じゃが、解剖生理学とは何を学ぶ学問だと思う？

えーっと。すいません、どんな学問なんでしょう？　しほさんに誘われて、なんとなくついてきちゃったんで……。

あらま、知らずに来るとはなかなかの勇者じゃな。では、「解剖」と「生理」を分けて考えてみておくれ。

解剖学は、体のいろいろな部分がどんな構造になっているかを調べる学問ですよね？

その通りじゃ。

生理学は……お腹が減ったとか、トイレに行きたいとか……。

…ふむ。それは確かに生理現象の1つじゃがのう……(涙)

生理学って、体のいろいろな機能を学ぶ学問じゃないですか？

その通り！　ねこ村くん、頼りになる友達がいてよかったのう。

そうか。体の構造を学んで、さらに、その構造がどんな風に機能しているのかを学ぶ、というのが「解剖生理学」ですね！

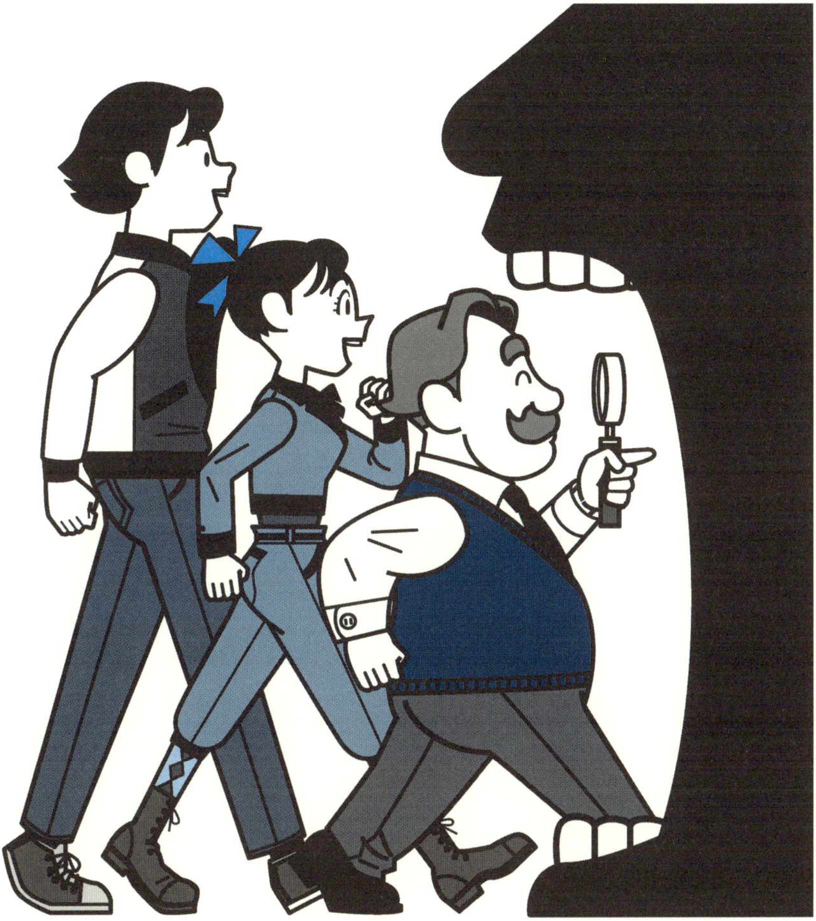

 おっ。飲み込みが早いではないか！　ちょっと安心したぞ。じゃあ、わしと一緒に、体の中を順番に見ていこう。

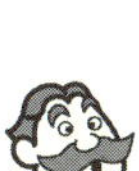

 よろしくお願いします！

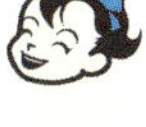

 ついでにフォローもお願いします！

ファーストブック　解剖生理学がわかる

Contents

はじめに……………………………………………………………………………………3
解剖生理学の世界へようこそ……………………………………………………………4

第1章 ◆ 細胞と組織

1-1 私たちの生命活動の基盤—細胞 ……………………………………………… 12
- 細胞の大まかな構成と機能を知ろう…12／●核とは…13
- 核は遺伝子を部分的に発現させる司令塔…18／●細胞質…19
- 細胞分裂…25

1-2 細胞の集まり—組織 ……………………………………………………………… 28
- 上皮組織とは…28／●結合組織とは…29／●筋組織とは…30
- 神経組織とは…32

1-3 器官と系統 ………………………………………………………………………… 34
- 独自の特徴を持つ器官…34
- 系統は同じ目的を持つ器官の集まり…35

第2章 ◆ 外皮系

2-1 最大の器官—皮膚 ………………………………………………………………… 38
- 皮膚の主な機能と構造…39

2-2 皮膚の構造①　表皮 ……………………………………………………………… 40
- 基底層と角質層…40／●紫外線から幹細胞を守るメラニン細胞…40

2-3 皮膚の構造②　真皮 ……………………………………………………………… 42
- 結合組織性線維の多くはコラーゲン…42／●汗腺は2種類ある…44
- 感覚受容器…45／●生体防御に働く細胞…45／●毛…46
- 爪…48

2-4 皮膚の構造③　皮下組織 ………………………………………………………… 50
- 栄養の貯蔵庫・皮下脂肪…50

第3章 ◆ 呼吸器系

3-1 酸素を獲得する—呼吸器系 ……………………………………………………… 54
- 酸素の流れ…55

3-2 鼻 …………………………………………………………………………………… 56
- 外鼻…56／●鼻腔…56

3-3 咽頭 ………………………………………………………………………………… 59
- 咽頭の2つの役割…59／●病原体に対抗する咽頭輪…60
- 咽頭と耳をつなぐ耳管…61

3-4 喉頭 ………………………………………………………………………………… 62
- 喉頭を構成する軟骨…62／●発声のしくみ…63

| 3-5 | 気管と気管支 | 64 |

- 気管は掃除機のホース状…64／●気管支は左右で長さが違う…65

| 3-6 | 肺 | 66 |

- 肺は左右で大きさが違う…66／●肺の内部…67
- 肺胞から毛細血管へ…68／●なぜ肺に空気が入るのか？…69
- 胸式呼吸と腹式呼吸…71

第4章 ◆ 消化器系

| 4-1 | 食物を分解する―消化器系 | 74 |

- 食物の流れ…75

| 4-2 | 口（口腔） | 76 |

- 歯…76／●舌…78／●唾液腺…79

| 4-3 | 食道 | 80 |

- 管状の器官…80／●口から胃へ食物を送る通路…80

| 4-4 | 胃 | 81 |

- 胃の構造…81／●胃液を分泌する胃腺…82
- ホルモンを分泌する幽門腺…83

| 4-5 | 小腸 | 84 |

- 小腸の構造…84／●十二指腸で膵液と胆汁を混合…84
- 空腸・回腸でいよいよ栄養を吸収！…86

| 4-6 | 肝臓 | 88 |

- 肝臓は栄養素の貯蔵庫…88／●体内最大の臓器…89
- 腸で吸収された栄養はまず肝臓へ…90／●毒素の処理…91
- 胆汁の生成…92

| 4-7 | 膵臓 | 93 |

- 膵臓の構造…93

| 4-8 | 大腸 | 95 |

- 大腸の構造…95／●盲腸に付着する虫垂…97
- 大腸の大部分を占める結腸…97／●直腸…98

| 4-9 | 腹膜 | 99 |

- 壁側腹膜と臓側腹膜…99／●腸間膜…99／●後腹膜臓器…100

第5章 ◆ 血液、リンパ、循環器系

| 5-1 | 酸素と栄養の運搬―血液 | 102 |

- 血液は細胞にとって欠かせない存在…103

| 5-2 | 血液の有形成分―血球 | 104 |

- 酸素と二酸化炭素を運ぶ赤血球…104／●体を守る白血球…106
- 血液を固まらせる血小板…109

| 5-3 | 血液の液体成分―血漿 | 111 |

- 血漿タンパク質の働き…111／●イオンの働き…113
- 血漿による体温調節…115／●血漿による老廃物の運搬…115

5-4 血液を運ぶ循環器系① 心臓 ……………………………………………………… 117
- 心臓はにぎりこぶし大…117／●心房と心室…119
- 逆流を防ぐ弁…120／●心臓壁…120
- 心拍をつくる刺激伝導系…121
- 心電図は心臓の電気的興奮を表す…123
- 血圧とは…124

5-5 血液を運ぶ循環器系② 血管 ……………………………………………………… 125
- 高い血圧に耐え得る動脈…125
- 動脈の分布と名称—4つの部位から枝分かれする…125
- 脈を計るのは動脈…128／●四肢の静脈には弁がある…129
- 動脈には伴行しない静脈系…129／●静脈環流…134
- 血液の循環経路…134／●毛細血管…137

5-6 リンパ系 …………………………………………………………………………… 138
- リンパ液の構成…138／●リンパ管…138
- リンパ節は楕円形の器官…140／●扁桃とリンパ小節…141
- 脾臓…141／●胸腺…142

第6章 ◆ 神経系

6-1 全身の働きを調節する—神経系 …………………………………………………… 144
- 神経系の基本単位・ニューロン…144
- 神経には中枢と末梢がある…145

6-2 中枢神経① 脳 ……………………………………………………………………… 146
- 脳の主要部分—大脳…146／●左脳と右脳…146
- 大脳の4つの葉…148／●情報処理は表面で行う…150
- 自律神経の中枢—間脳…151／●中脳と橋…152
- 運動調節や平衡感覚の中枢—小脳…152
- 生命の維持機能の中枢—延髄…153

6-3 中枢神経② 脊髄 …………………………………………………………………… 154
- 2つの膨らみは末梢神経の細胞体の集まり…154
- 灰白質は中枢神経と末梢神経の乗り換え口…156
- 白質は連絡コード…156／●反射の中枢は脊髄にある…157

6-4 脳脊髄液と髄膜 ……………………………………………………………………… 158
- 脳脊髄液は脳室でつくられる…158
- 脳は脳脊髄液に浮かんでいる…158／●脳と脊髄を包む髄膜…160

6-5 末梢神経 ……………………………………………………………………………… 161
- 神経系の講義が難しい理由…161
- 交感神経は交感神経幹から出る…162／●脳脊髄神経…162
- 無意識のうちに調整を行う自律神経…167

6-6 神経のルートマップ—伝導路 ……………………………………………………… 169
- 上行路…169／●下行路…170

第7章 ◆ 内分泌系

7-1 ホルモンによる調節—内分泌系 ··· 174
- ホルモンは3種類に分けられる…174

7-2 視床下部と下垂体 ·· 177
- 内分泌系の最高中枢—視床下部…177
- 視床下部に調節される下垂体ホルモン…177
- 下垂体前葉ホルモン…178／● 下垂体後葉ホルモン…179

7-3 甲状腺と上皮小体 ·· 180
- 基礎代謝を高める甲状腺ホルモン…180
- 血中のカルシウム（Ca）濃度を抑えるカルシトニン…181
- 血中のカルシウム濃度を高めるパラソルモン…181

7-4 膵臓—ランゲルハンス島 ··· 182
- 血糖値を低下させるインスリン…182
- 血糖値を上昇させるグルカゴン…183
- インスリン、グルカゴンの分泌を抑制するソマトスタチン…183

7-5 副腎 ·· 184
- ステロイドを合成する副腎皮質…184
- 交感神経の一部が変化した副腎髄質…186

7-6 性腺 ·· 187
- 男性性腺（精巣）…187／● 女性性腺（卵巣）…187

7-7 その他のホルモン ·· 190
- 腎臓から分泌されるレニン…190
- 松果体から分泌されるメラトニン…191
- 胸腺から分泌されるサイモシン…191
- 心臓から分泌される心房性ナトリウム利尿ペプチド…192
- 消化液の分泌を促す消化管ホルモン…192
- 脳内ホルモン（エンドルフィン、エンケファリン）…192
- プロスタグランジン…192

第8章 ◆ 感覚器系

8-1 外界や体内から送られてくる情報を受け取る—感覚器系 ········· 194
- 感覚の種類と感覚器…194

8-2 視覚器 ·· 195
- 視覚受容器である眼球…195／● 眼球壁① 外膜…195
- 眼球壁② 中膜…197／● 眼球壁③ 内膜…199
- 水晶体（レンズ）…201／● ゼリー状の硝子体…201／● 副眼器…202

8-3 聴覚器 ·· 204
- 外耳は音を鼓膜まで伝える装置…204
- 中耳は鼓膜の振動を3つの骨で内耳に伝える装置…205
- 内耳は聴感覚と平衡感覚を感知する…207
- 蝸牛が音を感知する…207
- 前庭は頭の傾きと直線運動を感知する…209
- 半規管は回転方向を感知する…210

8-4	嗅覚器	211
	●嗅上皮は鼻腔の天井にある…211／●嗅覚は根源的な感覚…212	
8-5	味覚器	213
	●味蕾…213／●味覚の種類…214	
8-6	皮膚感覚	215
	●痛覚…215／●触覚（圧覚、振動覚）…216／●温度覚…216	

第9章 ◆ 骨格系、筋系

9-1	体を支え、運動の基盤となる器官系—骨格系	218
	●骨格系の主な働きと機能…218／●骨とは？…219	
	●骨の構造…220 ●／骨の成長と代謝…222	
	●関節の種類と構造…223／●関節を包む関節包…224	
	●関節軟骨と関節円板…224	
9-2	全身の骨格	225
	●頭蓋…225／●脊柱…227／●胸郭…229／●上肢骨…230	
	●下肢骨…232／●骨盤…234	
9-3	運動を行うための系統—筋系	235
	●筋系の働きと機能…235／●筋の基本構造…235	
	●筋の基本的な形状…235／●機能による分類…237	
9-4	全身の筋	238
	●頭部の筋…238／●頸部の筋…240／●胸部の筋…242	
	●腹部の筋…244／●骨盤底筋…245／●背部の筋…245	
	●上肢の筋…247／●下肢の筋…250	

第10章 ◆ 泌尿器系、生殖器系

10-1	代謝産物を尿として排泄する—泌尿器系	256
	●泌尿器系の役割…256	
10-2	腎臓	257
	●腎臓の構造…257／●尿…260	
10-3	尿路（尿管、膀胱、尿道）	261
	●尿管は腎臓と膀胱を結ぶ管…261／●膀胱…261	
	●尿道は尿の排出路…262	
10-4	子孫を残すための器官系—生殖器系	263
	●生殖器系の役割…263	
10-5	男性生殖器	264
	●精巣…264／●付属器官…266	
10-6	女性生殖器	268
	●卵巣…268／●卵管は卵巣と子宮をつなぐ…270／●子宮…270	
	●膣…272／●乳房…272／●性周期は卵巣と子宮の変化…273	

解剖生理学の講義を終えて	276
索引	277

第1章
細胞と組織

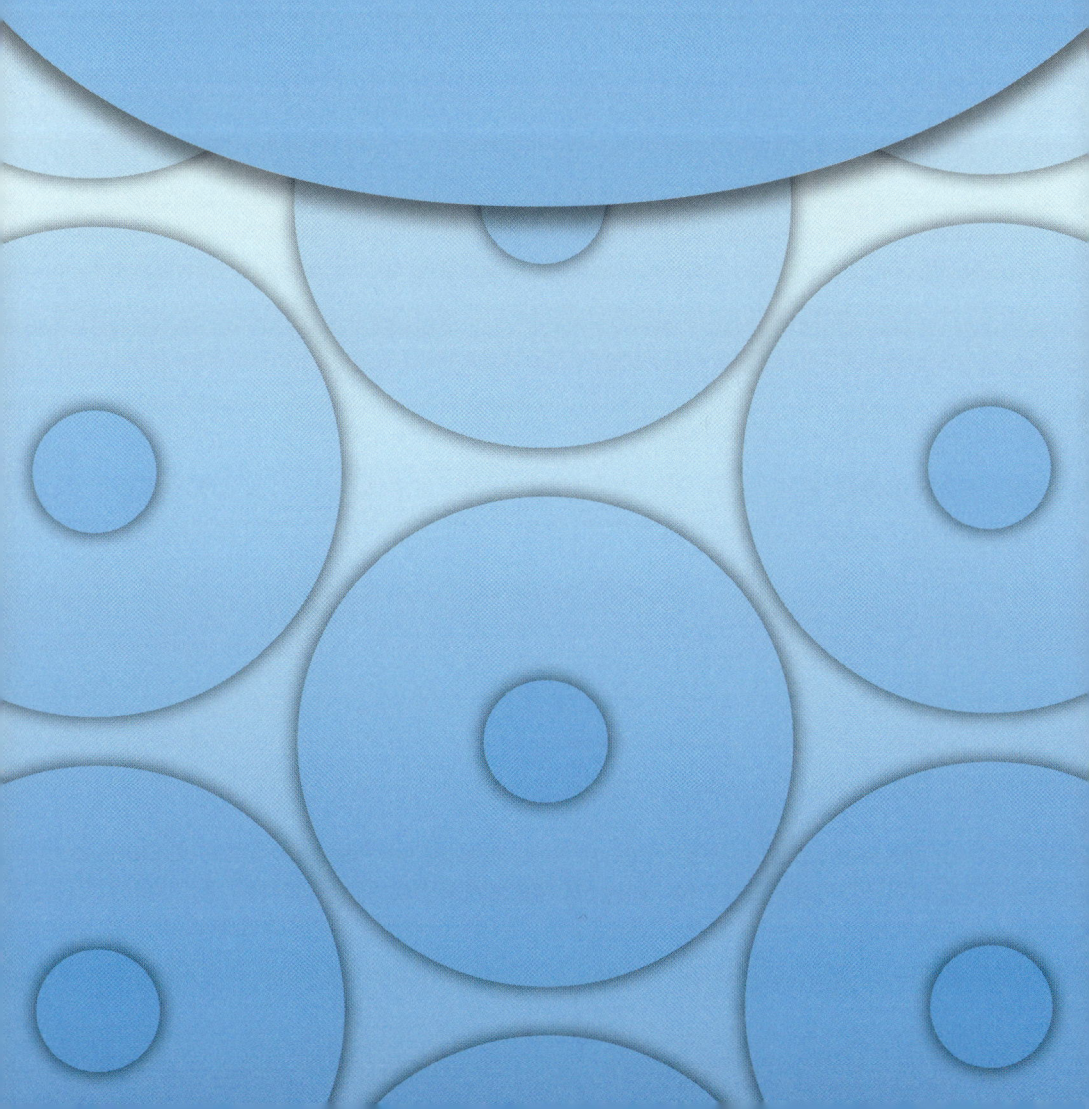

1-1 私たちの生命活動の基盤―細胞

> 私たちの体は、他の動物と同様に「細胞」によって構成されています。細胞は体の最小構成単位であるとともに、生命の最小単位でもあります。解剖生理学について学ぶにあたって、まず細胞の構造と機能についておさらいをしておきましょう。

 二人は高校の生物で習った細胞の構造は覚えておるかな？

 はい、核とか、ミトコンドリアとか、ゴルジ体とかですよね。

 そう、それじゃよ！

●細胞の大まかな構成と機能を知ろう

　人体は約60兆個もの細胞が集合して構成されており、それぞれの細胞が生きて活動しています。その集大成が人間の生命活動となっています。たとえば、心臓の細胞は収縮する能力を持っており、それらが協働して機能することにより、心臓全体が収縮し、血液を送り出す機能を果たしています。細胞はわずか30μm（ミクロン：1000分の1mm）程度の大きさしかありませんが、この細胞がそれぞれ正常に機能することが、私たちの健康に深く関わっています。

　細胞にはもう1つ、自己複製という機能があります。これは簡単にいうと、自分のコピーをつくる能力です。

　では細胞は、どのような構造をしているのか見ていくことにしましょう。細胞は、基本的に「核」「細胞質」「細胞膜」で構成されています。

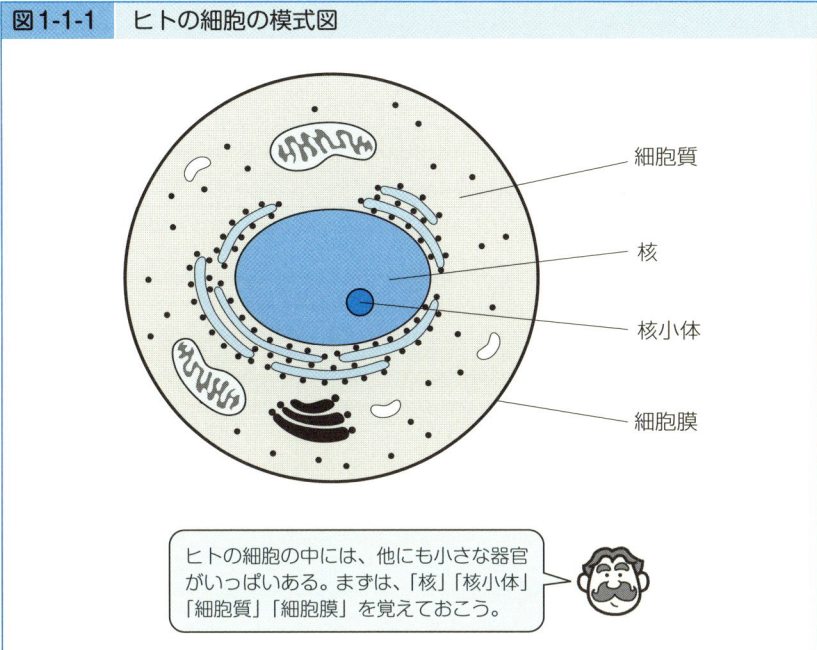

図1-1-1 ヒトの細胞の模式図

ヒトの細胞の中には、他にも小さな器官がいっぱいある。まずは、「核」「核小体」「細胞質」「細胞膜」を覚えておこう。

●核とは

　核は細胞の中央あるいは下部に存在する構造で、形状は細胞の種類により、球形（肝細胞など）、楕円形（腸上皮細胞など）、不正形（白血球など）をしています。核の内部には「染色質」と「核小体」と呼ばれるものが存在しています。

　染色質は遺伝物質（DNA*）の集合であり、通常の状態では核内に散在して分布していますが、細胞が分裂するときには集合して「染色体」を形成します。

 あれ？　ミトコンドリアはどこ？

 ミトコンドリアもゴルジ体も、細胞質に含まれるんじゃ。

---

*デオキシリボ核酸。遺伝子の本体。

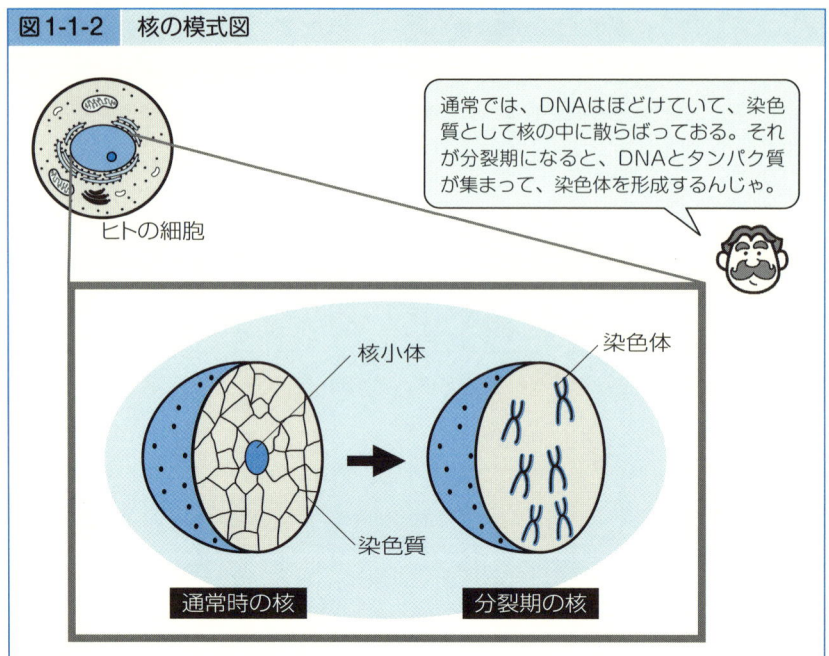

図1-1-2　核の模式図

● 染色体とは

　染色体は、「遺伝物質（DNA）」と「ヒストン」と呼ばれるDNAを核内におさめる役割をするタンパク質で構成されています。DNAは決まった位置に分布しており――この位置を「バンド」と呼ぶのですが――バンドにより「遺伝子マップ」を表現することができます。ひとまずバンドは横に置き、染色体について見ていくことにしましょう。

 染色体は核の中にいつでもあるわけじゃなくて、分裂期になると形成されるのね。

 そうじゃ。そして核小体は分裂期に消失するんじゃ。核小体は「仁（じん）」とも言うぞ。

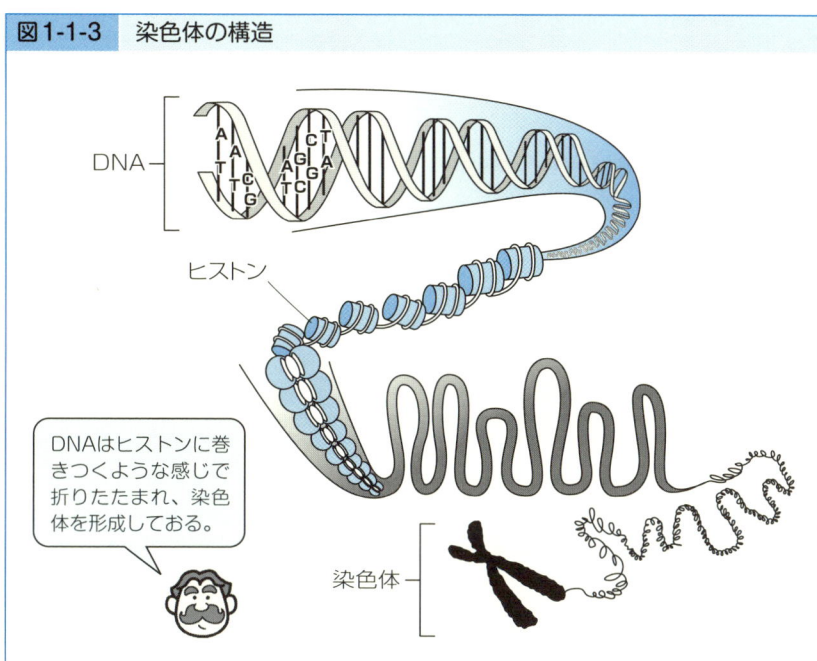

図1-1-3 染色体の構造

 核内のヒストンとDNAが分裂期に集まったものが染色体、というわけね。

 ヒストンとDNAは約1：1の割合で存在しているんじゃ。ヒストンによって折りたたまれた2本鎖のDNAは、染色体1本につき1組のDNAでできているんじゃよ。

 染色体は、真ん中がくっついたXのような形をしているけど、これで1本なのね。

 これは、細胞分裂のときにDNAの複製が行われた後の形じゃ。1本の染色体は2つの「染色分体」になるんじゃ。

 それから、染色体はかならず対になっておるんじゃ。

 ひゃーっ。なんか2の倍数ばっかりですね……。

● **染色体の数**

　染色体の数と形は種によって決まっていて、人間の場合、44本の「常染色体」と、2本の「性染色体」の合計46本の染色体が存在しています。この46本が正常な人体の設計図となります。したがって、染色体が1本増加しても、欠損しても設計図のページに狂いが生じ、人体の構造や機能に不具合が起こります。

　たとえば、ダウン症は21番目の染色体が1本増加することによって起こります（これを21トリソミーといいます）。この場合、設計図に重複する部分があるため遺伝子の発現が混乱、その結果として特有の顔貌、精神発達遅滞、心奇形などが症状として現れます。

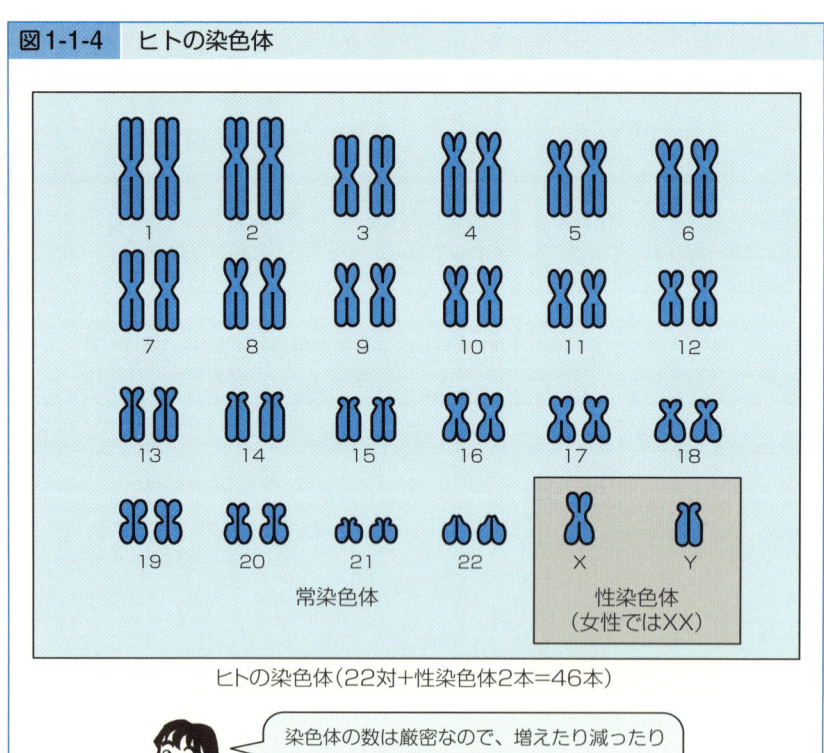

図1-1-4　ヒトの染色体

ヒトの染色体（22対＋性染色体2本＝46本）

染色体の数は厳密なので、増えたり減ったりすると、体に不具合が起きるんですね。

染色体は同じ形、同じ大きさでペアになっているんじゃが、男性の性染色体だけは別なんじゃよ。

● 性を決める性染色体

性染色体にはX染色体とY染色体の2種類が存在します。この2つの組み合わせで性が決定します。XXであれば女性、XYであれば男性となります。Y染色体には男性になる遺伝子（SRY遺伝子）が存在しており、これによって男性が形成されます。ところがX染色体には色覚や血液凝固に関わる遺伝子は存在するものの、女性になる遺伝子は存在しません。すなわち、XXでは「女性になる」という特殊な遺伝子は必要ではなく、放っておけば女性になるわけです。このことは、人間の基本形は女性であることを物語っています。

さらに性染色体は、特定の疾患と密接に関わっています。これはX染色体上の遺伝子の異常によって起こるものです。通常は、一方の染色体上の遺伝子に異常があっても、もう一方の染色体が正常であれば、その異常は形質として発現することはありません。

ところが、性染色体では女性は相同染色体※が存在しますが、男性はXと対になるのは常にY染色体であるため、相同染色体が存在しません。図1-1-5を見るとわかる通りX染色体とY染色体では大きさが異なるため、対合する遺伝子の一部が欠けています。このため、X染色体上に異常がある場合、異常がそのまま発現してしまいます。こうした異常は性に伴って遺伝していくため「伴性遺伝」といいます。伴性遺伝の例としては色覚異常、血友病、筋ジストロフィー、魚鱗癬などがあります。

> **Check Point!**
> 自然界では雌から雄へ性転換する例がしばしばみられます。ブダイの仲間では生まれた稚魚はすべて雌で、このうち長く生き残ったものが雄になります。生存競争に生き残ったものの強い遺伝子が必要だからでしょうか？

※体細胞中に2個ずつ対になって存在する同形、同大の染色体。

図1-1-5　性染色体の遺伝子配置の模式図

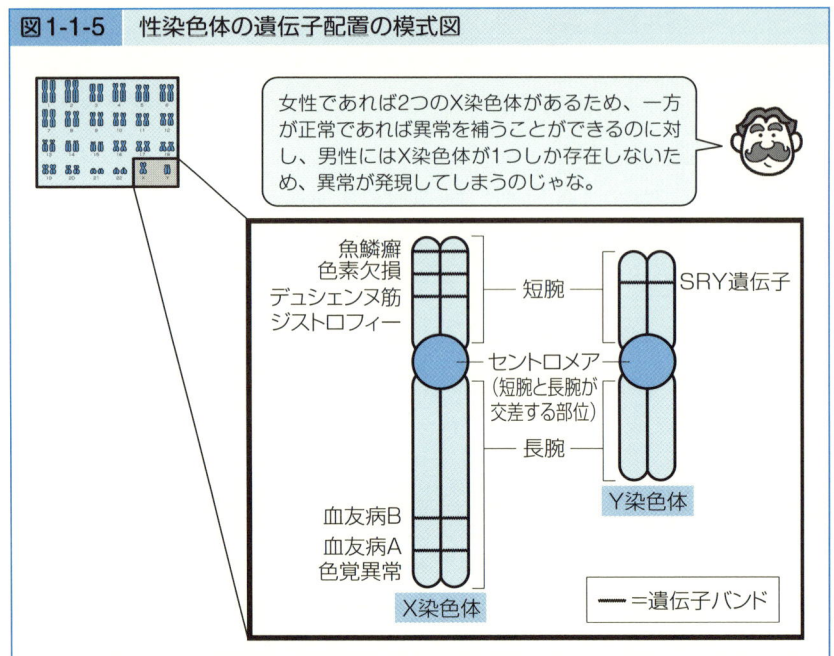

女性であれば2つのX染色体があるため、一方が正常であれば異常を補うことができるのに対し、男性にはX染色体が1つしか存在しないため、異常が発現してしまうのじゃ。

● 核は遺伝子を部分的に発現させる司令塔

　染色体は、分裂時以外にはDNAの断片（染色質）となって核の中に不規則に分布しています（→図1-1-2）。

　DNAは2本の糸状構造がねじれた二重らせん構造をしています。この二重らせん構造は必要に応じて一部のらせんが解けてmRNA（メッセンジャーRNA*）に遺伝情報が読み取られます（これを転写といいます）。これは、46本の染色体にある全DNAの中で、その細胞の機能に応じた遺伝情報のみが発現しているということです。たとえば皮膚の線維芽細胞では、コラーゲン合成に必要な遺伝物質がほどけて読み取られるわけです。

　そもそもDNAの遺伝情報とは、アミノ酸の配列を決定し、タンパク質を形成するためのものです。タンパク質はさまざまな細胞機能を遂行するための主体となっているのです。

　このように、核は遺伝子が存在する部位であり、細胞が機能するために必要な遺伝子を部分的に発現させる司令塔として働いています。

---

*RNA（リボ核酸）のうち、DNAの遺伝情報を読み取る役割をするもの。

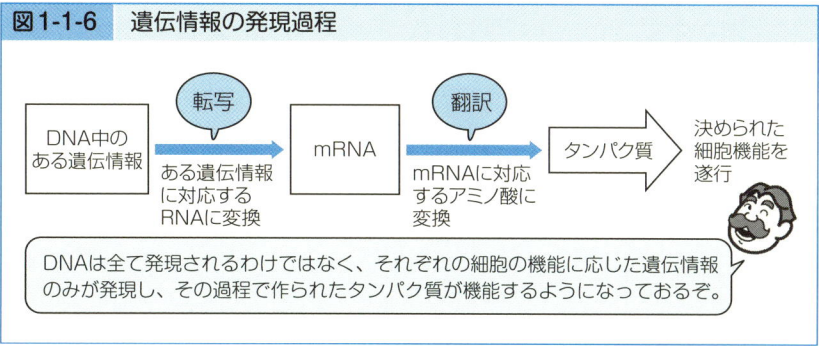

図1-1-6　遺伝情報の発現過程

DNAは全て発現されるわけではなく、それぞれの細胞の機能に応じた遺伝情報のみが発現し、その過程で作られたタンパク質が機能するようになっておるぞ。

● 核小体

　核小体は核内にある密度の濃い物質です（→図1-1-2）。この物質はrRNA（リボソームRNA*）で構成されており、活性の高い細胞で顕著に認められます。このことから、核小体はタンパク質合成に関わる構造ではないかと考えられています。

● 細胞質

　細胞質は細胞の大部分を占めるゾル－ゲル状の構造物です。細胞質内にはさまざまな「細胞小器官」が存在し、細胞に必要な化学反応が行われています。

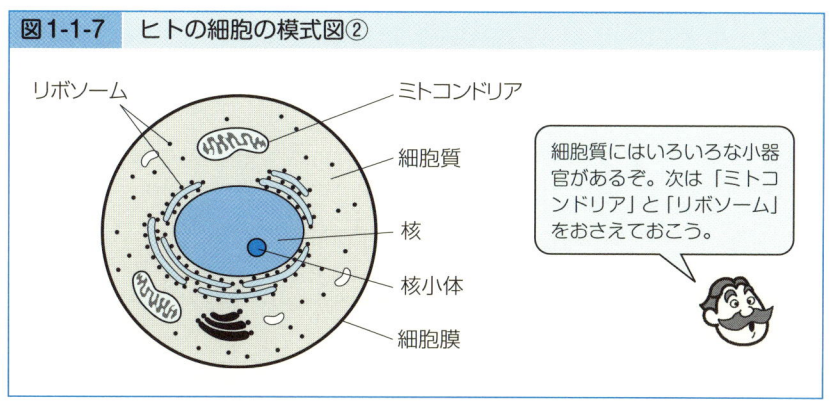

図1-1-7　ヒトの細胞の模式図②

細胞質にはいろいろな小器官があるぞ。次は「ミトコンドリア」と「リボソーム」をおさえておこう。

*リボソームを構成するRNAのこと。RNAとしては生体内に最も多く存在する。核小体で合成される。

● ミトコンドリア

　細胞小器官のうち、最も有名なものは「ミトコンドリア」です。ミトコンドリアは球形から長竿状をしており、内部に「クリステ」と呼ばれる膜構造が存在し、細胞が使うエネルギーを産生しています。

　このエネルギー合成は、栄養として摂取したグルコース（ブドウ糖）を酸素で燃焼し、得られたエネルギーをATP（アデノシン三リン酸）に渡す化学反応*です。ATPはADP（アデノシン二リン酸）にリン酸が1個結合した物質で、この結合には大きなエネルギーが必要です。逆に、ATPがリン酸を離してADPになるとき、大きなエネルギーを放出します。このエネルギーが、細胞のいたるところで利用されます。

> **Check Point!**
> ミトコンドリアでエネルギーが合成されるには、ビタミンB_2（リボフラビン）やニコチン酸などのビタミンが不可欠です。このため、疲れたときに飲む栄養ドリンクには、この2種類が含まれています。

　ところで、ミトコンドリアには核とは異なる独自のDNAが存在しています。このDNAは代々、母親から卵子を経由して受け継がれるものです（人体を構成する細胞の細胞質は、すべて母親の卵子に由来しています）。ミトコンドリアDNAは、核のDNAと比較して変異が少ないという特徴を持つため、解析を行うと、私たちの遠い祖先を知ることができます。

 ミトコンドリアDNAは母親から受け継ぐのね。

 男は子孫に自分のミトコンドリアDNAを受け継がせることができないってわけか……。なんか寂しいなぁ。

 ほっほっほ。卵子強し、女性強し、ということじゃの。

---

*ここでの反応は　$C_6H_{12}O_6 + 6O_2 \rightarrow 6CO_2 + 6H_2O + 38ATP$

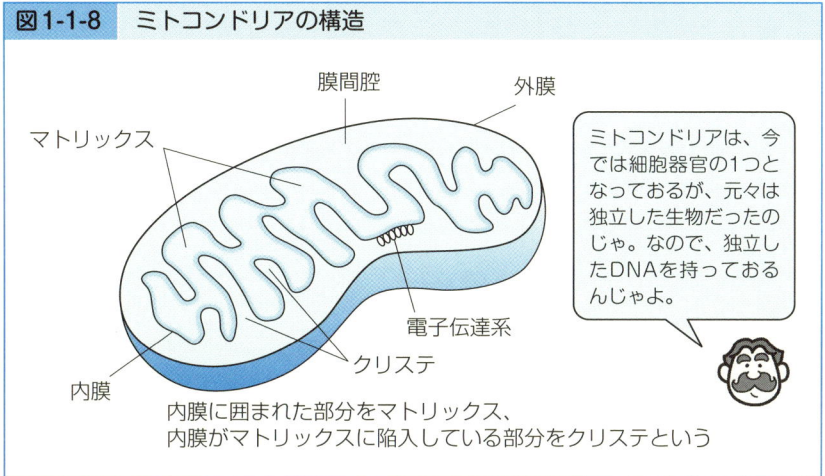

図1-1-8　ミトコンドリアの構造

内膜に囲まれた部分をマトリックス、内膜がマトリックスに陥入している部分をクリステという

ミトコンドリアは、今では細胞器官の1つとなっておるが、元々は独立した生物だったのじゃ。なので、独立したDNAを持っておるんじゃよ。

● リボソーム

　リボソームはタンパク質合成に関わる細胞小器官です。核内のDNAから遺伝情報を渡されたmRNAは、リボソーム上でtRNA（トランスファーRNA）[1]に遺伝情報を渡します（これを翻訳といいます）。tRNAの末端には1個のアミノ酸が付着しており、mRNAが読み継がれるごとに、アミノ酸同士が横に並び、ペプチド結合[2]により連続し、タンパク質が形成されます。

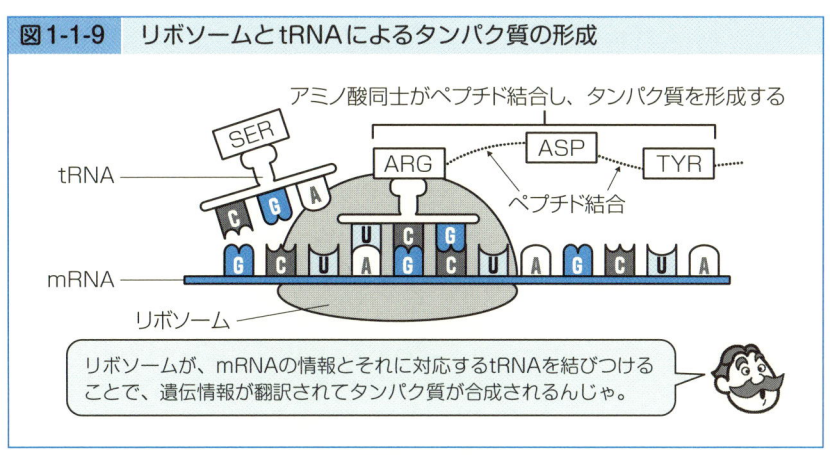

図1-1-9　リボソームとtRNAによるタンパク質の形成

リボソームが、mRNAの情報とそれに対応するtRNAを結びつけることで、遺伝情報が翻訳されてタンパク質が合成されるんじゃ。

[1]：RNA（リボ核酸）のうち、アミノ酸を運んでくる役割をするもの。
[2]：アミノ酸同士の結合のこと。

ミトコンドリアにリボソーム……。ようやく高校で習った細胞の授業を思い出してきました。

 細胞の構造のお話はこれでだいたい終わりですかね？

 いや、大事な話がもう1つある。細胞膜じゃ。

 細胞膜って、そんなに大切なんですか？

 とても大切。細胞膜は優れものなんじゃよ。

● **細胞膜**

細胞膜は細胞の外側をおおうリン脂質の二重膜です。細胞は、細胞膜によって外部とは隔絶された、独立した存在となっています。

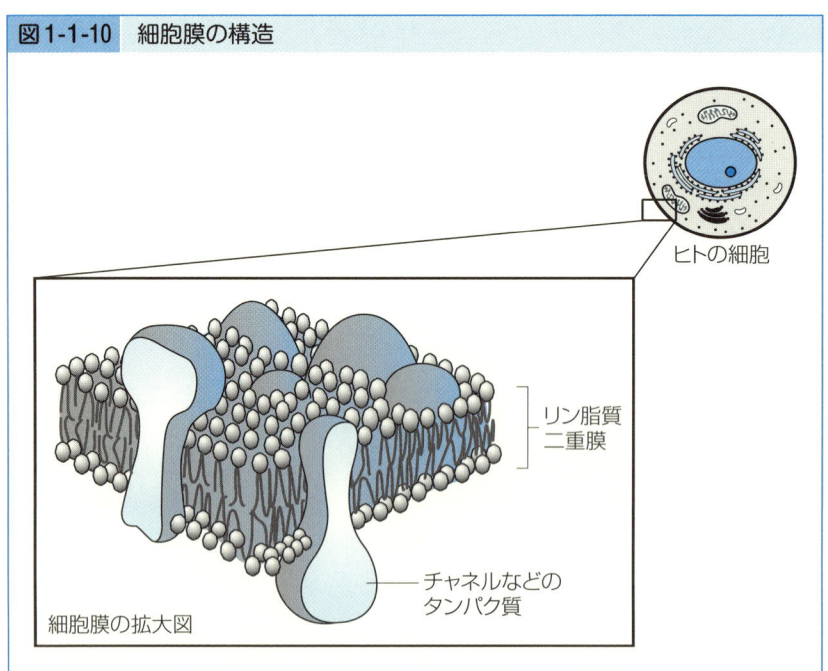

図1-1-10　細胞膜の構造

● 半透膜で物質の出入りを制御

　細胞膜はちょうど家屋の外壁と同じようなものです。私たちは家の中で日常生活を営んでいますが、食材を買いにいくための出入口が必要なように、細胞膜にも出入口となる構造があります。これを「チャネル」といいます。

　チャネルの中には特定の物質だけが通れるように鍵穴（受容体）が付いているものがあります。この鍵穴に、鍵となる物質（ホルモンなど）が結合すると、分子量の大きい物質を通過させることができます。分子量の小さい物質はリン脂質の間を自由に通過します。このような特徴を「半透膜」といいます。

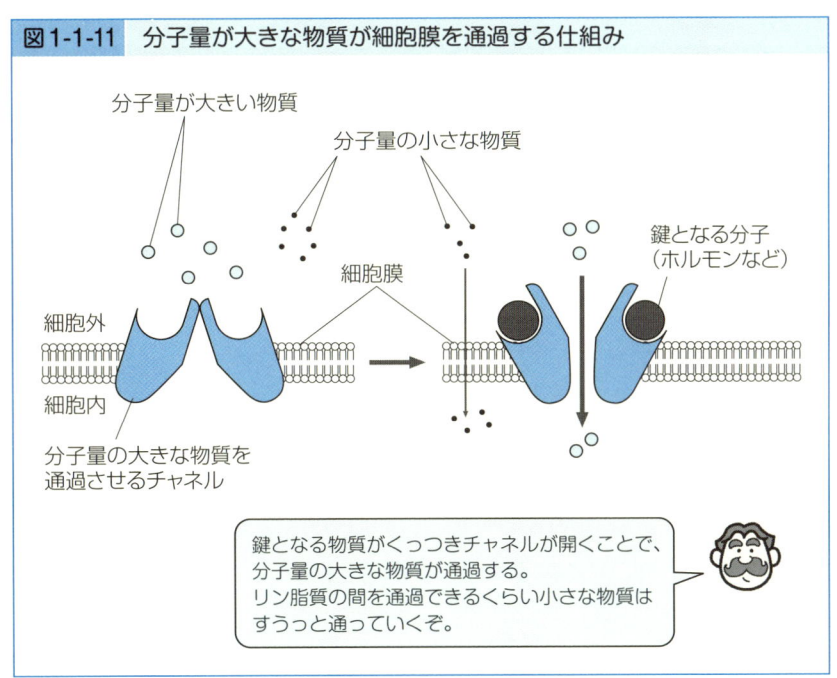

図1-1-11　分子量が大きな物質が細胞膜を通過する仕組み

鍵となる物質がくっつきチャネルが開くことで、分子量の大きな物質が通過する。
リン脂質の間を通過できるくらい小さな物質はすうっと通っていくぞ。

● 細胞膜は自己・非自己の認識機能を持つ

　細胞膜の表面にあるタンパク質は個人や細胞によって異なる構造をしているものがあり、自己・非自己の認識に深く関与しています。

　たとえば赤血球の型（ABO）や白血球の型（HLA）は、この細胞表面のタンパク質によって決定されます。ABOとHLAは輸血や臓器移植のときに拒絶反応が問題となります。自己・非自己の認識は、生体防御における免疫反応に重要な役割を果たしているのです。

　まとめると、細胞膜の役目には「細胞の保護」「物質交換」「自己・非自己の認識」などがあるのです。

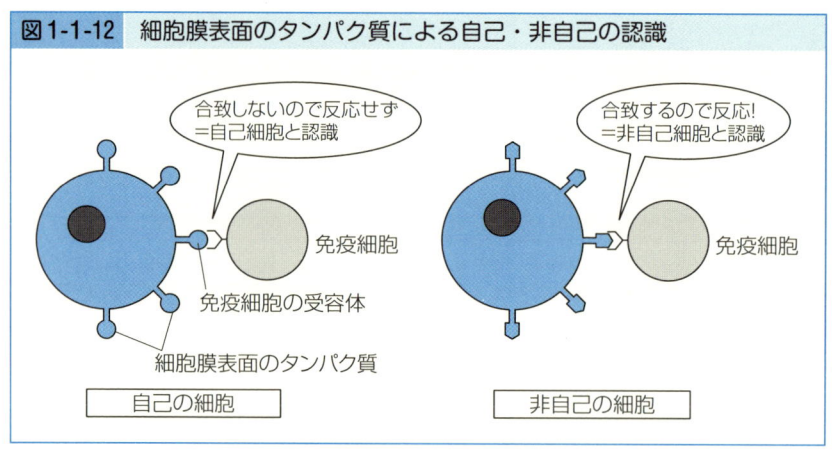

図1-1-12　細胞膜表面のタンパク質による自己・非自己の認識

　細胞膜って、なにげにすごい役割を果たしているのね。

　自己、非自己の認識までしているとは……。知らなかった。

　ちなみに、植物はこの細胞膜の外側に細胞壁があるんじゃ。だから押し花やドライフラワーで形を残すことができるんじゃよ。

　植物の細胞壁って強靭なんですね。動物だと干すとしわしわに縮んじゃいますね。

●細胞分裂

 さて、ここまで細胞内のさまざまな働きを見てきたわけじゃが、「細胞にはもう1つ大事な機能がある」と最初に話をしたのは覚えておるかい？

 えーっと……。

 たしか、ジコフクセイ？

 そうじゃ。「自己複製」とは自分と同じ構造と機能を持つ細胞を、もう1つ作ることじゃ。この過程を「細胞分裂」というぞ。細胞分裂にはどんなものがあるかの？

 知っています！「体細胞分裂」と「減数分裂」ですね。

 正解じゃ！ ねこ村くん、急に冴えてきたではないか。ではまず体細胞分裂から見ていこう。

●体細胞分裂

　組織によって異なりますが、細胞には寿命があります。ある程度機能を果たした細胞は、死滅（赤血球は約120日）して新しい細胞に置き換わります。この新しい細胞をつくる過程が「体細胞分裂」です。

　体細胞分裂は生体の多くの組織で行われています（皮膚、肝臓、骨髄、腸など）。一般的に体細胞分裂を行う細胞を「幹細胞」といいます。

　ここで問題となるのは、前の細胞と同じ機能を行うためには、遺伝的に等質のものがつくられなければならないということです。このため、核内に散在している遺伝子を集め、整列させます。これが染色体（→p.14）です。この段階でDNAのらせんがほどけ、それぞれにヌクレオチド*が集まり、2本のDNA鎖が形成されます。すなわち、最初に遺伝子が整列し

---

*塩基に糖とリン酸が結合したもの。核酸の構成成分。

た染色体と同じものがもう1本できるわけです。そして、紡錘糸がそれぞれの染色体を反対方向に引っ張り、間がくびれると、同じ遺伝子を持つ2個の細胞が形成されます。このような細胞分裂を体細胞分裂といいます。

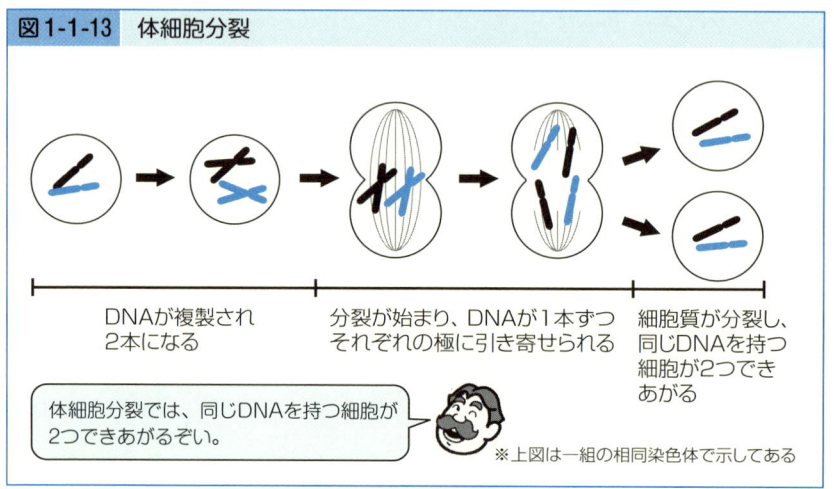

図 1-1-13　体細胞分裂

DNAが複製され2本になる

分裂が始まり、DNAが1本ずつそれぞれの極に引き寄せられる

細胞質が分裂し、同じDNAを持つ細胞が2つできあがる

体細胞分裂では、同じDNAを持つ細胞が2つできあがるぞい。

※上図は一組の相同染色体で示してある

Check Point!

遺伝子の末端には「テロメア」という構造があります。テロメアは分裂ごとに1個ずつちぎれていき、テロメアがなくなると細胞は分裂することができなくなります。つまり、細胞の分裂回数が限られているので、生命の寿命も決まってしまいます。

神経細胞は成人になると細胞分裂を行わないと思われていました。このため、加齢により神経細胞が減少すると記憶などの機能に影響がでると考えられていました。しかし、最近の研究で成人でも神経細胞が分裂することが解明されました。アルツハイマー症も治る日が来るかもしれません。

● 減数分裂

　もう1つの細胞分裂は減数分裂（成熟分裂）で、生殖細胞（精子と卵子）に見られます。減数分裂では2回の分裂が行われ、染色体数が46本から23本へと半減するのが特徴です。これにより、精子の持つ染色体は22＋Xまたは22＋Yとなり、卵子は22＋Xとなります。これは、精子と卵子が受精すると人間が誕生するわけで、そのときの染色体数が46本である必要があるからです。

> **Check Point!** 生まれてくる子供の性の決定権は精子にあります。X精子とY精子のできる率は1対1ですが、出生率は男性のほうが多くなっています。これはX精子に比べてY精子のほうが軽いので早く到達し、受精しやすいからだと考えられています。

図1-1-14　減数分裂

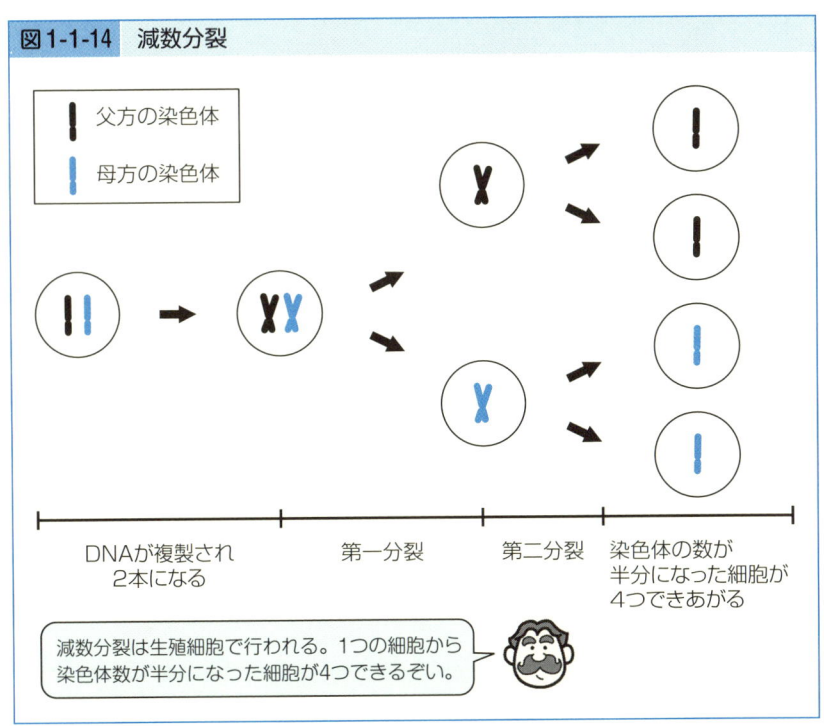

減数分裂は生殖細胞で行われる。1つの細胞から染色体数が半分になった細胞が4つできるぞい。

1-2 細胞の集まり—組織

> 私たちの身体を構成する細胞には、さまざまな形や機能があります。このうち、同じ形、同じ機能を持った細胞が集団を形成しています。これを「組織」といいます。
> 組織はその機能に応じて、「上皮組織」「結合組織」「筋組織」「神経組織」の4種類に区分されます。そして各器官（臓器）は、この4種類の組織の組み合わせによって形成されています。

さて、細胞の話の次は「組織」の話じゃ。会社には「経理課」「営業課」など部署があるじゃろ。同じように、各器官も組織に分かれて役割分担をしているんじゃ。

組織か。体の中って社会みたいなものなんですね。

●上皮組織とは

　上皮組織は各器官の内面や外面をおおう組織です。そしてこの上皮組織は、細胞の形によって「扁平上皮」「立方上皮」「円柱上皮」などに区分されます。また、機能によって「吸収上皮」「分泌上皮」「感覚上皮」などに区分されます。

　さらに、上皮組織において、細胞で形成した物質を細胞外に放出する細胞の集団を「腺組織」といいます。腺組織は分泌の様式によって「外分泌腺」と「内分泌腺」に区分されます。外分泌腺は分泌物を体表や管腔に放出するタイプで、汗腺や唾液腺が例として挙げられます。内分泌腺は分泌物を血管内に放出するタイプです。一般的にこの分泌物は「ホルモン」と呼ばれ、甲状腺や性腺などが挙げられます。

図1-2-1　上皮組織・腺組織の区分

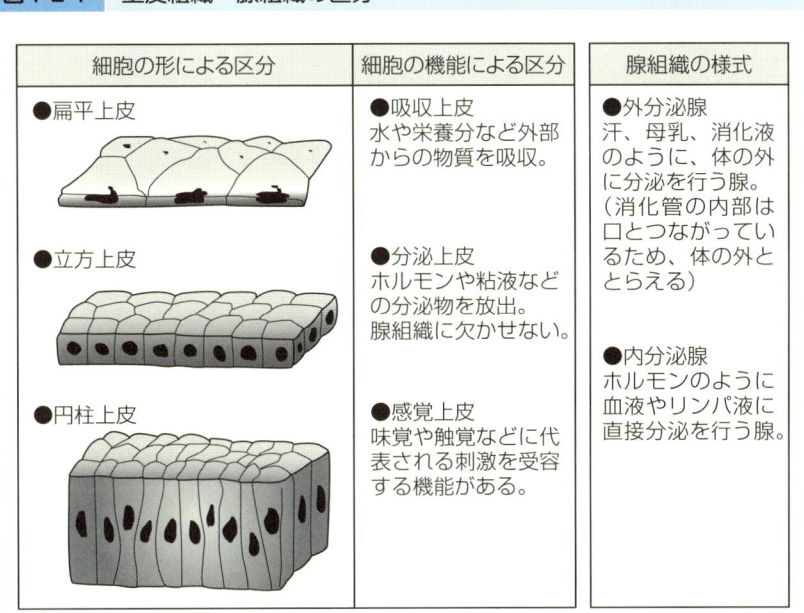

●結合組織とは

　結合組織は各器官内において組織同士を結びつける役割を果たしています。結合組織は、「線維成分」「細胞成分」「基質」で構成されます。

図1-2-2　結合組織の模式図

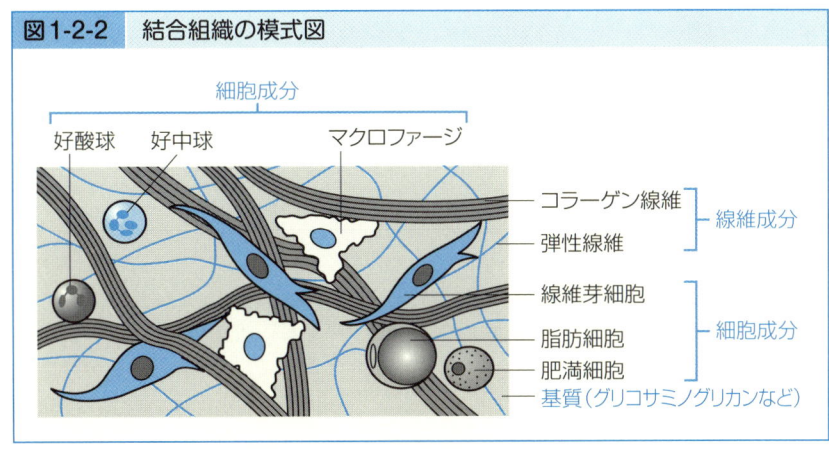

● 線維成分

　線維成分には膠原線維（コラーゲン）、弾性線維、細網線維などがあり、結合の主体となっていますが、腱のような強固な結合を必要とする部分は線維成分の豊富な「密性結合組織」で、皮膚のように伸縮性が必要な結合は線維成分のまばらな「疎性結合組織」でできています。線維成分は結合組織に柔軟性と弾力性を与えています。

● 細胞成分

　細胞成分には「線維芽細胞」「脂肪細胞」「肥満細胞」などがあります。
　線維芽細胞はコラーゲンなどの線維を合成する細胞です。
　脂肪細胞は脂肪を貯蔵する細胞で、しばしば大量の脂肪を貯蔵し、層構造を形成することがあり、これを「脂肪組織」といいます。
　肥満細胞は免疫担当細胞で、体内に細菌や異質タンパクが侵入するとヒスタミンを放出し、免疫反応を起こします。

● 基質

　基質には、グリコサミノグリカン*の1種であるヒアルロン酸が多く含まれており、保水力のある粘性の高い構造となっています。

● 筋組織とは

　上皮、結合ときて、さて次の組織はなんだと思う？

　カワ、ツナギ……なんだかお腹減ってきた……。

　お腹が減ったのなら、ちょうどいいテーマじゃ。

　……ニクですか！？

　そう。次は筋肉、すなわち筋組織じゃ。

---

*多糖類の1つ。動物の結合組織を中心に、いろいろな組織に存在している。

筋組織は収縮能力のある筋タンパク（アクチン、ミオシン）を持つ細胞の集団で、身体および各器官に分布し、運動を行う組織です。筋の性質によって「骨格筋」「平滑筋」「心筋」の3つに区分されます。

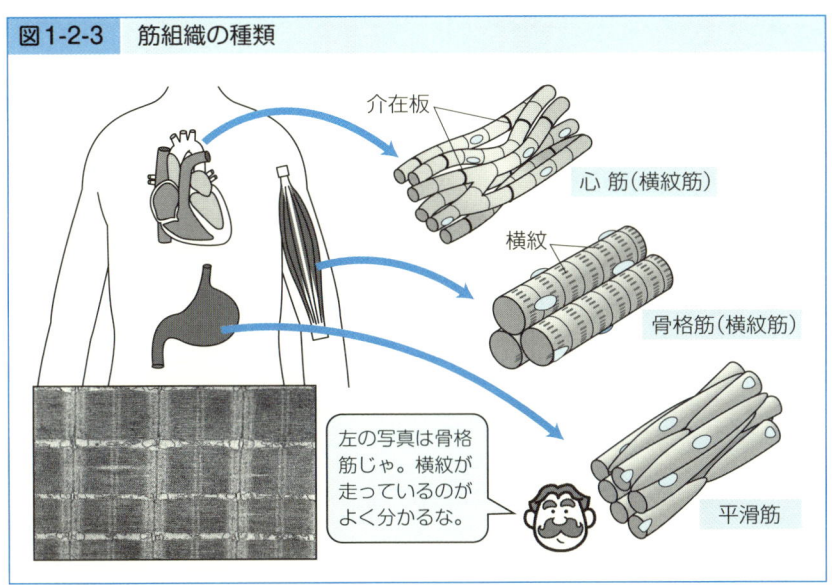

図1-2-3　筋組織の種類

● 骨格筋

　骨格筋は全身の骨格に分布し、自分の意思で動かすことのできる筋（随意筋）です。この筋は筋タンパクが規則正しく配列し、筋線維に縞模様がみられるため「横紋筋」とも呼ばれます。

● 平滑筋

　平滑筋は血管や内臓内に分布し、自分の意思に関わらず動く筋（不随意筋）です。

● 心筋

　心筋は心臓に分布する筋です。構造的には骨格筋に似ており、機能的には平滑筋に似ています。このため強い収縮を長時間持続することができます。また、収縮のリズムを同期するための特殊な結合（ギャップ結合）が存在します。

> **Check Point!**
> 骨格筋はさらに「赤筋」と「白筋」に区分されます。赤筋は継続的な運動に機能し、白筋は瞬発的な運動に機能します。これは、一生回遊して泳いでいるマグロの身は赤く、普段は砂にもぐり、餌がきたときだけ飛び出すヒラメの身が白いことで理解ができます。

● 神経組織とは

組織の最後は神経組織じゃ。組織によって細胞の形はさまざまだったが、神経組織の細胞は特に変わっておるぞ。

ニューロンっていわれているものですね。

そうそう。腰（腰仙骨神経叢）から足底に達するニューロンは、軸索の長さがなんと70cmにもなるんじゃよ。

神経組織は各器官と連絡し、情報のやり取りを行う細胞の集団です。神経組織の構成は、情報の処理を行う「神経細胞（ニューロン）」と、それを助ける「神経膠細胞（グリア細胞）」からできています。

● 神経細胞（ニューロン）

神経細胞は「神経細胞体」と身体の隅々まで情報を伝えるための長いコード状の構造「軸索（軸索突起）」と、情報の受け渡しを行う「神経終末（シナプス）」で構成されます。

神経細胞体からは複数の突起（樹状突起）がでています。この突起には他のニューロンの神経終末が接合しており、情報の入口となります。

軸索突起は電気コードと同じような構造をしています。中央に情報を通す軸索（電気コードの銅線にあたる）があり、その周囲を「髄鞘」（電気コードの絶縁体にあたる）がおおいます。髄鞘はミエリン鞘とも呼ばれ、軸索の保護と絶縁を行います。

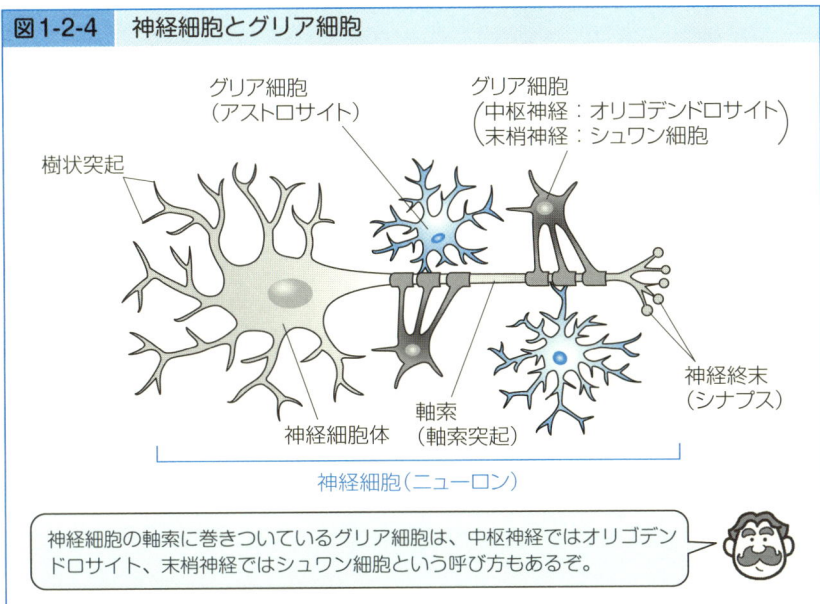

図1-2-4　神経細胞とグリア細胞

神経細胞の軸索に巻きついているグリア細胞は、中枢神経ではオリゴデンドロサイト、末梢神経ではシュワン細胞という呼び方もあるぞ。

● 神経膠細胞（グリア細胞）

　神経膠細胞はニューロンを支持し、栄養供給、保護、絶縁を行う細胞の総称です。中枢神経における細胞を「グリア細胞」、末梢神経における細胞を「シュワン細胞」と分けて呼ぶこともあります。

神経細胞ってかなり変わっていますね。この細胞にもミトコンドリアとか、核とか、あるんですか？

もちろん。一般的な細胞としての機能は、神経細胞体の中にあるぞ。ミトコンドリアも、リボソームも、核もある。

Check Point!　脳には「血液－脳関門」という特殊な構造があります。この構造は、「毛細血管」とグリア細胞の一つである「アストロサイト」によって構成されており、血液から脳へ不要な物質が侵入するのを防いでいます。この構造があるため、脳はグルコースしかエネルギー源として利用できません。

器官と系統

> 「器官」は一般社会における会社のようなものです。1-2の組織のところで説明したように、会社が総務課、経理課、人事課、営業課などで構成されて運営されるのと同様に、各器官は「上皮組織」「結合組織」「筋組織」「神経組織」で構成されて、機能を果たします。

各器官は4つの組織からなる、という話をしたわけじゃが、次は器官と系統の話じゃ。

これまた、社会にたとえることができる、というわけですか？

そうなんじゃよ。胃と腸の関係は、消化器系という同系統、すなわち同業の会社の関係。胃と肺の関係は、消化器系と循環器系という異系統、すなわち業種の異なる会社の関係、というわけじゃ。

●独自の特徴を持つ器官

　会社にはおのおの独自の特徴があります。たとえば、デパート業界には高島屋、伊勢丹、松坂屋などがありますが、それぞれのデパートで購買の対象とする性別や年齢層などで個性があります。同じように器官にも胃、小腸、肝臓などがありますが、それぞれの器官に特有の機能が存在します。胃は主にタンパク質の消化を行い、小腸は食物の消化と同時に栄養の吸収を行います。また、肝臓は吸収された栄養の処理や再編成を担当しています。このように、「器官」は特有の働きを持つ独立した存在で、一般的に「臓器」と呼ばれています。

●系統は同じ目的を持つ器官の集まり

また、器官は、同じ目的で協同して働く器官が集合して「系統」を構成します。たとえば、食物の消化・吸収に関わる胃、小腸、肝臓は消化器系を構成します。これは先ほど述べたように高島屋、伊勢丹、松坂屋がデパート業界を構成するのと同じことです。そして、デパート業界、流通業界などが連携、協調して機能することで社会生活が円滑に営まれるのと同様に、下記に挙げる各系統が連携して機能することで人体が円滑に機能します。多くの大学では、解剖学はこの系統に沿って講義が行われます。

表1-3-1　人体を構成する系統とそれに属する主な器官

系統	器官
外皮系	皮膚
呼吸器系	鼻、咽頭、喉頭、気管、気管支、肺
消化器系	口、咽頭、食道、胃、小腸、大腸、唾液腺、膵臓、肝臓
循環器系	心臓、血管、リンパ管、リンパ節、脾臓（ひぞう）、胸腺、扁桃
神経系	中枢神経（脳、脊髄）、末梢神経（体性神経、自律神経）
内分泌系	下垂体、甲状腺、上皮小体、膵臓（ランゲルハンス島）、副腎、性腺
感覚器系	視覚器、聴覚器、嗅覚器、味覚器、平衡感覚器
骨格系	骨（頭蓋、脊柱、胸郭、四肢）、関節、靭帯
筋系	骨格筋
泌尿器系	腎臓、尿管、膀胱、尿道
生殖器系	男性生殖器（精巣、精巣上体、精管、精嚢、前立腺、陰茎） 女性生殖器（卵巣、卵管、子宮、膣、乳房）

生物と会社は、右のような感じになるんじゃ。

個体	社会
系統	業界
器官	会社
組織	部署
細胞	個人

第2章
外皮系

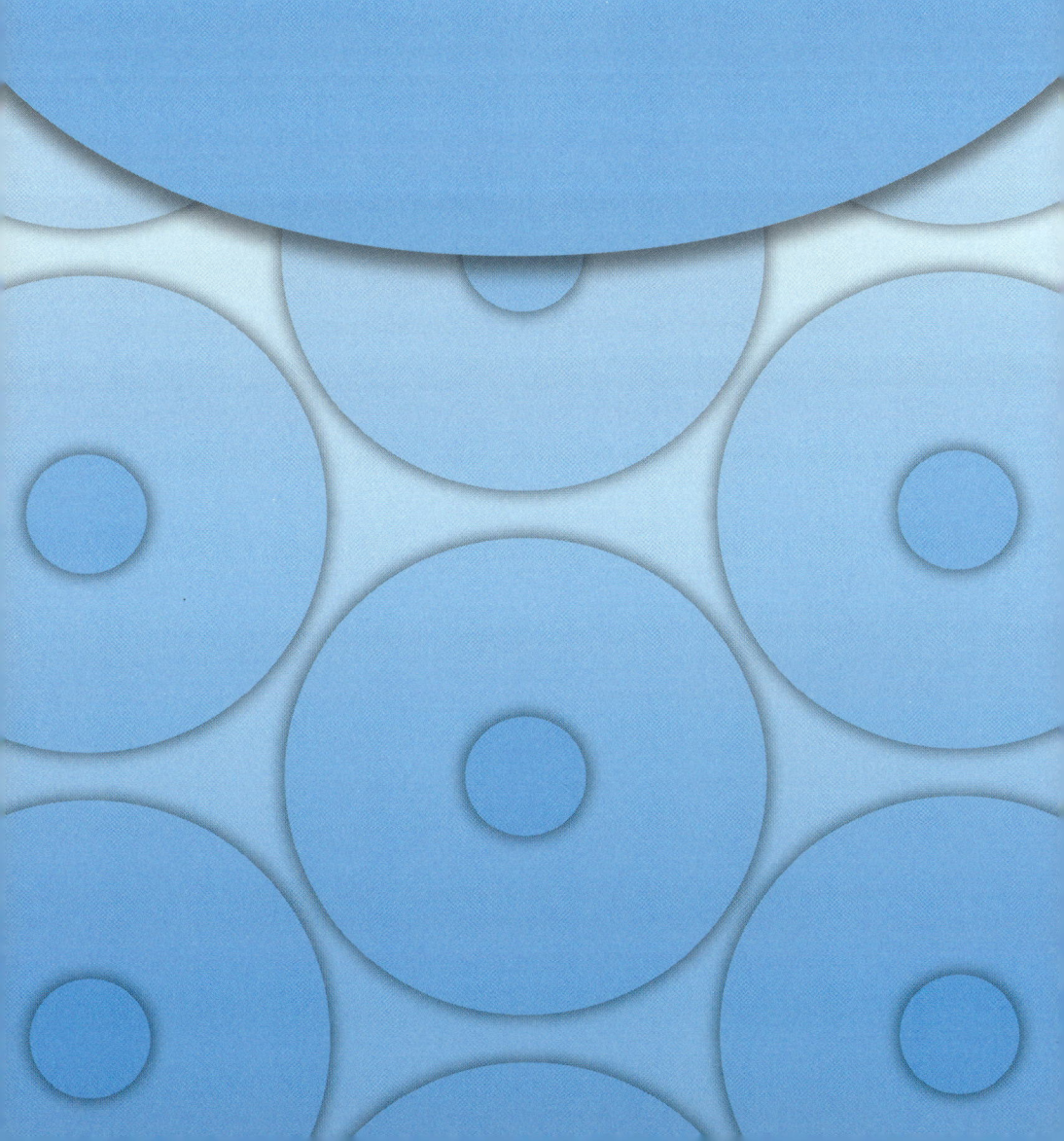

2-1 最大の器官―皮膚

> 皮膚は体の表面をおおう面積約1.5～2㎡の巨大な器官です。私たちの体は、皮膚によって外界から隔別され、皮膚によって外界の多くのものと接触しています。このため、皮膚には外界に接するための多くの機能が備わっています。

さて、いよいよ各器官を順番に紹介していくぞ。では、まずは皮膚から説明しようかの。

え？ 皮膚ですか……。せっかくですから、心臓とか消化器系とか、派手なとこからいきませんか？

ねこ村くん、皮膚をあなどってはいかんぞ。わしらの体は皮膚によって外界と隔たれておるんじゃ。大きさからいっても外皮系は最大の器官なんじゃよ。

私は、皮膚にとても興味があるわ。どうしたらすべすべのお肌が保てるか、美容的にも構造をよく知っておきたいし。

了解です。ぼくもすべすべ肌を目指そうかな。

この話を聞いてお肌すべすべになるかは保証できんが、皮膚は大切な器官なので、よく話を聞いておいておくれ。

● 皮膚の主な機能と構造

　皮膚の主な機能としては、外界からのさまざま刺激に対応する「感覚受容機能」、外的傷害や細菌の侵入に対処する「生体防御機能」が挙げられます。次に、気温の変動に対応する「体温調節機能」や、老廃物の放出をする「排泄機能」などがあります。これらの機能を果たすために、皮膚にはさまざまな構造が存在します。

　皮膚は体の部位によって厚さが異なりますが、基本的に「表皮」「真皮」「皮下組織」で構成されます。

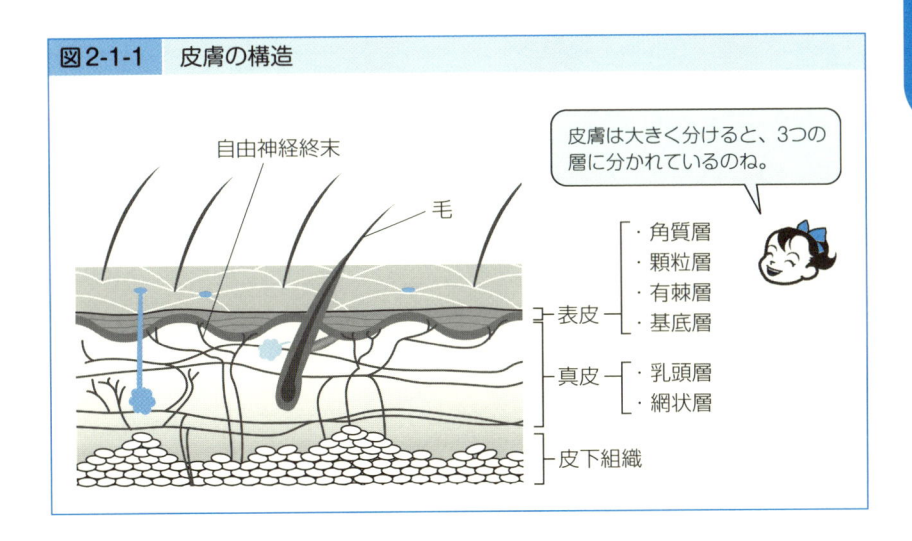

図2-1-1　皮膚の構造

- 自由神経終末
- 毛
- 表皮
  - 角質層
  - 顆粒層
  - 有棘層
  - 基底層
- 真皮
  - 乳頭層
  - 網状層
- 皮下組織

皮膚は大きく分けると、3つの層に分かれているのね。

🧒 人間の皮膚って、厚さはどのくらいなんでしょう？

👦 そういえば、ころんで皮膚をすりむいても、血が出ないときと、出るときがありますよね。表皮には血管はないんですか？

👴 部位にもよるが、表皮と真皮を合わせてだいたい2～3mmじゃ。そのうち表皮はわずか0.1～0.3mm程度で、血管はないんじゃよ。

2-2 皮膚の構造①
表皮

> 表皮は皮膚の最上層にあり、数層の細胞層によって構成されます。

●基底層と角質層

　表皮の最も下部にある細胞層を「基底層」といいます。ここには幹細胞（→p.25）が存在し、盛んに細胞分裂を繰り返し、新しい細胞（表皮細胞）を上層に供給します。基底層を離れた細胞は「ケラチン」というタンパク質を合成しながら上へ移動します。最終的に、細胞自体は死滅し、内部がほとんどケラチンで充たされた層が表面に到達します。これを「角質層」といいます。角質層はすべてケラチンを含む死滅した角質細胞で構成されているので、人体は薄い鎧（よろい）をまとった状態になっており、外的刺激や細菌の侵入を防御する効果があります。

　角質層はほぼ毎日、下の基底層から補充され、表面の層は垢（あか）となって脱落します。

●紫外線から幹細胞を守るメラニン細胞

　基底層には「メラニン細胞」が存在します。メラニン細胞は、紫外線の刺激により「メラニン」という褐色の色素を合成し、表皮細胞間に放出します。

　紫外線は細胞のDNAに損傷を与えるため、分裂の盛んな幹細胞に紫外線が照射されると、細胞が変異あるいはガン化する可能性があります。メラニン色素は紫外線を遮断し、幹細胞を保護する機能を果たしています。したがって、紫外線の照射の多い赤道付近では肌の色が濃くなり、緯度が上がると肌の色は淡くなります。

図2-2-1　表皮の構造

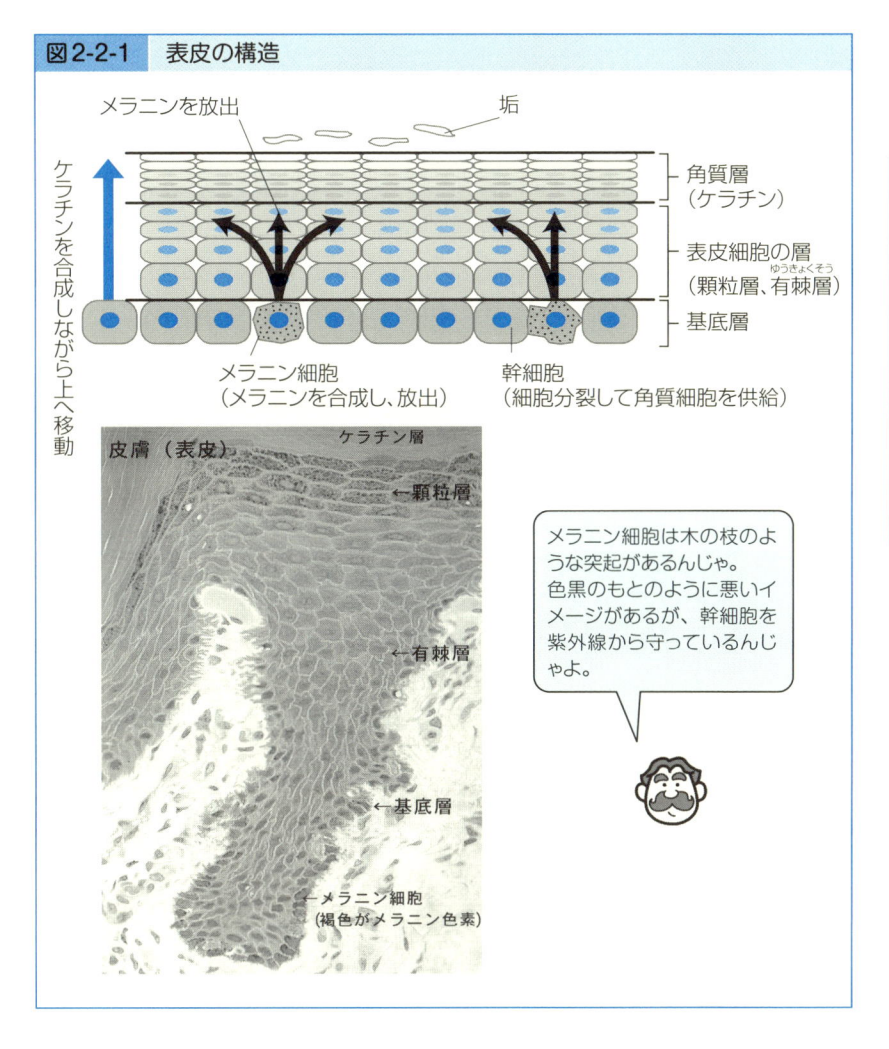

- 角質層（ケラチン）
- 表皮細胞の層（顆粒層、有棘層）
- 基底層

ケラチンを合成しながら上へ移動

メラニンを放出　　垢

メラニン細胞（メラニンを合成し、放出）

幹細胞（細胞分裂して角質細胞を供給）

皮膚（表皮）
- ケラチン層
- ←顆粒層
- ←有棘層
- ←基底層
- ←メラニン細胞（褐色がメラニン色素）

> メラニン細胞は木の枝のような突起があるんじゃ。色黒のもとのように悪いイメージがあるが、幹細胞を紫外線から守っているんじゃよ。

紫外線は皮膚に良いことはまったくないんですか？

いや、皮膚は紫外線の刺激でビタミンDを作るんじゃ。ビタミンDは腸のカルシウムの吸収を助ける働きをするから、幼児期に不足すると、骨が弱くなってしまうんじゃよ。

北欧とか緯度の高い地域で、よく赤ちゃんを素っ裸のまま外で遊ばせているのは、そのためなのね。

2-3 皮膚の構造②
真皮

> 真皮は表皮の下層にあり、「乳頭層」と「網状層」に区分されます。ここには結合組織性線維と、基底層に栄養を供給する血管が豊富に分布します。さらに「汗腺」、神経終末などの「感覚受容器」、「毛根」「立毛筋」などの皮膚の機能に関わるさまざまな構造が分布します。

いよいよ、しほさんお待ちかねの"お肌すべすべ"に関連している真皮じゃ。

よく、化粧品で「真皮まで行き届く」とか聞きますけど、どうなんでしょう？

ふむ。ここでは化粧品などでよく耳にするコラーゲンやヒアルロン酸の話も出てくるから、それをよく聞いておくれ。

ここは女性にとって極めて重要ね！　メモメモ。

●結合組織性線維の多くはコラーゲン

　真皮に含まれる結合組織性線維で多いものは「コラーゲン（膠原線維）」です。コラーゲンは真皮に分布する「線維芽細胞」によってつくられるタンパク質で、肌の弾力性（ハリ）を保つ機能がありますが、加齢により生産量が減少します。これが、皺の原因と考えられています。したがって、肌のハリを保つことを目的としてコラーゲンを含有した化粧品や食材がちまたに蔓延しています。

● コラーゲンは皮膚に塗っても増量できない

　ここで、2、3の注意が必要となります。コラーゲンは鎖状の構造をした比較的分子量の多いタンパク質です。このため、表皮に浸透することはできても、真皮にはほとんど到達しません。ですから、コラーゲンを皮膚に塗っても、表皮の潤いを保つことには効果があっても、真皮のコラーゲンを増量させることは困難です。

● 食品から摂るとアミノ酸として全身に利用される

　では、食品として摂取したコラーゲンはどうかというと、コラーゲンというタンパク質は「グリシン」というアミノ酸の含有量が極めて高く、また、動物間における差異がほとんどないのが特徴です。したがって、摂取されたコラーゲンが消化管で消化、吸収されたのち、真皮でコラーゲン合成に利用されることは考えられます。

　ただし、消化、吸収されたアミノ酸はすべての細胞で利用可能なものですから、食事で摂取されたコラーゲンがすべて自分のコラーゲンとして活用されることはありません。また、線維芽細胞によるコラーゲン合成には、ビタミンCが不可欠です。したがって、ビタミンCが不足すると、コラーゲンの合成は減少します。

　また、真皮には「ヒアルロン酸」が多く含まれます。ヒアルロン酸は糖類に属する化学物質で、保水効果があります。これが肌の潤いを保つわけで、最近は化粧品にも多く含まれています。

> **Check Point!**
> 真皮の厚さは、体の部位によって異なります。最も薄いのは眼瞼部で、厚さは約0.3mmしかありません。これが物理的な刺激の強い手掌や足底になると、3～5mmもの厚さになります。

●汗腺は2種類ある

　汗腺は分泌する汗の種類によって「エクリン腺」と「アポクリン腺」とに区分されます。

　エクリン腺は全身に分布する汗腺ですが、特に額、鼻翼※、手掌、足底などに多く分布します。この汗腺は気温の上昇や運動によって分泌され、体表面から汗が蒸発（気化）するときに熱を奪い、体温調節を行います。

　これに対してアポクリン腺は腋窩、外陰部、乳輪部などに多く分布します。この汗腺から分泌される汗は有機酸を多く含み、特有の臭気を発します。このため、アポクリン腺は「臭腺」とも呼ばれます。この臭気は個体識別、性的興奮などに関わっているとされています。まだ目の見えない赤ちゃんが母親の乳首をさぐりあてるのも、アポクリン腺の効果だといわれています。

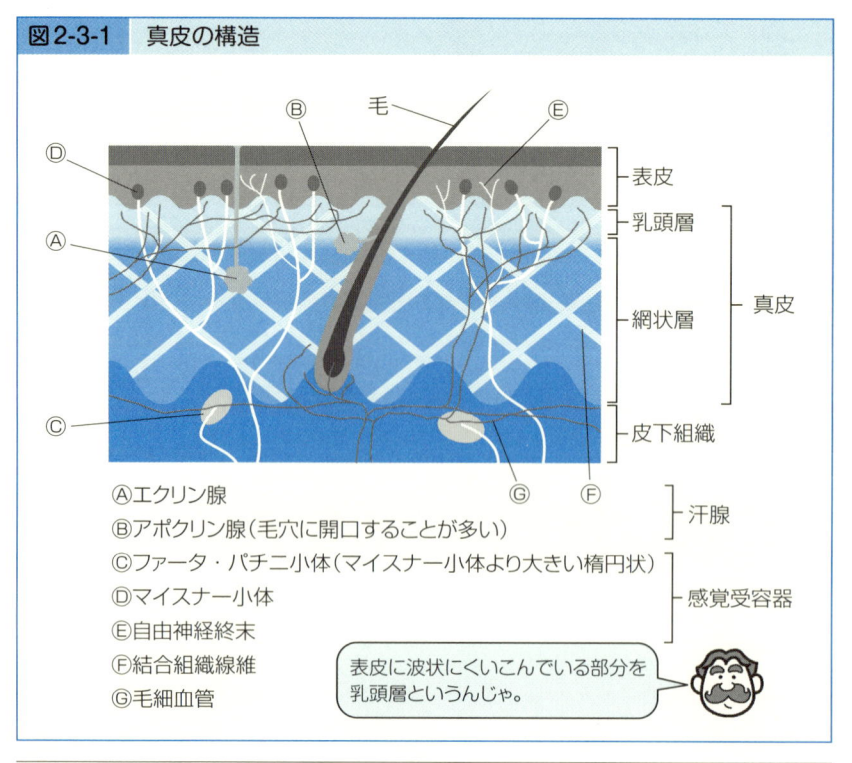

図2-3-1　真皮の構造

Ⓐエクリン腺
Ⓑアポクリン腺（毛穴に開口することが多い）
Ⓒファータ・パチニ小体（マイスナー小体より大きい楕円状）
Ⓓマイスナー小体
Ⓔ自由神経終末
Ⓕ結合組織線維
Ⓖ毛細血管

表皮に波状にくいこんでいる部分を乳頭層というんじゃ。

※鼻頭の両側のふくれている部分。いわゆる小鼻。

ところで、汗には水分のほか、尿素、尿酸、アンモニア、乳酸、アスコルビン酸、塩類などが含まれています。尿素、尿酸、アンモニアは尿にも含まれる代謝産物であり、汗に含まれ、排泄されます。また、尿素は化粧品にも含まれる成分で保湿性があり、皮膚の潤いを保つ効果もあります。乳酸は皮膚の表面を弱酸性に保ち、細菌の生育を阻害し、生体を防御する機能があります。

> **Check Point!** 体臭の多くは、汗と細菌が関係しています。特に、「腋臭(わきが)」はアポクリン腺から出る有機酸が、細菌によって分解されることにより生じます。

●感覚受容器

感覚受容器とは、周囲の環境からさまざまな情報を感知する器官の総称で、目や耳、鼻なども合わせて「感覚器」ともいわれます（→p.194）。

皮膚にある感覚受容器には、触覚（接触感）、圧覚（圧迫感）を感知する「マイスナー小体」や「ファータ・パチニ小体」などの特殊な構造を持つものと、痛覚（痛み）、温度覚（熱い、冷たい）を感知する「自由神経終末」とが存在します。

自由神経終末は神経の末端が露出しているので、皮膚の表面が低温になると感覚が鈍り、痛みを感じにくくなります。冬の非常に寒いときや、表面を冷水などで冷やすと、皮膚に痛みを感じにくいのはこのためです。

ちなみに、痒(かゆ)みは自由神経終末が物理的に軽く刺激されるか、あるいは異物の侵入により放出されたヒスタミンに刺激されることによって起こります。

●生体防御に働く細胞

さらに、真皮には表皮を越えて侵入する異物に対抗するいくつかの細胞が存在します。

「肥満細胞」は蜂や蚊に刺されたときに、その毒素に反応してヒスタミ

ンを放出します。ヒスタミンは毛細血管の透過度を高めて、「マクロファージ」の進行を容易にします。マクロファージは、その貪食機能により異物の排除を行います（→p.108）。

●毛

　動物学的にみると、毛はほぼ皮膚全体に分布する付属器官ですが、人間では産毛を除くと頭部、外陰部など、かなり限定的な分布をしています。

　どうして人間は脇と陰部に毛が残ったんでしょう？

　はっきりとは分からないが、アポクリン腺の匂いを毛に付着させて拡散することで、フェロモンのような働きをしている、という説があるぞ。

　!?　ぼくは体毛が少ないからモテないのかな……。

● 毛の構造

　毛の構造は、皮膚内に埋もれた部分（毛根）と、皮膚の外に突出した部分（毛幹）から構成されます。毛根は柔らかく、中央に「毛母細胞」が存在しています。毛根はさや状の「毛包」に包まれています。

　毛母細胞は、表皮の幹細胞と同様に細胞分裂を繰り返し、新しい「毛細胞」を産生しています。毛細胞は、表皮細胞と同様にケラチン（→p.40）を合成しながら、上方へ移動していきます。このケラチンは鱗状の構造で毛の表面をおおい、「キューティクル」を構成します。

　毛根の基部には「皮脂腺」が存在しています。皮脂腺は油脂成分を分泌し、毛や皮膚の表面をコーティングして皮膚の耐水性を保持するとともに乾燥を防止しています。頭髪を2〜3日洗わずにいるとベタベタになるのは、油脂成分によるものです。

　毛幹の出口である「毛穴」は、この油脂成分で満たされており、皮膚の表面を洗っただけでは除去することはできません。浴槽に入るとお湯の表

図 2-3-2　毛の構造

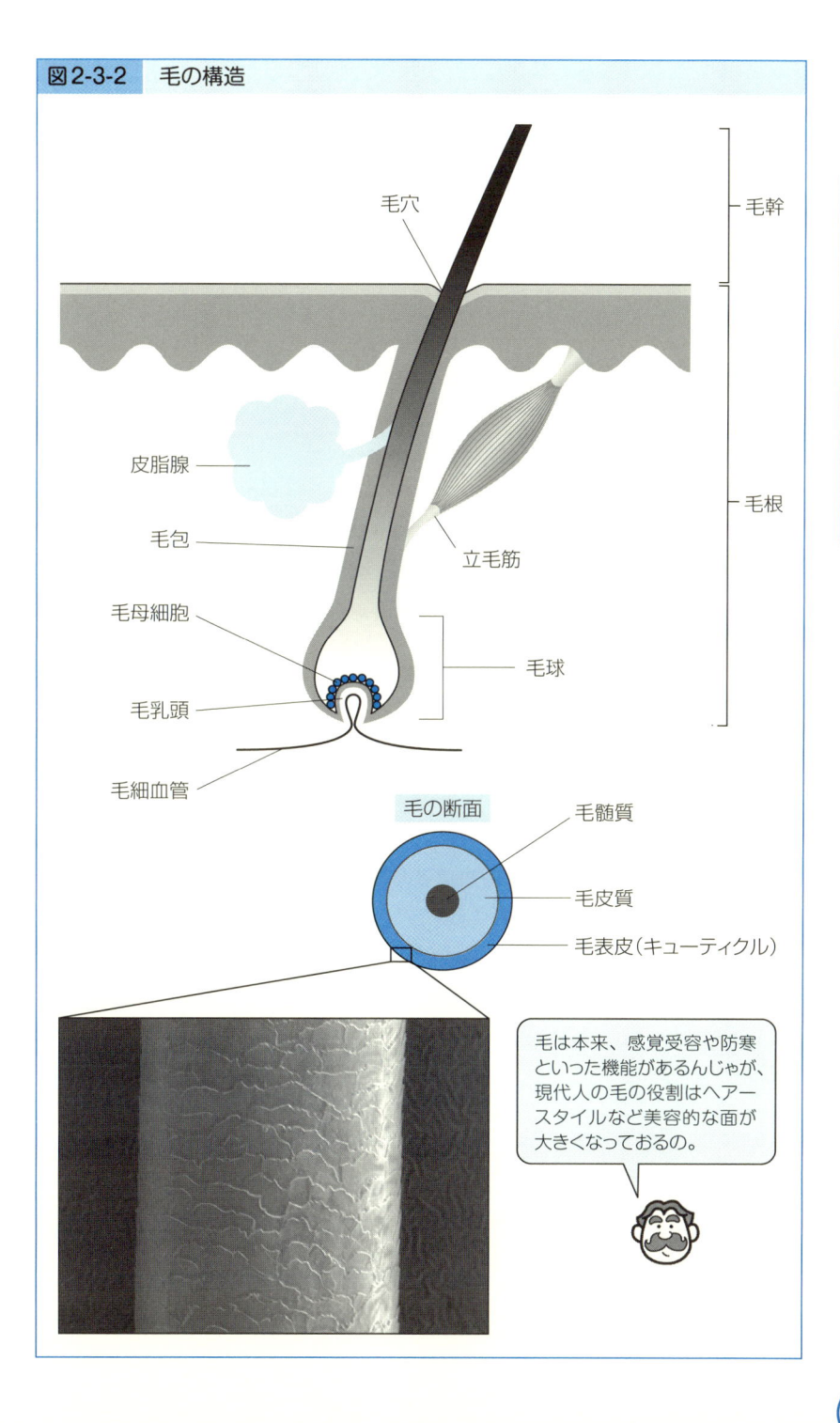

- 毛穴
- 皮脂腺
- 毛包
- 毛母細胞
- 毛乳頭
- 毛細血管
- 立毛筋
- 毛幹
- 毛根
- 毛球

毛の断面
- 毛髄質
- 毛皮質
- 毛表皮（キューティクル）

> 毛は本来、感覚受容や防寒といった機能があるんじゃが、現代人の毛の役割はヘアースタイルなど美容的な面が大きくなっておるの。

第2章　外皮系

面に浮き上がってくるのは、毛穴が開いて出てきた油脂とケラチンの混合物なのです。この毛穴の部分に細菌（アクネ菌など）が繁殖すると「にきび」ができます。

● 毛を逆立てる立毛筋

私たちはまれに「鳥肌が立つ」という経験をすることがあります。この鳥肌は「立毛筋」によって起こる現象です。立毛筋が収縮すると、毛根が皮膚に対して垂直となり、周囲の皮膚を膨隆させます。これが鳥肌です。立毛筋は交感神経刺激によって収縮しますので、「寒さ」や「コンサートでの感動」などで鳥肌が立ちます。

● 爪

毛の次は爪について話をしておこう。毛と爪はどちらも表皮が変形してできたものなんじゃ。

爪は健康のバロメーターともいわれていますね。ネイルは爪にとってあまり良くないことですか？

そうじゃのう。あまり良いとはいえないかもしれんが、ネイルをする人は爪のお手入れに関心があるから、その点では良いのかもしれん。爪は皮膚と同様、乾燥に弱いので、クリームなどで保湿をすることが大事じゃぞ。

最近、爪がよく割れて困っているんですが……。

それもハンドクリームで改善するぞ。あと、カルシウムとビタミンAもしっかり摂取じゃ。

爪は指の先端背面をおおう硬い構造です。皮膚から表面に出ている部分を「爪体（そうたい）」といい、その下部を「爪床（そうしょう）」といいます。皮膚との境目は「爪半月（つめはんげつ）」と呼ばれ、その基部には「爪母基（そうぼき）」が存在します。爪母基では幹細胞が細胞分裂を繰り返し、新しい細胞を形成します。この細胞は「ハードケラチン*」を形成しながら、爪体となり、爪を伸長させます。爪の働きは種によって異なりますが、人間の場合、指先を保護するとともに、ものをつまむ動作に機能しています。

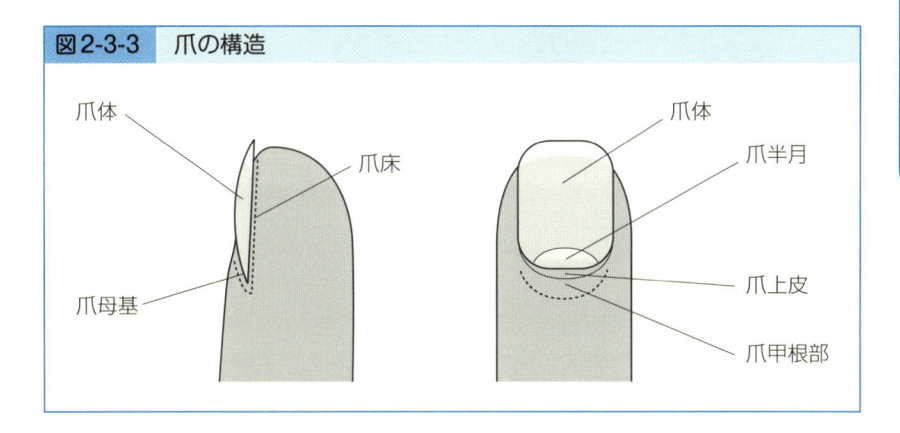

図2-3-3　爪の構造

爪体　爪床　爪母基　爪体　爪半月　爪上皮　爪甲根部

🧒 爪の役割なんて、あまり考えたことなかったです。

👨 指の先のぎりぎりまでは、骨はきておらんじゃろ。そのかわりに爪があって、指先の片方の面がある程度固くなっているから、物がつかみやすいんじゃよ。

🧒 そっか。足も、爪先で地面をけって歩けるのは、爪がふんばってくれているからなんですね。爪って意外に大切！　大事にしなくちゃ。

---

*爪や毛に含まれる硬いケラチン。表皮に含まれるケラチンはソフトケラチン。

2-4 皮膚の構造③
皮下組織

[皮下組織は、真皮同様に結合組織性線維を多く含みます。さらに、「脂肪細胞」が多く存在します。この脂肪細胞に脂肪が蓄積されていくと、層構造となり、いわゆる「皮下脂肪」となります。]

- 皮下脂肪……、あまりお世話になりたくない組織。

- 男性はお腹だけぽっこり出ていることがあるじゃろ。あれは、皮下脂肪より内臓脂肪のしわざなんじゃよ。

- へ～。で、内臓脂肪ってどこにあるんですか？

- 内臓脂肪は腹筋の内側の腹腔内にある脂肪じゃ。適度にある分には内臓のクッションの役割になるんじゃが、血中に溶けやすいので、あり過ぎると動脈硬化などの原因になる。

- 内臓脂肪は男性に、下腹部の脂肪は女性につきやすいとか……。

- そうなんじゃ。女性は妊娠・出産するから、下腹部を暖めるために脂肪がつきやすくなっているんじゃよ。

● 栄養の貯蔵庫・皮下脂肪

　皮下脂肪は通常、食事で摂取した栄養のうち、エネルギー代謝で利用されなかった余剰分が貯蔵されたものです。したがって、カロリー過多な食事の摂取や運動不足による代謝率の低い日常生活によって蓄積されやすいことは自明の事実です。これを「貯蔵脂肪」といいます。

● **必要な皮下脂肪もある**

　皮下脂肪はすべて余剰の栄養の蓄積かというと、そうではなく、必要があってついている皮下脂肪もあります。

　たとえば、男性では肥満気味になると臍(へそ)を中心として腹部が出てきます（いわゆる太鼓腹です）。これに対して、女性は太っていなくとも、臍の下（下腹部）がやや出てきます。これは、子宮を低温などから保護するためについている脂肪です。このように必要があってついている脂肪を「構造脂肪」といいます。

　構造脂肪には眼球の周りをおおう「眼球脂肪体」や、頬にある「頬骨脂肪体」などが存在します。これらの脂肪は必要があってついているので、ダイエットをしてもなかなか減少しません。

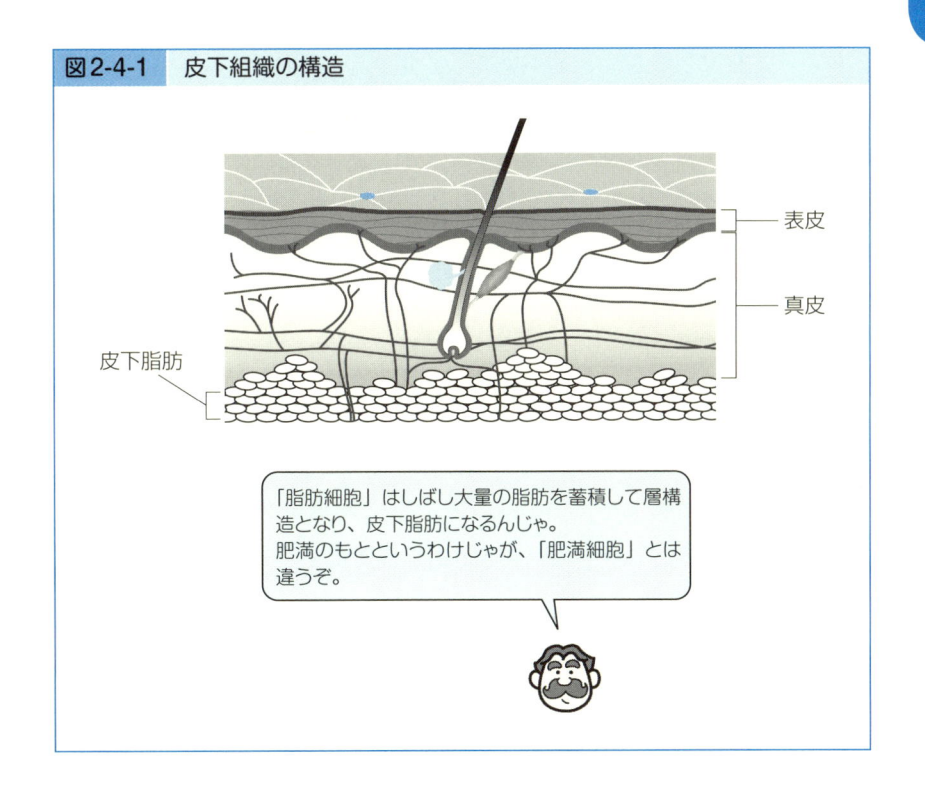

図2-4-1　皮下組織の構造

表皮
真皮
皮下脂肪

「脂肪細胞」はしばし大量の脂肪を蓄積して層構造となり、皮下脂肪になるんじゃ。
肥満のもとというわけじゃが、「肥満細胞」とは違うぞ。

> **Check Point!**
> 脂肪は世の女性にとって美容上、最大のテーマの1つとなっています。
>
> 脂肪は水より軽いため、同じ重さの筋と脂肪を比較すると、脂肪のほうが圧倒的に容積が大きいわけです。ですから、もし身長と体型がほぼ同一だとすると、体重の軽いほうが脂肪質ということになります。すなわち、体重が軽いからといって皮下脂肪が少ないとはいえません。体重はあくまでも体を構成する全構造の総重量であり、脂肪質かどうかの判断は、体脂肪率を知ることが必要です。

● 脂肪の役割

さらに脂肪は、体内脂質であるコレステロールの供給源としても機能しています。コレステロールといえば、血管内壁に沈着し、動脈硬化や心筋梗塞を引き起こす悪役のイメージが強いのですが、細胞膜やステロイドホルモンを生成するための原材料として活躍する、必要不可欠な存在なのです。

特に女性の場合、子供をつくることのできる思春期から脂肪の蓄積が顕著となり、妊娠の可能性のある時期には、月経周期に伴い、子宮内膜の増殖や女性ホルモンの合成に大量のコレステロールが消費されます。したがって、閉経前の女性は男性に比べて心筋梗塞のリスクが極めて低いものになっています。

脂肪には普通の白い脂肪のほかに、「褐色脂肪」という褐色の脂肪があるんじゃ。褐色脂肪は血流が豊富で、エネルギーとして消費されやすいんじゃ。

燃焼しやすいなんて、なんて素敵な脂肪！

ただし、ヒトでは乳幼児に多く、成人にはほとんどない。これは、乳幼児が発育に多くのエネルギーを消費するからなんじゃ。

第3章
呼吸器系

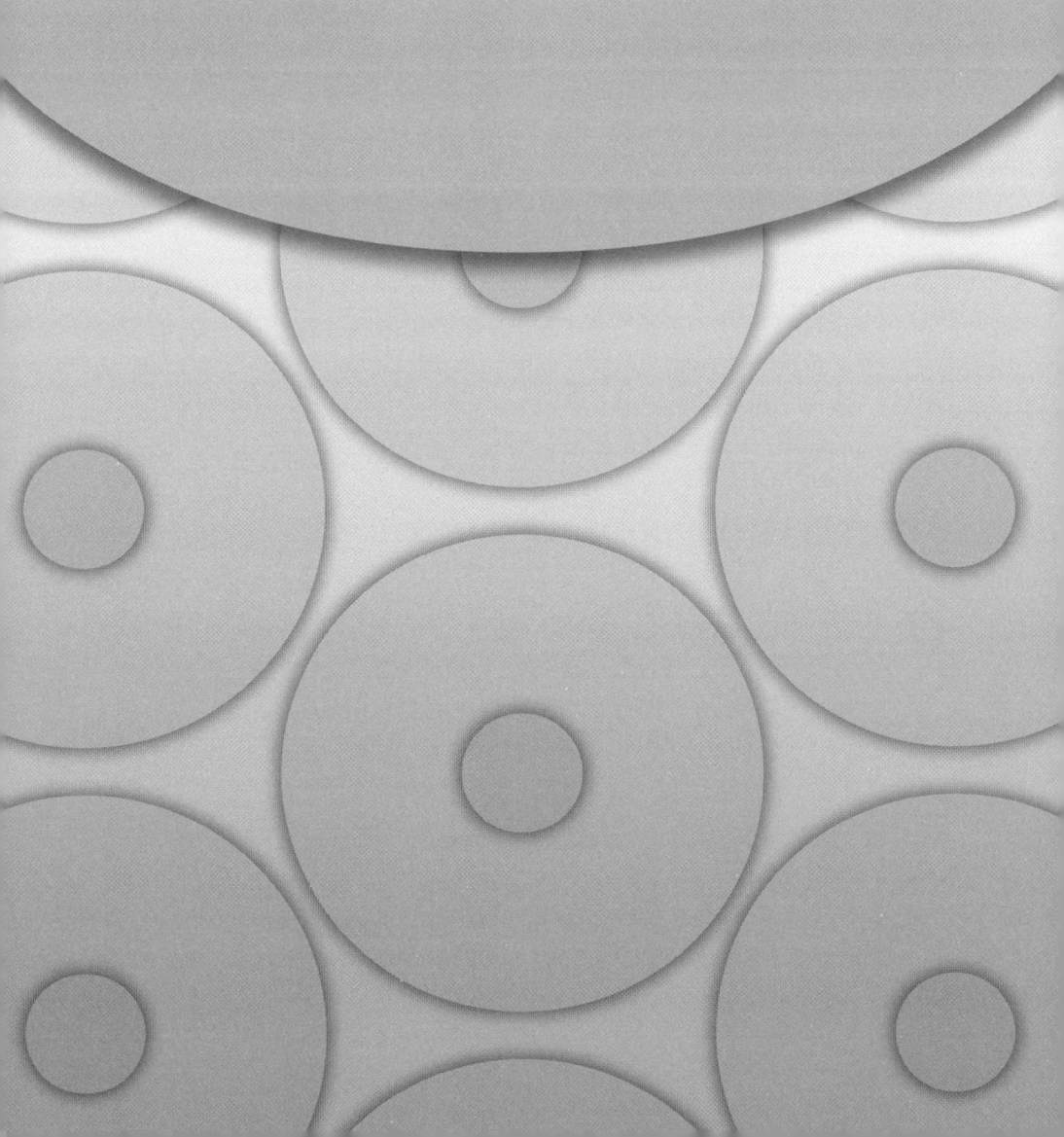

3-1 酸素を獲得する──呼吸器系

> 私たちの体にある細胞が正常に機能するためには、エネルギーが必要です。ちょうど自動車がエンジンでガソリンを燃焼し、動力を得ているのと同様に、人体も摂取した栄養を燃焼して得たエネルギーを活用して、細胞が機能しているのです。では、人体が栄養からエネルギーを得るために必要なものは何でしょう？ それは「酸素」です。私たちの体で酸素を獲得するために活躍しているのが「呼吸器系」です。

皮膚の次は、人体にとって最も大事なものを運ぶ系統の話じゃ。

大事なものっていうと……酸素ですか？

そうじゃ。われわれは、息を吸って酸素を取り入れ、酸素を使って栄養をエネルギーに変えておる。

呼吸は吸うだけでなくて、出すことも大切ですよね。

その通り。エネルギーを燃焼するときに生じる二酸化炭素を排出している。このことをガス交換というんじゃ。ここでは、ヒトが酸素を取り入れる順番で、呼吸器系の各器官を見ていこう。

Check Point! 酸素は生命の維持に必要不可欠ですが、反応力が強いため、生体の構成物を酸化することがあります（活性酸素）。その物質は、いわゆる"サビ"た状態となり、機能不全を起こします。これを防止するのがポリフェノールなどの「抗酸化物質」です。

●酸素の流れ

　酸素の獲得様式は動物によって異なります。魚類や一部の両生類は、鰓（えら）を使って水中の酸素を獲得します。一方、人間を含む多くの陸上動物は、空気中から酸素を獲得し、不要となった二酸化炭素を空気中に排泄しています。この空気から酸素を獲得する器官の集合が呼吸器系です。

　呼吸器系は「気道」と「肺」で構成されます。気道は肺へ至る空気の通路であり、「鼻」から始まり「咽頭（いんとう）」→「喉頭（こうとう）」→「気管」→「気管支」を経て、肺に到達します。

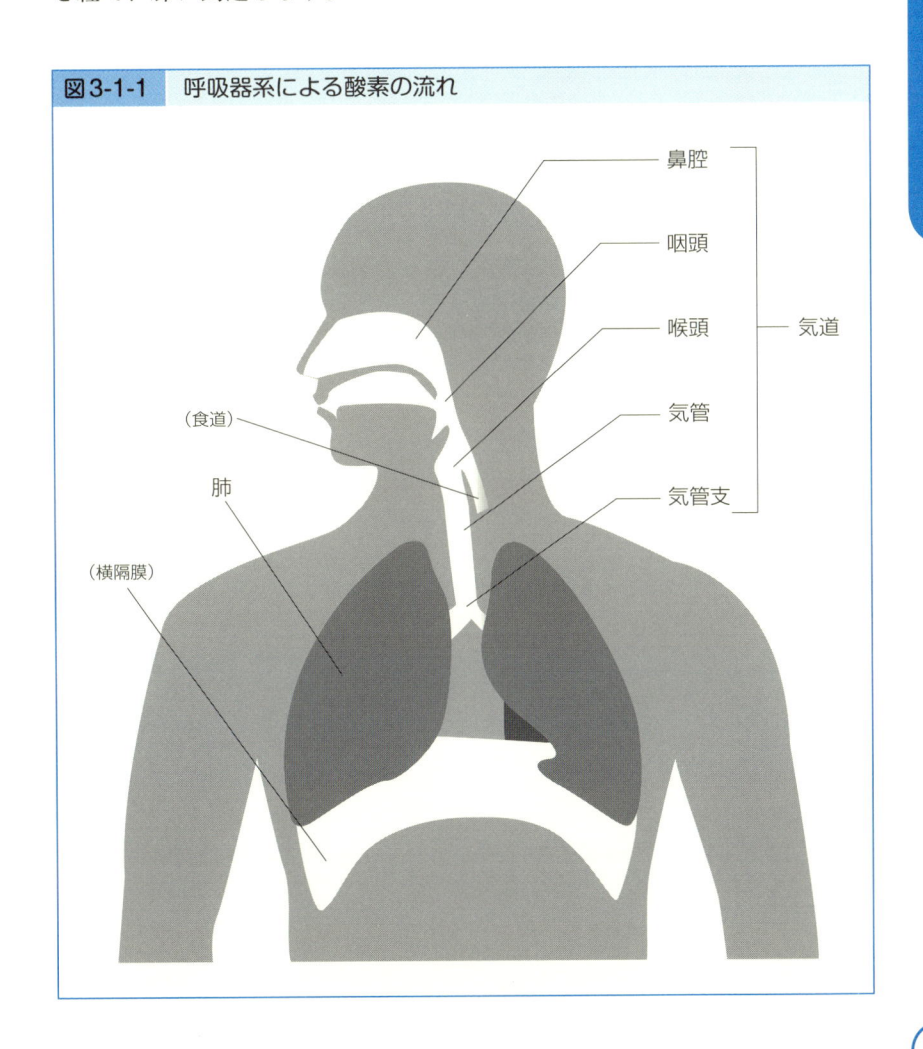

図3-1-1　呼吸器系による酸素の流れ

- 鼻腔
- 咽頭
- 喉頭
- 気管
- 気管支
- 気道
- （食道）
- 肺
- （横隔膜）

3-2 鼻

鼻は顔面の中央にあり、酸素を外部から取り込む最初の器官です。外へ突出した部分「外鼻」と、外鼻孔に始まり後鼻孔で次の咽頭に連絡する空洞（鼻腔）で構成されます。

●外鼻

外鼻は鼻の先端の軟骨でおおわれた部分で、「外鼻孔」が存在します。一般的に鼻と呼ばれる部分です。

●鼻腔

鼻腔は頭蓋骨によって形成される空洞です。鼻腔の内部は「鼻中隔」という構造で左右に2分されており、外側の壁には「鼻甲介」という翼状の構造があり、これにより「鼻道」が形成され、空気の流れが一定になります。

● 鼻腔内部の構造

内面は粘膜でおおわれており、「鼻腺」と呼ばれる粘液腺が分布しています。鼻腔先端の粘膜下には、静脈の集合した部分（静脈叢）があります。これを「キーゼルバッハ部位」といいます。キーゼルバッハ部位は鼻腔の入口付近にあり、粘膜が薄く傷つきやすいため、出血しやすく、鼻血のほとんどはここからの出血によるものです。

また、先端部付近には「鼻毛」が分布しています。鼻毛は表面が粘液でコーティングされており、空気中のチリ、ホコリを吸着し、内部への侵入を阻止する機能があります。鼻毛は同じ顔面にある睫毛や眉毛に比べると、粗略な扱いを受けていますが、結構重要な役割を果たしています。

図3-2-1　鼻とその周辺の構造

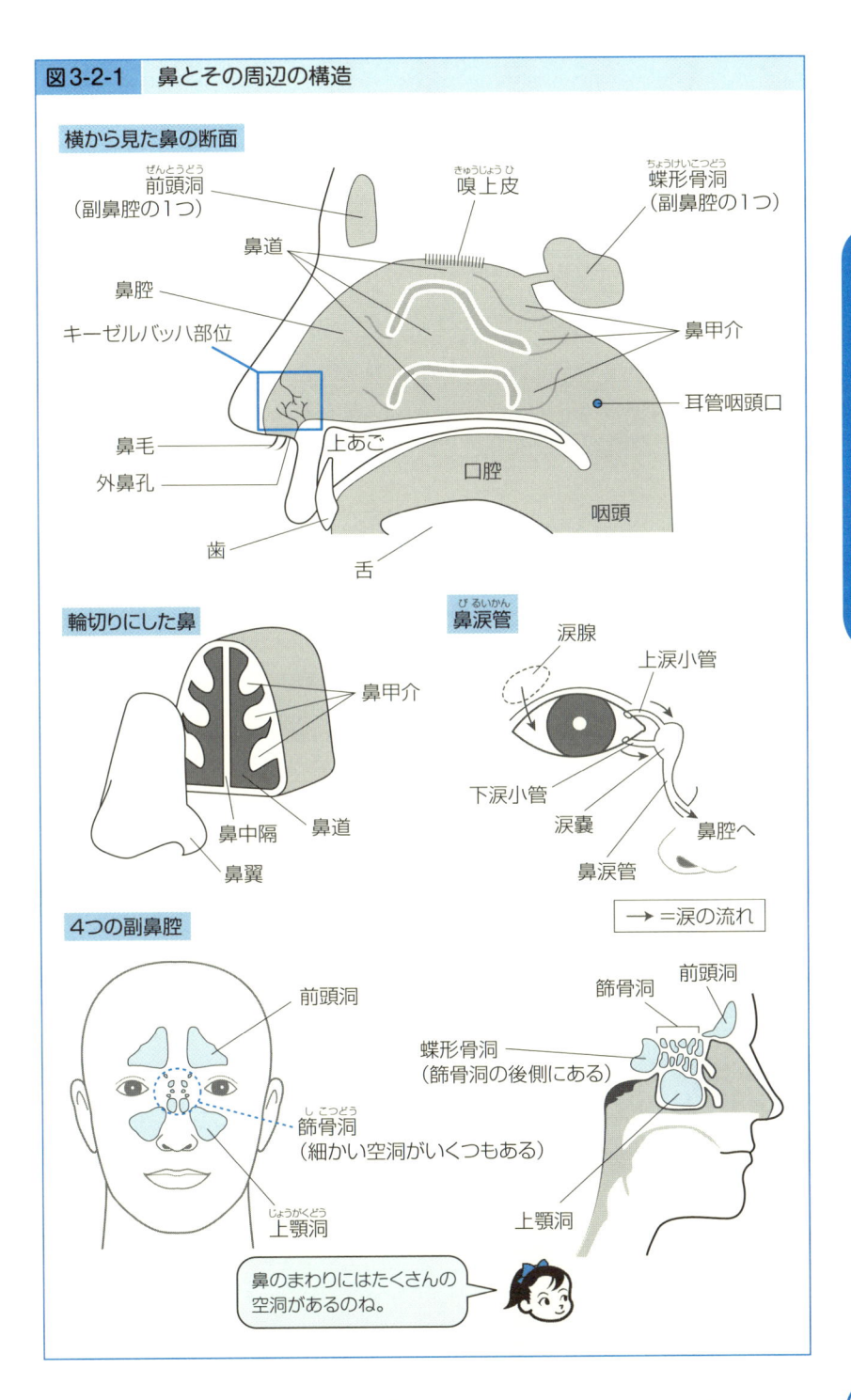

横から見た鼻の断面

- 前頭洞（副鼻腔の1つ）
- 鼻道
- 鼻腔
- キーゼルバッハ部位
- 鼻毛
- 外鼻孔
- 嗅上皮
- 蝶形骨洞（副鼻腔の1つ）
- 鼻甲介
- 耳管咽頭口
- 上あご
- 口腔
- 咽頭
- 歯
- 舌

輪切りにした鼻

- 鼻甲介
- 鼻中隔
- 鼻道
- 鼻翼

鼻涙管

- 涙腺
- 上涙小管
- 下涙小管
- 涙嚢
- 鼻涙管
- 鼻腔へ

→ ＝涙の流れ

4つの副鼻腔

- 前頭洞
- 篩骨洞（細かい空洞がいくつもある）
- 上顎洞
- 篩骨洞
- 蝶形骨洞（篩骨洞の後側にある）
- 前頭洞
- 上顎洞

鼻のまわりにはたくさんの空洞があるのね。

第3章 呼吸器系

鼻腺も空気中の異物の排除に関わっています。花粉の飛散やかび臭い部屋で、くしゃみ、鼻水が出るのは、花粉、カビ胞子の侵入を阻止する防衛機能なのです。

● 鼻と目をつなぐ鼻涙管

鼻は、眼と管状の構造でつながっています。これを「鼻涙管」といいます。涙は眼球の表面を潤した後、この鼻涙管を通って鼻に排泄されます。ですから、まれに目薬をさすと、その成分が鼻涙管を通って喉に達し、苦味を感じる人がいます。また、号泣すると鼻水が出ますが、これは鼻涙管を通って出てきた涙なのです。

● 臭いをキャッチする嗅上皮

鼻腔の上端には「嗅上皮」が存在します。嗅上皮は嗅覚の受容器であり、内部にある有毛細胞が、空気中にある臭い分子をキャッチして脳へ伝えます。嗅覚は人によって感受性が異なりますが、快・不快の生理機能に変化を与えます。アロマセラピーは、この効果を利用するものです。

● 副鼻腔

鼻腔の周囲の骨には空洞があり、これを「副鼻腔」と呼んでいます。副鼻腔には蝶形骨洞、篩骨洞、前頭洞、上顎洞の4種類があり、それぞれ細い管で鼻腔とつながっており、内面は粘膜でおおわれています。このため鼻腔で炎症が起こると、副鼻腔まで炎症が波及することがあります。これが「副鼻腔炎」です。

> **Check Point!**
> 歯槽膿ろうは歯茎の病気ですが、悪化すると炎症が上顎洞にまで波及することがあります。こうなると上顎に違和感が出たり、常に嫌な臭いがするなどの症状が出ることがあります。

3-3 咽頭

鼻から入った空気は、次に咽頭に送られます。咽頭は口を開けたときに、一番奥に見える壁の部分で、鼻と口が合流する管状の構造です。つまり、空気と食物の兼用の通路となっています。

> イントウってあまり聞き慣れない言葉ですが、喉(のど)とは違うんですか？

> 喉というのは、正式には「咽喉(いんこう)」というぞ。咽頭と、その次に紹介する喉頭(こうとう)を合わせた部分が咽喉じゃな。

● 咽頭の2つの役割

咽頭では通常、空気が 鼻→咽頭→喉頭 と通過していますが、飲食時には 口→咽頭→食道 と食物が通過し、鼻→喉頭 の通路が一時的に閉鎖されます。これを「嚥下(えんげ)」といいます。

嚥下は嚥下筋（咽頭収縮筋、咽頭挙筋、舌骨上筋、舌骨下筋）の運動によって行われます。嚥下筋のうち咽頭収縮筋、咽頭挙筋、舌骨上筋が収縮すると咽頭と喉頭が持ち上がり、「軟口蓋(なんこうがい)」が鼻からの通路を、「喉頭蓋(こうとうがい)」が喉頭への通路をおおい、気道の一時的閉鎖が成立します（→図3-3-1）。

チェックポイント Check Point!
嚥下筋は他の筋と同様に、加齢によって機能が低下し、誤嚥(ごえん)*が起こりやすくなります。特に寝たきりになると、その頻度が高くなり、唾液などによる誤嚥性肺炎を起こすことがあります。したがって、口腔ケアや食事介助に注意をはらう必要があります。

*食物や唾液などを気道内に飲み込んでしまうこと。

第3章 呼吸器系

図3-3-1　嚥下のしくみ

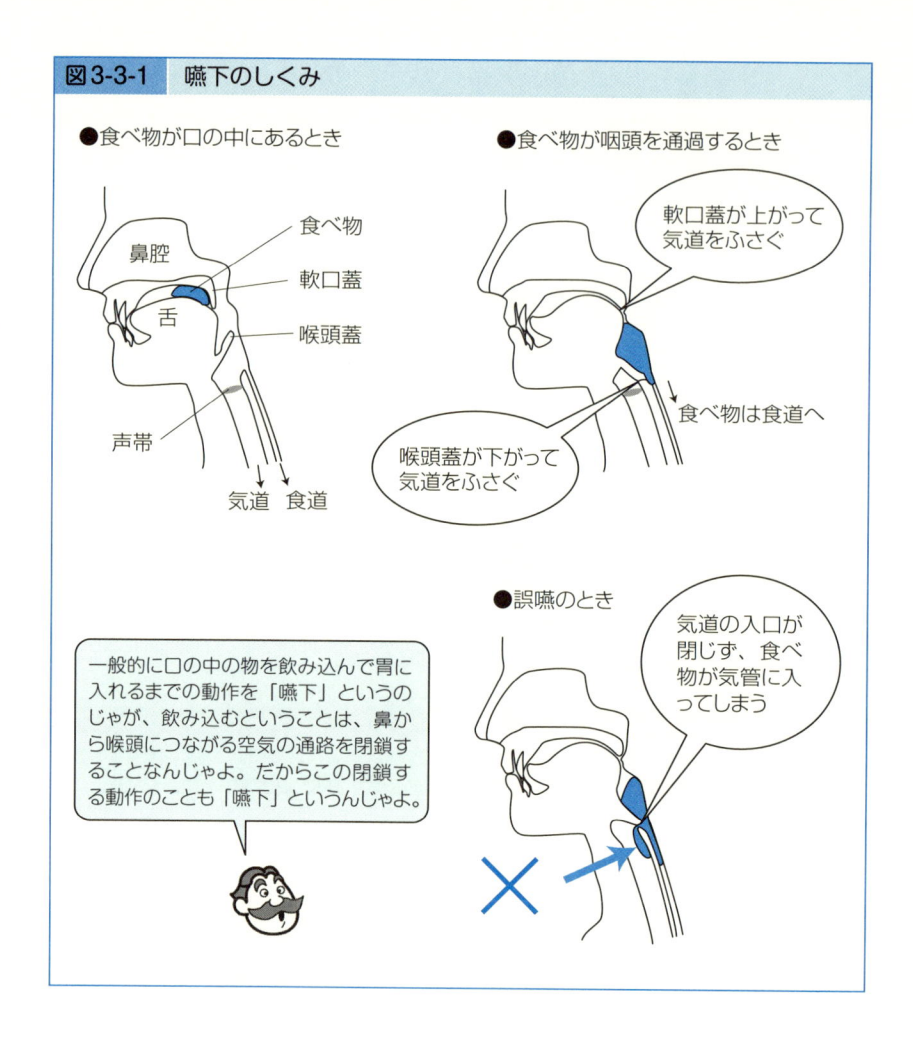

●食べ物が口の中にあるとき

鼻腔／食べ物／軟口蓋／舌／喉頭蓋／声帯／気道　食道

●食べ物が咽頭を通過するとき

軟口蓋が上がって気道をふさぐ

喉頭蓋が下がって気道をふさぐ

食べ物は食道へ

一般的に口の中の物を飲み込んで胃に入れるまでの動作を「嚥下」というのじゃが、飲み込むということは、鼻から喉頭につながる空気の通路を閉鎖することなんじゃよ。だからこの閉鎖する動作のことも「嚥下」というんじゃよ。

●誤嚥のとき

気道の入口が閉じず、食べ物が気管に入ってしまう

●病原体に対抗する咽頭輪

　また、咽頭は体内に入る物質が必ず通る部分であるため、空気や食物とともに体内に侵入しようとする病原体に対応するための構造が備わっています。これを「ワルダイエルの咽頭輪（いんとうりん）」といいます。

　この咽頭輪は咽頭扁桃、耳管扁桃、口蓋扁桃、舌扁桃（へんとう）が輪状に分布して構成されます。

　「扁桃」は一般的には「扁桃腺」として知られるリンパ系器官であり（→p.141）、内部に「リンパ球」が存在します。このリンパ球が侵入した

図 3-3-2　ワルダイエルの咽頭輪

- 咽頭扁桃
- （口蓋垂）
- （耳管）
- 耳管扁桃
- ワルダイエルの咽頭輪
- 口蓋扁桃
- 舌扁桃
- （舌）

> 口蓋垂は別名、「のどちんこ」じゃ。
> 口蓋垂は嚥下のところで出てきた軟口蓋の先端にあるんじゃ。

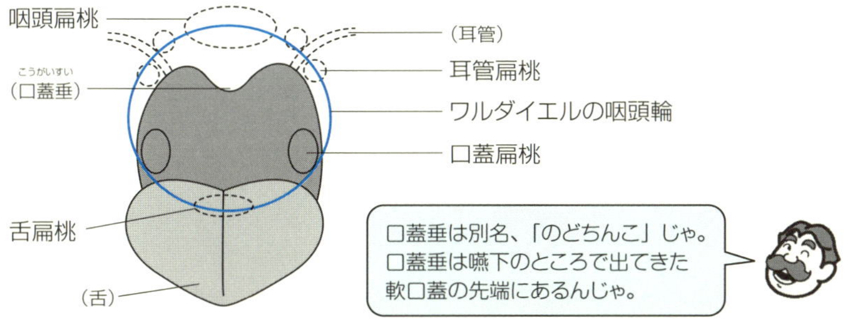

病原体に対抗すると、発熱や腫脹を起こします。これが小児期に扁桃腺が腫れる理由です。扁桃は、まだ免疫系が確立されていない幼児から小児期にかけて活躍しますが、成人になるとあまり腫れることはなくなります。

●咽頭と耳をつなぐ耳管

　もう1つ、咽頭には耳とつながる管状構造があります。この管は「耳管」（→p.206）と呼ばれていて、鼓膜の内側の中耳の部分とつながります（→図8-3-2）。

　鼓膜は外耳から来る音波を受けて振動し、音情報を内耳に伝えます。ところが、外部の気圧が急激に低下すると、体内との気圧差により鼓膜が外に引っ張られ、勝手に振動してしまいます。これが「耳鳴り」です。

　飛行機や高速エレベーターに乗ると、この現象が起こることがあります。このとき、唾をのむと咽頭にある耳管の入口（耳管咽頭口：図3-2-1）が開き、中耳内の気圧が外と同じになり、耳鳴りが止まります。

> **Check Point!**
> 子供は夏場、海水浴やプールの後に中耳炎を起こすことがあります。これは細菌などによる鼻やのどの炎症が、耳管を通して中耳に波及するからです。子供は成人と比べて耳管が短く、水平なので、炎症が及びやすいのです。

第3章　呼吸器系

3-4 喉頭

咽頭を通過した空気は、次に喉頭へ送られます。喉頭は首の最前部にある、複数の軟骨によって形成される器官です。食道の前面にあり、声帯があります。

●喉頭を構成する軟骨

　喉頭を構成する軟骨には「甲状軟骨」「喉頭蓋軟骨」「輪状軟骨」「披裂軟骨」などがあります。

　甲状軟骨は一般的に「喉仏（のどぼとけ）」と呼ばれています。成年男性では、女性と比べて甲状軟骨が大きく突出しているので、外観からその位置を確認することができます。西洋では男性に顕著にみられることから「アダムのリンゴ」と呼ばれています。

　喉頭蓋軟骨は「喉頭蓋」を形成する軟骨で、嚥下のときに一時的に喉頭口を塞ぎ、誤嚥を防ぐ機能があります（→p.60）。

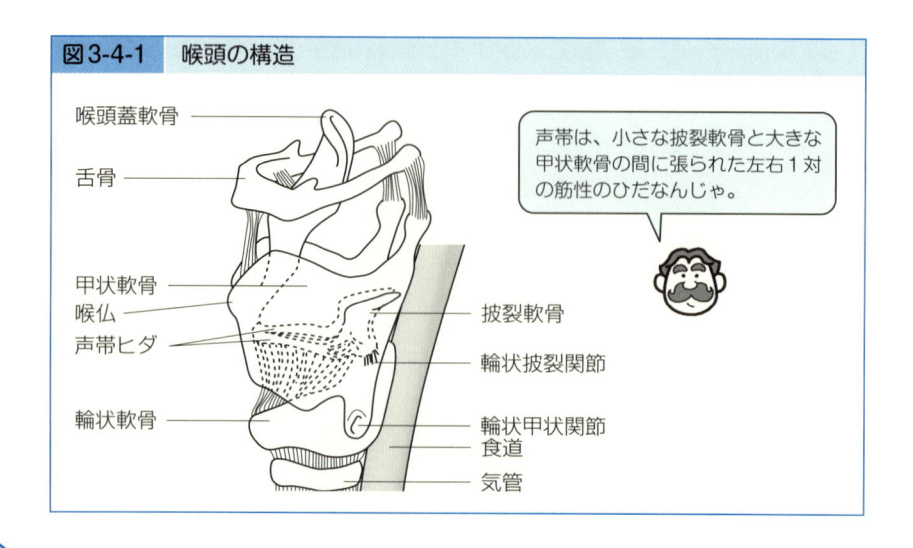

図3-4-1　喉頭の構造

喉頭蓋軟骨
舌骨
甲状軟骨
喉仏
声帯ヒダ
輪状軟骨
披裂軟骨
輪状披裂関節
輪状甲状関節
食道
気管

> 声帯は、小さな披裂軟骨と大きな甲状軟骨の間に張られた左右1対の筋性のひだなんじゃ。

●発声のしくみ

　喉頭の中央には「声帯」が存在します。声帯では左右から突出した「声帯ヒダ」により、空気の通路が狭くなっています。これを「声門」といいます。

　声門は、安静時にはやや広くなっていますが、発声時には喉頭筋の作用によりヒダが狭まり、間隔がほとんどない状態になります。ここを呼気が通過すると、ヒダが振動し、音がでます。このヒダの開閉に関わる筋を発声筋（喉頭筋）といいます。

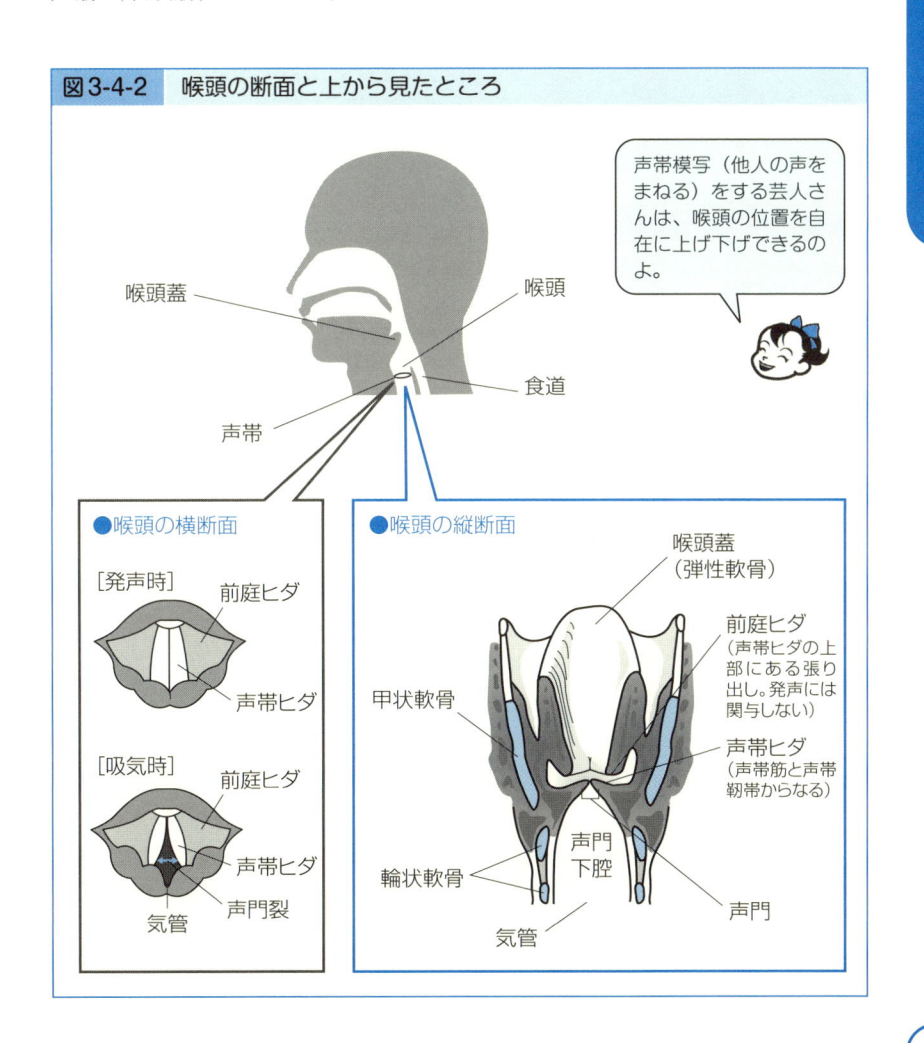

図3-4-2　喉頭の断面と上から見たところ

喉頭蓋／喉頭／食道／声帯

声帯模写（他人の声をまねる）をする芸人さんは、喉頭の位置を自在に上げ下げできるのよ。

●喉頭の横断面

［発声時］前庭ヒダ／声帯ヒダ

［吸気時］前庭ヒダ／声帯ヒダ／声門裂／気管

●喉頭の縦断面

喉頭蓋（弾性軟骨）／前庭ヒダ（声帯ヒダの上部にある張り出し。発声には関与しない）／甲状軟骨／声帯ヒダ（声帯筋と声帯靭帯からなる）／輪状軟骨／声門下腔／気管／声門

第3章　呼吸器系

3-5 気管と気管支

気管は、首から胸腔*内へと空気を運ぶ管状の構造です。長さは10〜12cmほどで、短い間隔をおいて軟骨（気管軟骨）が分布しています。気管支は、気管の下端にある左右に分かれた細い管で、両肺につなっがっています。

●気管は掃除機のホース状

　気管軟骨はちょうど掃除機のホースのような役割を果たしています。すなわち、首の運動に伴い曲がることが可能で、なおかつ呼吸による圧力差でつぶれることがない弾力性を確保しています。

　気管の内面は「線毛上皮」で構成されており、「気管腺」が分布しています。線毛上皮の線毛は可動性があり、気管腺から分泌される粘液でコーティングされたチリ・ホコリを排除するのに作用します。

　乾燥は線毛の運動力を低下させるので、異物の排除力も低下します。このため、感染のリスクが高まります。

さて、気管というのは、どこからどこまでだと思う？

そりゃ、咽頭から肺までですよね？

ブブー。喉頭から左右の肺に分岐する気管支の手前までじゃ。実際には、気管支まで含める場合もあるけど。

気管支って肺の中でさらに細かく枝分かれしているんですね！

*横隔膜より上部の、胸部の内腔。肺や心臓などがある。

● 気管支は左右で長さが違う

　気管は第5胸椎の高さで左右に分岐しますが（気管分岐部）、これを「気管支」といいます。気管支は左右でやや形が違います。右側は左側に比べて、直径が太く、長さが短い形をしています。さらに、右側は体の中心線（正中線）に対して角度が小さく（鋭角）なっています。したがって、もし誤嚥で異物が侵入すると右側に落ちる可能性が高くなります。

　気管支は、構造的には気管と同じ線毛と「気管支腺」が存在し、肺へとつながっています。

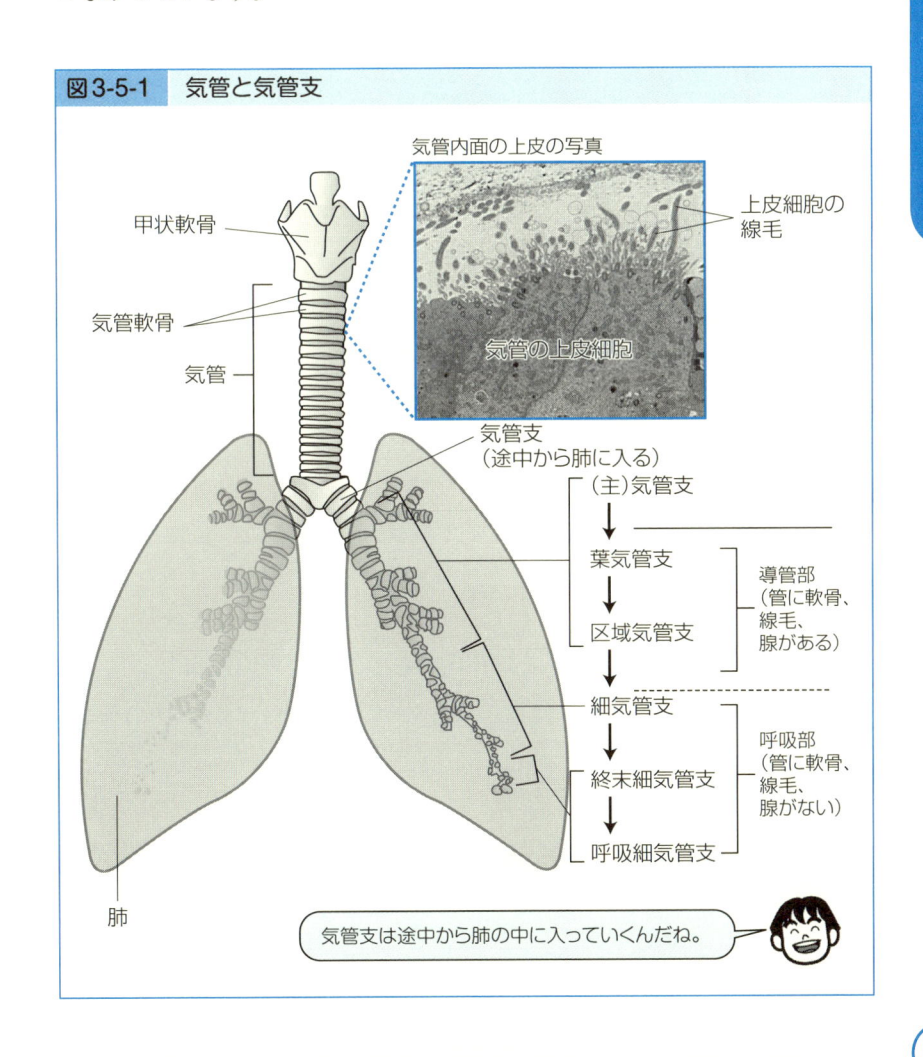

第3章　呼吸器系

図3-5-1　気管と気管支

- 甲状軟骨
- 気管軟骨
- 気管
- 気管内面の上皮の写真
  - 上皮細胞の線毛
  - 気管の上皮細胞
- 気管支（途中から肺に入る）
- （主）気管支
  - ↓
- 葉気管支
  - ↓
- 区域気管支

　→ 導管部（管に軟骨、線毛、腺がある）

- 細気管支
  - ↓
- 終末細気管支
  - ↓
- 呼吸細気管支

　→ 呼吸部（管に軟骨、線毛、腺がない）

- 肺

気管支は途中から肺の中に入っていくんだね。

65

3-6 肺

> 空気は、鼻→咽頭→喉頭→気管と流れてきて、最後に肺に到達します。肺は胸腔内にある、左右1対のスポンジのような弾力性のある器官です。

いよいよ呼吸器系の終点、肺じゃ。

終点といっても、酸素を血液に渡したら、すぐに二酸化炭素を受け取って、外に出さなきゃいけないんですよね。

そうじゃ。どんな仕組みで行われているかを見ていこう。

●肺は左右で大きさが違う

　肺の外形は半円錐形をしており、上端を「肺尖」、下端を「肺底（はいせん）」といいます。また、肺には「内側面」と「肋骨面」の2面があります。

　肺も気管支と同様に、左右で形が異なります。右肺は「上葉」「中葉」「下葉」の3葉で、左肺は上葉、下葉の2葉で構成されます。さらに容積も、右が約1200ccであるのに対し、左は約1000ccと異なります。これは、左側に心臓があるためです。

　また、肺の各葉の境目には切れ込みがあり、右肺には「水平裂」「斜裂」が、左肺には斜裂があります。

　斜裂は、前下方から後上方に向かって走行しています。このため、腹側では上葉が大部分を占め、背側では下葉が大部分を占める構造となります。

> **チェックポイント Check Point!**
> 肺の呼吸音は、上葉は胸部で、下葉は背中で聞きます。検診で医師が背中に聴診器をあてるのはこのためです。

図3-6-1　肺の構造

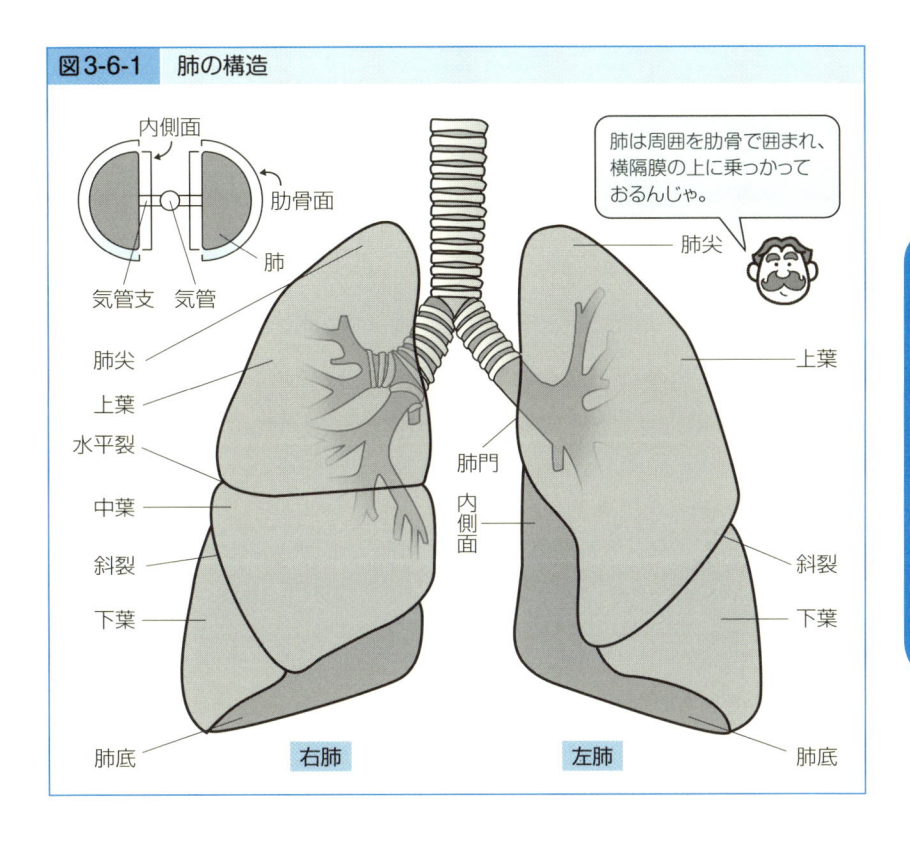

肺は周囲を肋骨で囲まれ、横隔膜の上に乗っかっておるんじゃ。

（図中ラベル）
内側面／肋骨面／肺／気管支／気管
肺尖／上葉／水平裂／中葉／斜裂／下葉／肺底／右肺
肺尖／上葉／肺門／内側面／斜裂／下葉／肺底／左肺

● 肺の内部

　肺の内側面の中央には「肺門」が存在します。肺門は、肺に出入りする構造物（肺動脈、肺静脈、気管支、気管支動静脈、神経、リンパ管）などの入口となっています。

　肺の内部は、いくつもに枝分かれした気管支と、その末端にある「肺胞」および気管支と同様に枝分かれした血管で構成されています。

　肺内部の気管支は、枝分かれするごとに呼び名が変わります。「葉気管支」→「区域気管支」→「細気管支」→「終末細気管支」→「呼吸細気管支」と枝分かれし（→p.65、図3-5-1）、末端は微細な袋状の肺胞につながっています。

　これらの気管支は、細気管支を境にして構造がやや異なります。細気管支までは軟骨、線毛、腺が存在し、空気の通路として機能します（導管

第3章　呼吸器系

部）。細気管支から先では、軟骨、線毛、腺が消失し、徐々にガス交換が可能となります（呼吸部）。また、細気管支の壁は軟骨がなくなり、平滑筋と結合組織で構成されるため、収縮、拡張が可能となり、内径が変化するので、換気量の調節ができます。

● 肺胞から毛細血管へ

　肺胞は袋状で、壁面はガス交換に関わる「小肺胞細胞」、肺を膨らませておく活性剤を分泌する「大肺胞細胞」、チリ・ホコリを除去する「塵埃細胞」で構成されており、表面には毛細血管網が密接しています。ここで毛細血管内の赤血球に酸素が渡されます。

　酸素を獲得した赤血球は、毛細血管が合流した肺静脈を通り、心臓の左心房へ送られます。その後、左心室→大動脈→動脈→細動脈の経過をたどり、全身の各組織に分布する毛細血管へ送られ、今度は赤血球から細胞へ酸素が渡され、エネルギー合成に利用されます。

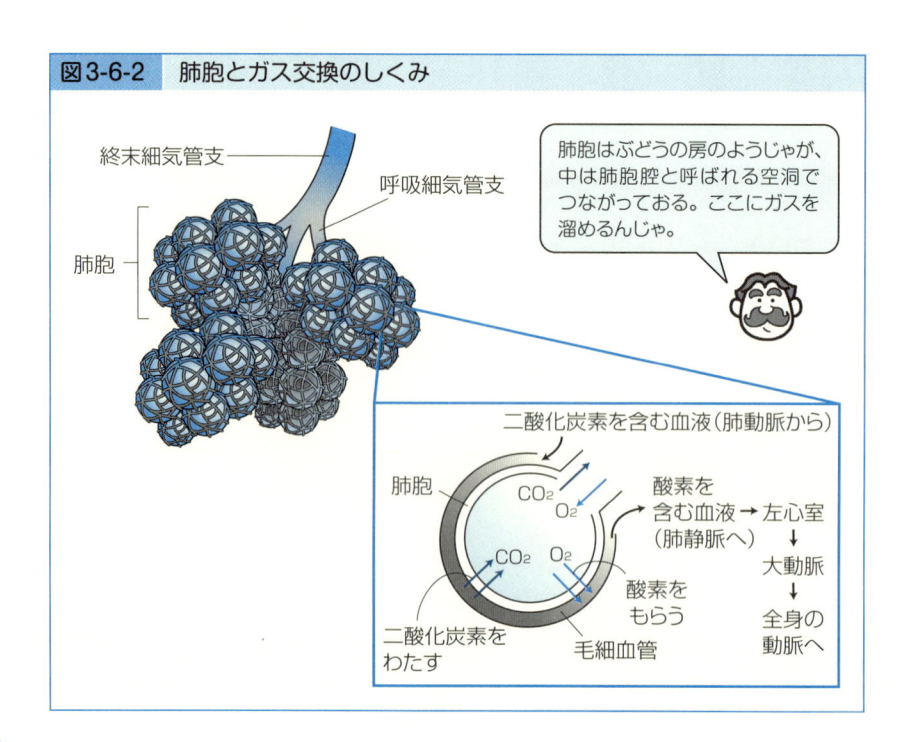

図3-6-2　肺胞とガス交換のしくみ

●なぜ肺に空気が入るのか？

　最後に、呼吸の仕組みについて紹介しておこう。われわれはどうやって息を吐いたり、吸ったりしていると思う？

　寝ているときも無意識にしているから、心臓みたいに肺の筋肉が動いて……。あれ？　肺に筋肉はあったかしら？

　肺は筋肉を持っていないんじゃ。呼吸には、物理の法則が関係しているんじゃよ。

　私たちは無意識のうちに呼吸を行っています。息を吸うから肺に空気が入り、息を吐くから肺から空気が出るような感覚ですが、肺には筋が分布していませんから、自律的に収縮することはできません。では、実際にはなぜ空気が入っていくのでしょう？

　これには、肺をおおう薄い膜が関係しています。肺の表面は「肺胸膜」と呼ばれる薄い膜でおおわれています。この胸膜は肺門部で反転して、今度は胸郭*の内壁をおおいます。これを「壁側胸膜（肋膜）」といいます。したがって、肺は2枚の胸膜でおおわれており、この2枚の胸膜の間の空間を「胸膜腔」といいます（→図3-6-3）。

　胸膜腔は、どこにも出入口がなく、密閉状態となっています。この密閉状態が呼吸にとって重要なポイントとなります。

　密閉状態の空間では、高校で学んだ「ボイルの法則」が成立します。ボイルの法則とは、次の式で表されるものです。

$$容積（V） \times 圧力（P） = 一定$$

　つまり密閉された空間では、空間の容積が増大すると、内部の圧力は低下し、逆に容積が縮小すると、内部の圧力が上昇します。これが、呼吸の原動力となります。

---

*胸部のかご状の骨格。胸椎、肋骨、胸骨からなる。

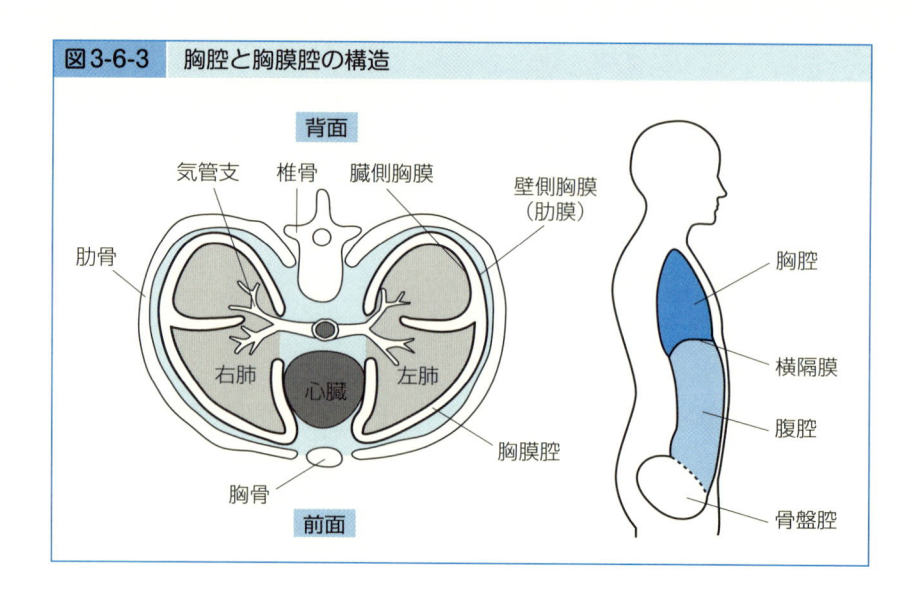

図3-6-3　胸腔と胸膜腔の構造

背面

気管支　椎骨　臓側胸膜　壁側胸膜（肋膜）

肋骨

右肺　心臓　左肺

胸膜腔

胸骨

前面

胸腔
横隔膜
腹腔
骨盤腔

　胸郭が拡大すると胸腔の内容積が増大し、それにともなって胸膜がひっぱられて胸膜腔の内容積も増大して、内部の圧力が低下します。これにより肺の表面を押す圧力も低下し、肺が膨張します。この肺が膨張した分だけ空気が気道を通り、肺に流入します。

　逆に、胸郭が縮小すると、それにともない胸膜腔の内容積が減少し、内部の圧力が上昇します。これにより肺の表面を押す圧力が上昇し、肺が縮小するので、その分、肺から空気が流出します。

> **Check Point!**　胸腔の内圧は、外気圧（1気圧）よりやや低い0.8気圧程度に保たれています。このため空気が肺に入りやすく、平地では簡単に呼吸ができます。一方、登山などで高い山に行くと気圧が低くなり、外気圧が0.8気圧を下回ると、胸腔内をより陰圧にしないと肺に空気が入らないので、胸郭を拡大しようとして呼吸が深くなります。

> **Check Point!**　胸壁に孔が開くと、胸腔内の密閉性が崩れて呼吸ができなくなります。このような状態を「気胸」といいます。

●胸式呼吸と腹式呼吸

　胸郭の運動には、「呼吸筋」が関与します。通常の呼吸運動で主となる呼吸筋は、「肋間筋」と「横隔膜」です。

● 肋間筋を使う胸式呼吸

　肋間筋は肋骨の間に分布する筋群で、このうち「外肋間筋」は、上の肋骨から下の肋骨の斜め前に向かって（ポケットに手をいれる方向）走行しています。外肋間筋が収縮すると、肋骨にすべりが生じ、胸郭は前上方にせり出します。結果、胸郭は拡大し、肺に空気が流入します。

　「内肋間筋」は外肋間筋の内側にあり、外肋間筋とクロスする方向（斜め後ろ）に走行しています。したがって、内肋間筋の収縮では、肋骨に外肋間筋と逆のすべりが生じ、胸郭は後下方に動き、元の位置へ戻ります。結果、胸郭は縮小し、肺から空気が流出します。

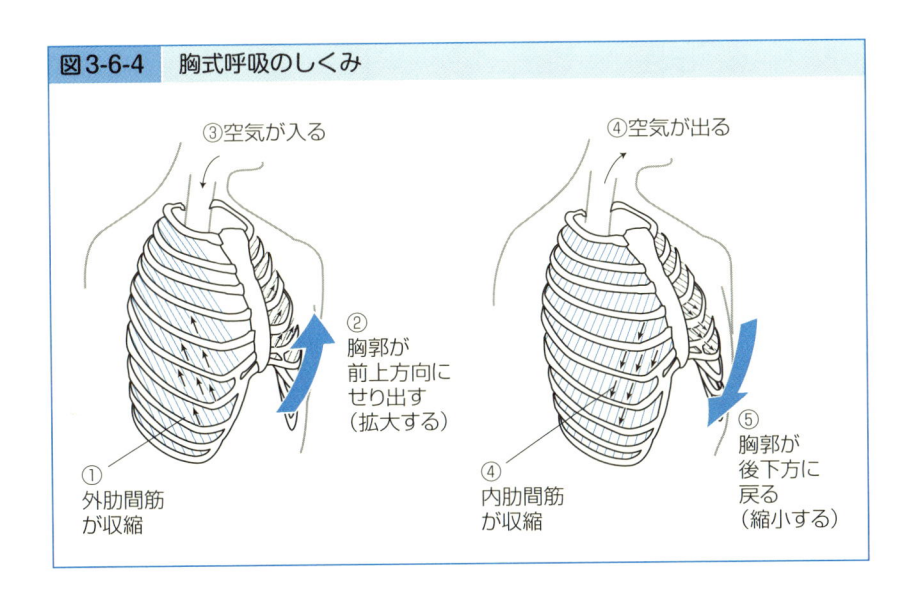

図3-6-4　胸式呼吸のしくみ

③空気が入る
②胸郭が前上方向にせり出す（拡大する）
①外肋間筋が収縮

④空気が出る
④内肋間筋が収縮
⑤胸郭が後下方に戻る（縮小する）

　これらの肋間筋が主体となる呼吸様式を「胸式呼吸」といいます。女性の多くは胸式呼吸を行っており、この様式では、呼吸のたびに胸骨が前後に動きます。

● **横隔膜を使う腹式呼吸**

　横隔膜は、胸部と腹部を隔てる膜性の構造です。中心部（腱中心）は腱ですが、周囲はすべて骨格筋（→p.31）で構成されます。

　横隔膜は収縮すると下降し、胸腔の占める容積が増加するので、肺に空気が入ります。反対に、弛緩すると上昇し、元の位置に戻り、肺から空気が流出します。このような横隔膜が主体となる呼吸様式を「腹式呼吸」といいます。腹式呼吸では、呼吸のたびに腹部が前後に動きます。男性では腹式呼吸が多くみられ、女性は主に胸式呼吸を行っています。また、深呼吸や歌を歌うときは腹式呼吸が用いられます。

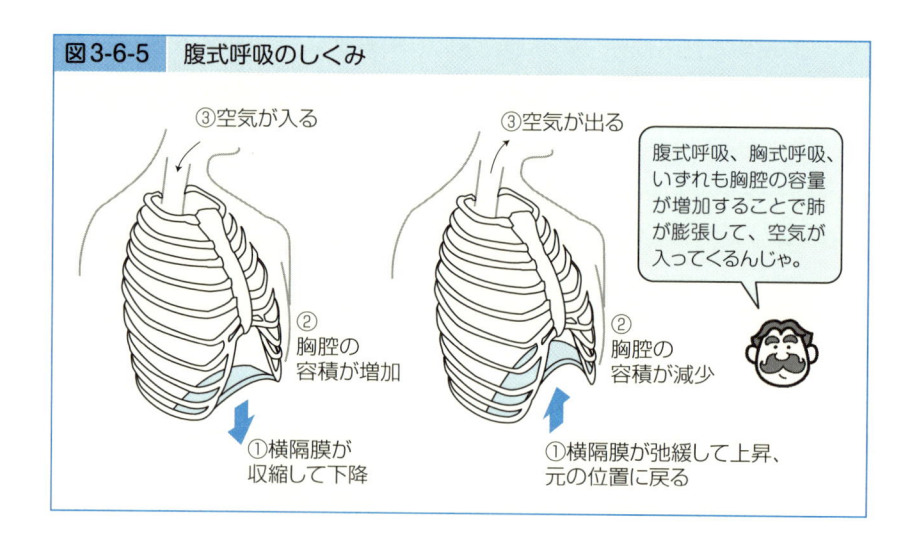

図3-6-5　腹式呼吸のしくみ

③空気が入る
②胸腔の容積が増加
①横隔膜が収縮して下降

③空気が出る
②胸腔の容積が減少
①横隔膜が弛緩して上昇、元の位置に戻る

> 腹式呼吸、胸式呼吸、いずれも胸腔の容量が増加することで肺が膨張して、空気が入ってくるんじゃ。

● **呼吸補助筋**

　ところで、閉塞性呼吸器疾患や高山に行った場合は吸気量が少なくなり、換気率が低下するので、より大きく胸郭を拡大する必要があります。このため、肋間筋や横隔膜以外に、胸鎖乳突筋、斜角筋、肩甲挙筋、小胸筋など首から胸にかけてある筋肉が動員されます。これらの筋は「呼吸補助筋」と呼ばれています。この状況は、いわゆる肩で息をする状態となります。

第 4 章
消化器系

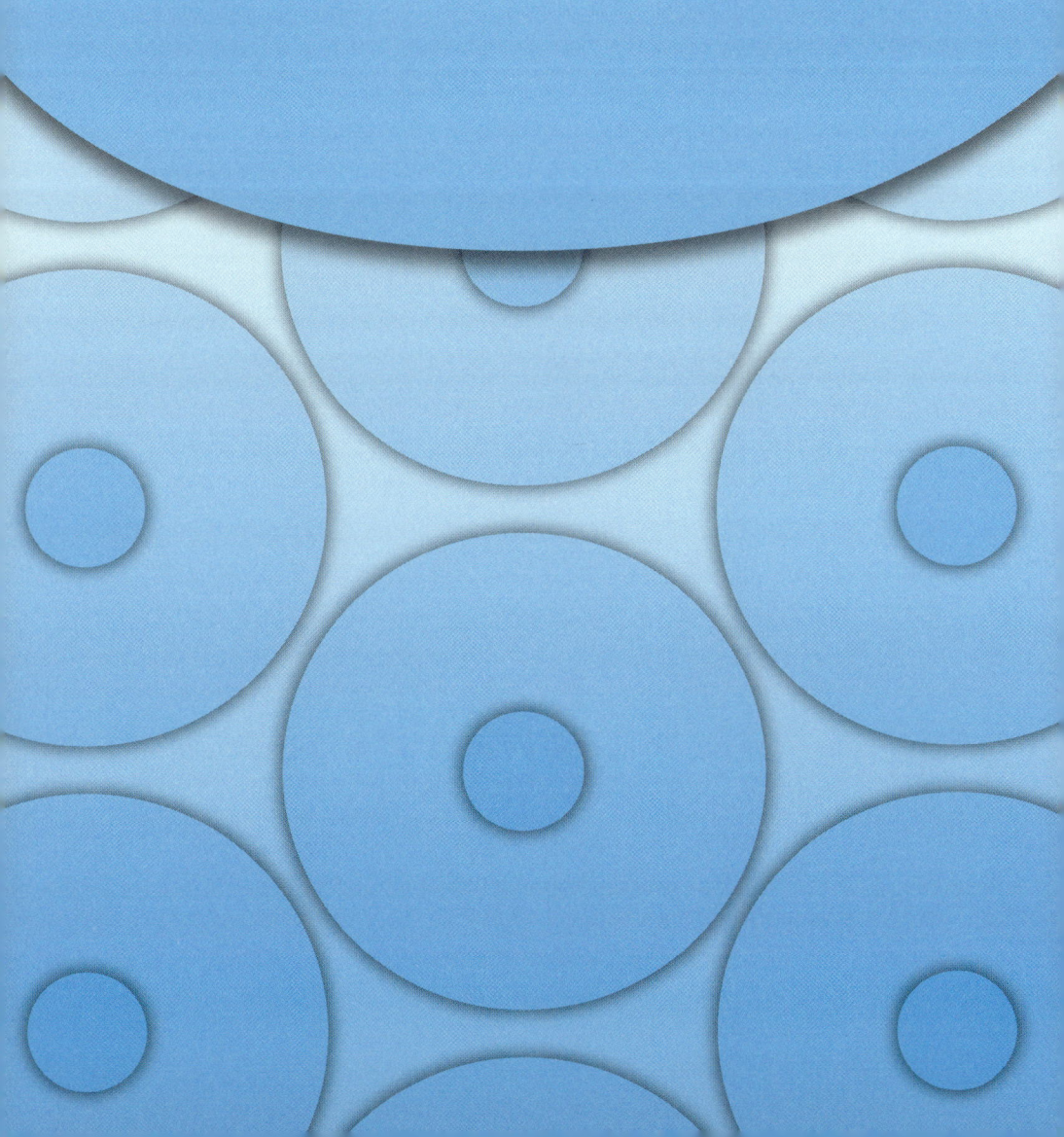

4-1 食物を分解する─消化器系

> 私たちは、細胞で利用するエネルギーや体を構成するための原料を、食事から摂取しています。これらの食物は「消化器系」の器官によって有機化合物のレベルまで分解（消化）された後、吸収されて必要な組織に送られます。

呼吸器系の次は消化器系、食物の流れじゃ。消化器系は、口腔から肛門までを長い1つの管ともとらえられるので、「消化管」と呼ぶこともあるぞ。

口から入って肛門から出るまでか。最初と最後は大違い、おいしい食べ物もみんなアレになるってわけですね……。

そんな言い方をすると、見た目のきれいなスイーツも口に入れば所詮同じ……って、ちょっとむなしくなるわ。

ほっほ。食べることを楽しむことは大事じゃよ。われわれのパワーの源じゃからの。消化管は全部合わせると9ｍにもなる長い道のりなんじゃ。

でも、消化器系の中には肝臓とか膵臓とか、食べ物は通らないけど消化器に含まれる臓器もありますよね？

するどい質問じゃ。その通り。消化器系は「消化管」と消化液を出す「消化腺」に分かれるんじゃ。

●食物の流れ

　消化器系は、「消化管」と「消化腺」に大別されます。消化管は「口」に始まり、「咽頭」→「食道」→「胃」→「小腸」→「大腸」を経て「肛門」に終わる管状の器官の連続です。消化管では食物の消化、吸収が行われます。

　一方、消化腺には、「唾液腺」「肝臓」「膵臓」などがあり、消化を助ける酵素などの合成が行われます。

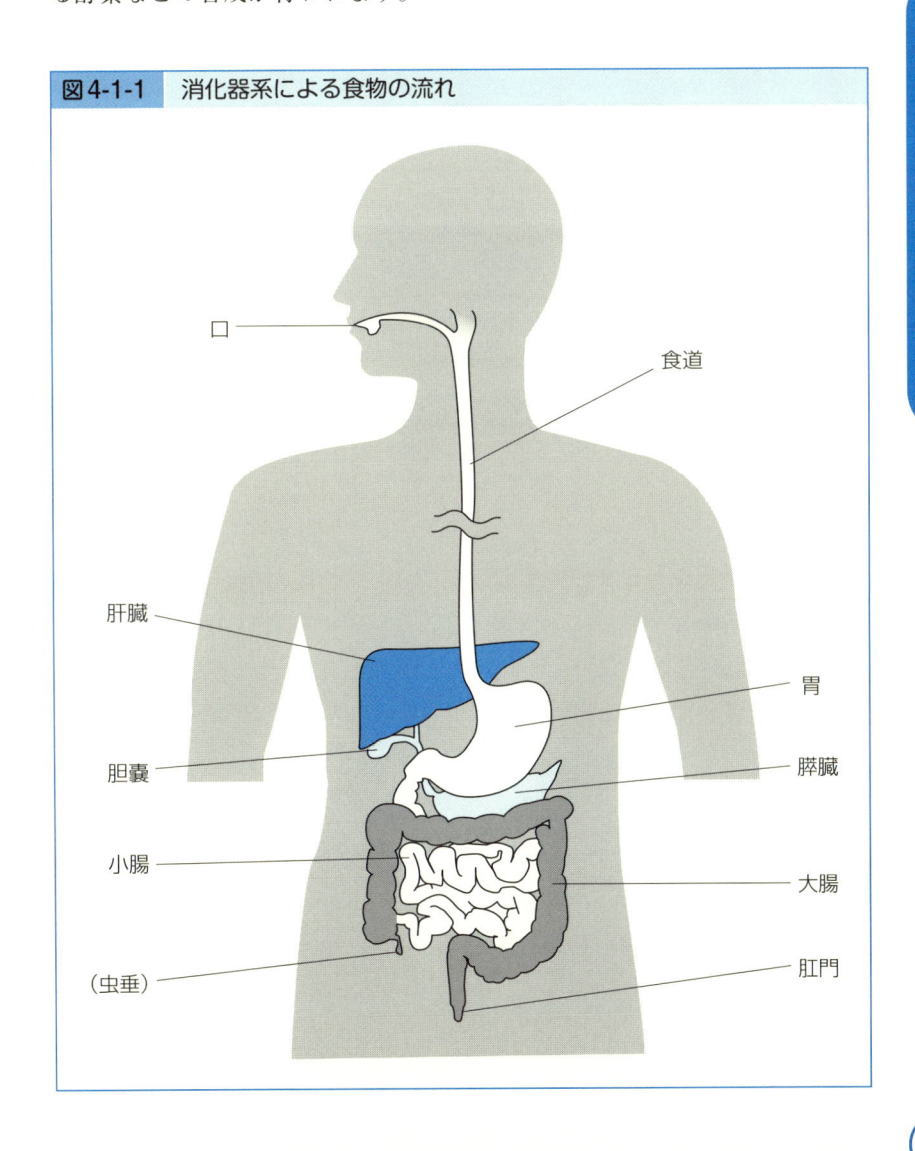

図4-1-1　消化器系による食物の流れ

口　食道　肝臓　胆嚢　小腸　（虫垂）　胃　膵臓　大腸　肛門

4-2 口（口腔）

食物は口から摂取されて消化が開始されます。口腔は顔面の下部にある口（口裂）から奥に広がる腔所です。まず、第一段階として「歯」による物理的消化（食物を消化しやすい形にすること）が行われます。

● 歯

● 乳歯と永久歯

歯は、口腔内の前部に弓状に配列しています。人間の場合、幼児期には20本の「乳歯」が存在しますが、6～10歳頃に抜けて、その後、新しく32本の「永久歯」が出てきます。ただし、一番奥にある「第3大臼歯」は17～23歳頃に出現することから、「親不知」と呼ばれています。親不知は人によっては一生出ないまま、顎の骨に埋もれていることもあります。

● 歯の構造

歯の形態は、その動物の食性によって異なります。人間の場合、食物を噛み砕く「切歯」、切り裂く「犬歯」、すりつぶす「臼歯」があります。そして、この物理的な消化のために、歯の表面は「エナメル質」と呼ばれる人体で最も硬い構造でおおわれており、さらに内部には「ゾウゲ質」と呼ばれる骨様の硬い構造が存在しています。

ゾウゲ質は、カルシウムを含む「ハイドロキシアパタイト*」という物質で構成され、その中心には「歯髄」という空洞が存在します。この歯髄には神経が通っており、ゾウゲ質に穴があき、この神経が刺激されることが、歯痛の原因となります。

歯の構造の半分は顎の骨内に埋もれており、この部分を「歯根」といいます。歯根が口腔内に突出する部分は歯肉におおわれますが、ここにわず

---

*塩基性リン酸カルシウム。骨の主要な成分。

図4-2-1　歯の構造

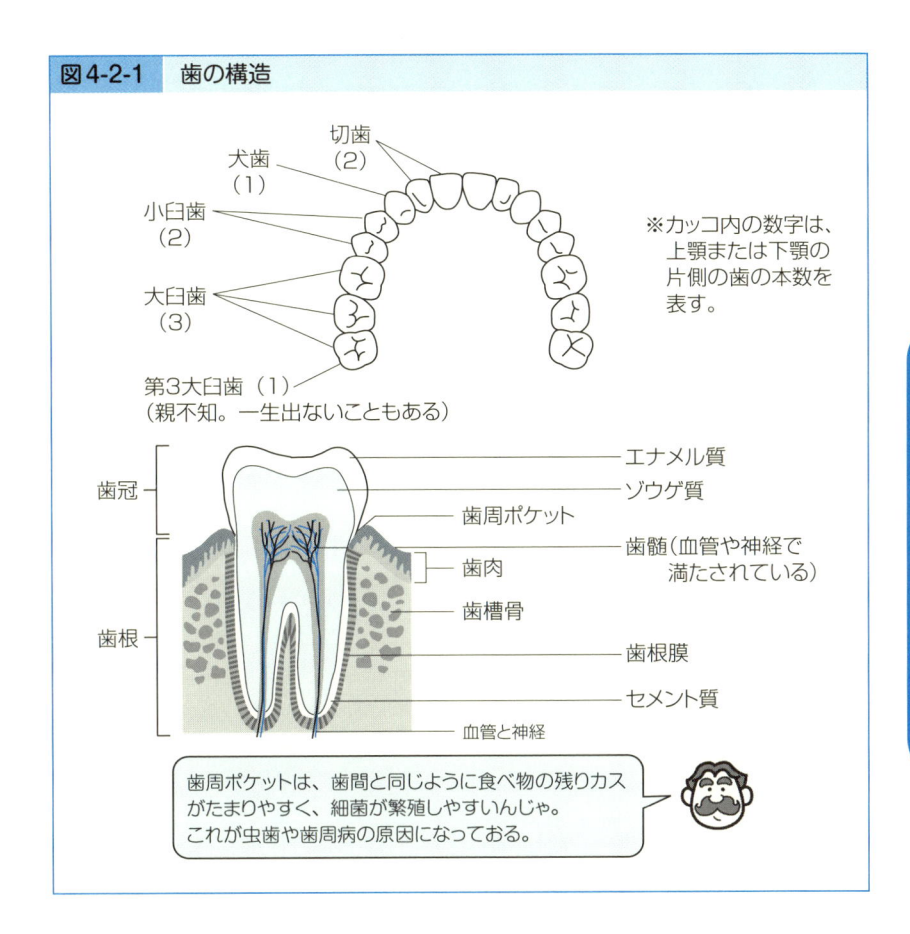

- 切歯（2）
- 犬歯（1）
- 小臼歯（2）
- 大臼歯（3）
- 第3大臼歯（1）（親不知。一生出ないこともある）

※カッコ内の数字は、上顎または下顎の片側の歯の本数を表す。

歯冠
- エナメル質
- ゾウゲ質
- 歯周ポケット
- 歯髄（血管や神経で満たされている）
- 歯肉
- 歯槽骨

歯根
- 歯根膜
- セメント質
- 血管と神経

歯周ポケットは、歯間と同じように食べ物の残りカスがたまりやすく、細菌が繁殖しやすいんじゃ。これが虫歯や歯周病の原因になっておる。

第4章　消化器系

かな隙間が形成されます。これが「歯周ポケット」です。

　口腔における物理的な消化は、下顎骨が引き上げられ、上下の歯が噛み合うこと（咬合(こうごう)）によって起こります。これを「咀嚼(そしゃく)」といいます。咀嚼は下顎骨に付着する咀嚼筋（側頭筋(そくとうきん)、咬筋(こうきん)、翼突筋(よくとつきん)）が機能して行われます（→p.239）。

Check Point!　虫歯の原因となるミュータンス菌は、母親から伝搬されることが多いようです。ただし、子供は子宮内では無菌の羊水で保護されているので、産道を通るとき、あるいは出生後に母親が口移しで食事を与えることによって伝搬するとされています。

● 舌

口には、もう1つ大きな付属構造が存在します。それは「舌」です。

舌は口の底部にあり、大部分は横紋筋（→p.31）で構成され、表面は角化した上皮でおおわれています。

表面の上皮は、全体に小さな突起（舌乳頭）が分布しており、部分的に「味蕾」が存在しています。味蕾は味を感じる受容体です。

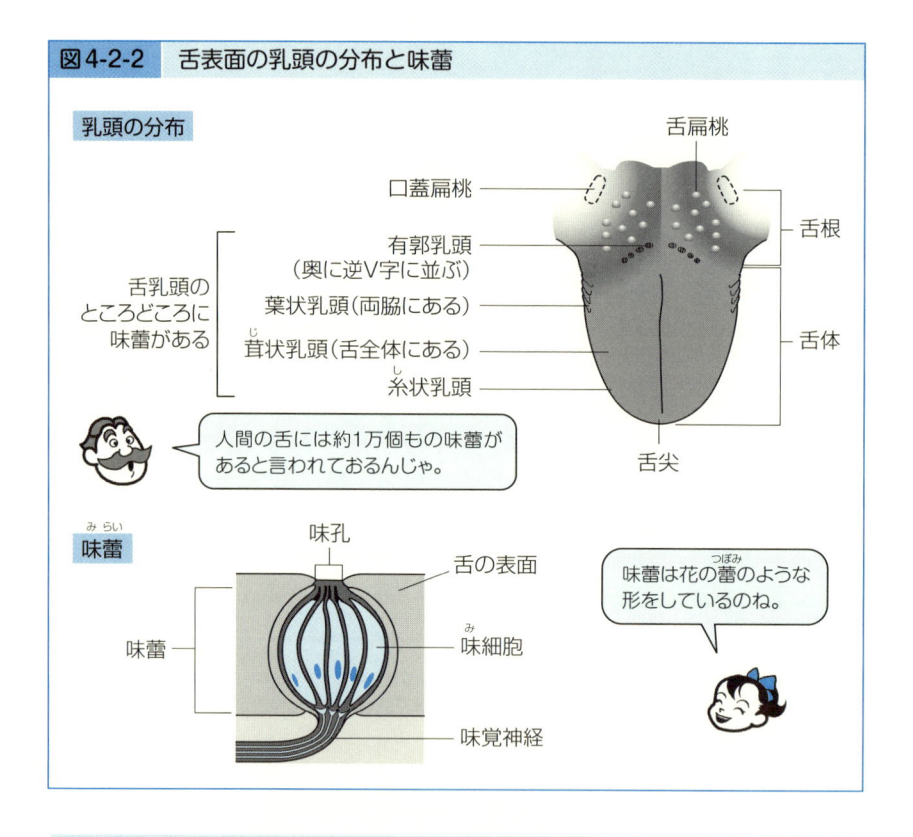

図4-2-2　舌表面の乳頭の分布と味蕾

乳頭の分布

- 舌扁桃
- 口蓋扁桃
- 舌根
- 有郭乳頭（奥に逆V字に並ぶ）
- 葉状乳頭（両脇にある）
- 茸状乳頭（舌全体にある）
- 糸状乳頭
- 舌体
- 舌尖

舌乳頭のところどころに味蕾がある

人間の舌には約1万個もの味蕾があると言われておるんじゃ。

味蕾

- 味孔
- 舌の表面
- 味蕾
- 味細胞
- 味覚神経

味蕾は花の蕾のような形をしているのね。

Check Point!

舌の筋は三次元的に配置されています。したがって、かなり複雑な動きが可能で、それによって発音の微妙な違いが生まれます。日本では「ra」と「la」は、ほぼ同じですが、欧米では明確に違いがあります。ちなみに、この動きを使って舌でさくらんぼの茎を結べる器用な人もいますよね。

●唾液腺

歯による物理的な消化とともに、食物は唾液と混合され、「食塊」が形成されます。

唾液は口腔の周囲に分布する「唾液腺」から分泌されます。唾液腺には「耳下腺(じか)」「舌下腺(ぜつか)」「顎下腺(がくか)」の3種類が存在します。

それぞれの唾液腺から分泌される唾液は、腺の種類によって性質がやや異なります。耳下腺から分泌される唾液はサラサラしており、「α-アミラーゼ」という消化酵素が含まれます。α-アミラーゼは、デンプンを麦芽糖に分解する糖質分解酵素です。

舌下腺から分泌される唾液はネバネバしており、「ムチン」という物質が含まれています。ムチンは粘性のある糖タンパクで、食塊の形成に寄与しています。

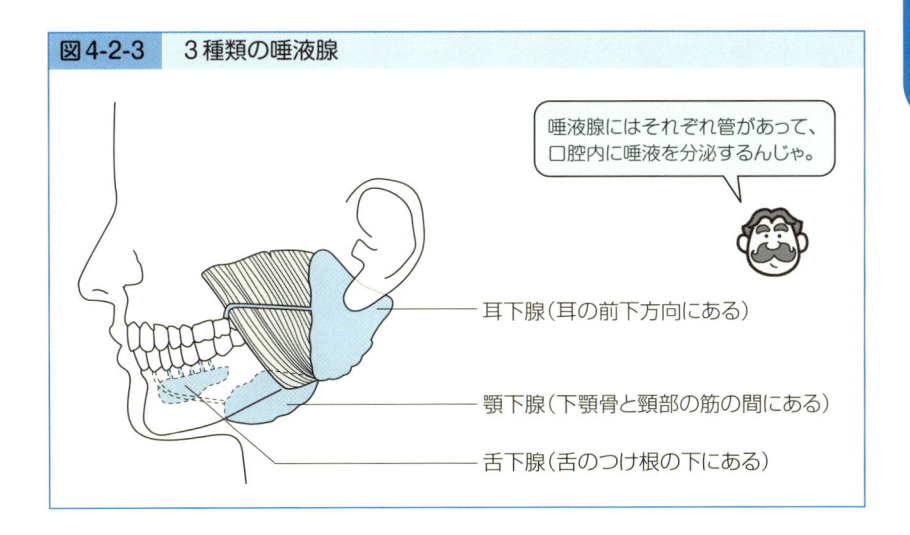

図4-2-3　3種類の唾液腺

唾液腺にはそれぞれ管があって、口腔内に唾液を分泌するんじゃ。

- 耳下腺(耳の前下方向にある)
- 顎下腺(下顎骨と頸部の筋の間にある)
- 舌下腺(舌のつけ根の下にある)

Check Point!　唾液には「リゾチーム*」などの殺菌物質が含まれています。唾液の分泌量が減ると口腔内の雑菌の繁殖が増えるため、口臭や歯周病のリスクを高めます。

---

*人の涙や鼻水、母乳などに含まれる酵素。細菌の細胞壁の構成成分である多糖類を加水分解することから、溶菌酵素とも呼ばれる。

4-3 食道

口で形成された食塊は咽頭での嚥下によって食道に入ります。咽頭は先に述べた通り、食物と空気の共同の通路です。食道は頸部から胸部を通り、横隔膜をつらぬき、腹部へ入ります。

●管状の器官

食道は長さが25～30cmの管状の器官で、3か所のくびれ（食道入口、気管支の後ろ、横隔膜をつらぬく部分）が存在します。これを「生理的狭窄部」といいます。食道壁を構成する筋は、上部1/3は骨格筋（→p.31）、中部1/3は骨格筋と平滑筋（→p.31）、下部1/3は平滑筋で構成されます。

Check Point! 生理的狭窄部とは、疾患や変異とは関係なく構造上の理由で自然に狭くなる部分のこと。食道や尿管にみられます。

●口から胃へ食物を送る通路

食道では食物の消化は行われません。食道では、食道壁の輪状筋の収縮による蠕動運動によって、食塊を胃へ送り込みます。

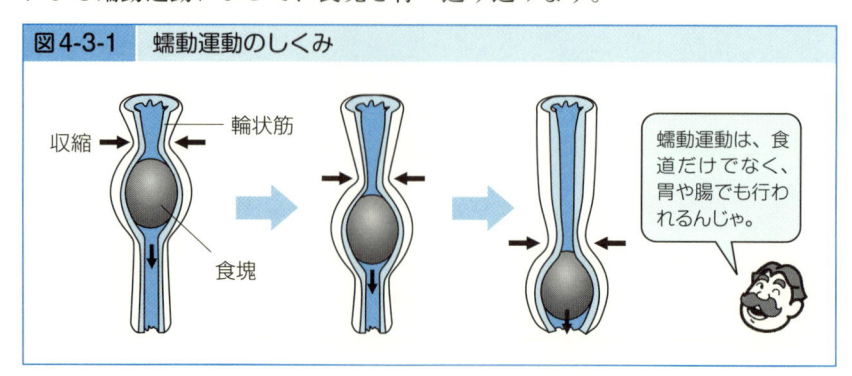

図4-3-1　蠕動運動のしくみ

収縮　輪状筋　食塊

蠕動運動は、食道だけでなく、胃や腸でも行われるんじゃ。

4-4 胃

食道を通過した食塊は、次に胃に入ります。胃は腹腔*¹内の上部、やや左側にある袋状の器官です。形はJ字型をしていますが、活動時はいくつかのくびれができ、瓢箪のような形状になります。胃では主にタンパク質の分解が行われます。

第4章 消化器系

● 胃の構造

J字型の内側の小さいカーブを「小弯」、外側の大きなカーブを「大弯」といいます。胃は入口付近から「噴門部」「胃底部」「胃体部」「幽門部」に区分されます（→図4-4-1）。

幽門部は十二指腸と連絡しますが、その境界部には括約筋（→p.237）があり、厚くなり、弁を形成しています。この構造により、胃の内容物は一時的に胃にとどまり、消化が進行した後、十二指腸へ送られます。

● 胃壁の構造

胃壁の構造は外側から漿膜、筋層、粘膜で構成されます。漿膜は胃を保護し、筋層は3層構造をしており、蠕動・分節*²運動など、消化管で行われる消化運動に関わります。粘膜には胃液を分泌する腺（固有胃腺）があります。

> **Check Point!**
> 胃は噴門部、小弯、幽門部で固定され、腹腔内に吊り下げられた状態にあります。したがって、大食いをすると大弯が下へ押されます。これが極端になると胃下垂となります。

---

*1：横隔膜と骨盤の間の腹部の内腔。
*2：消化管が一定の間隔をおいて収縮する運動。蠕動が内容物を移動させる運動であるのに対し、分節は交互に伸び縮みすることで内容物を撹拌することを目的とする。

図4-4-1　胃の構造

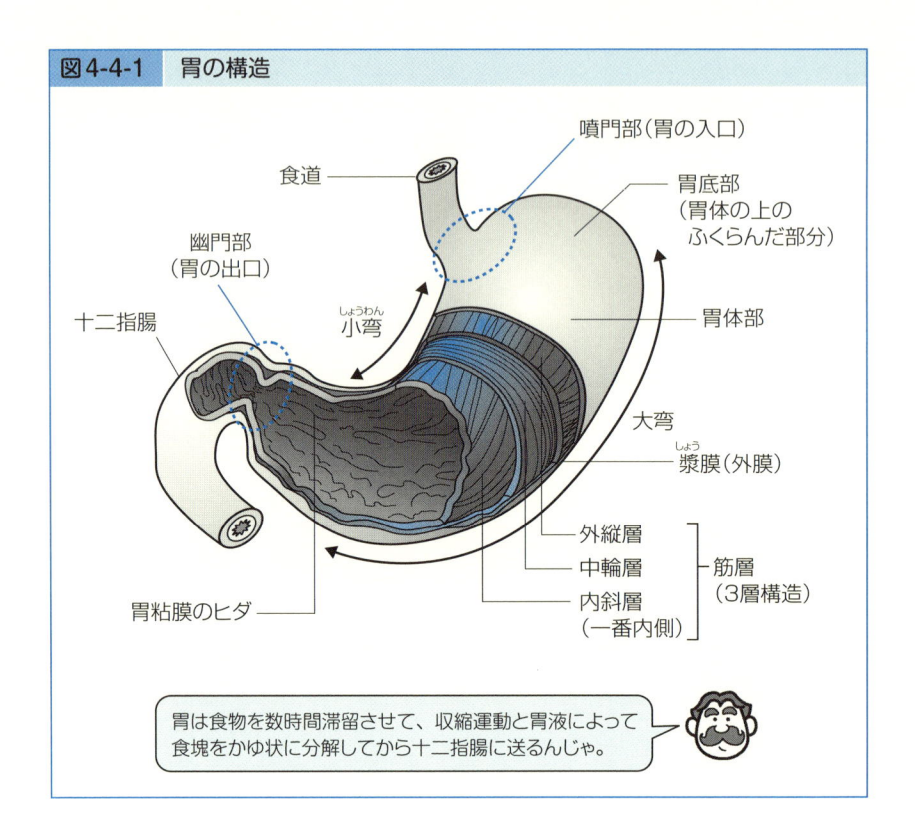

噴門部（胃の入口）
食道
胃底部（胃体の上のふくらんだ部分）
幽門部（胃の出口）
十二指腸
小弯（しょうわん）
胃体部
大弯
漿膜（外膜）
外縦層
中輪層
内斜層（一番内側）
筋層（3層構造）
胃粘膜のヒダ

> 胃は食物を数時間滞留させて、収縮運動と胃液によって食塊をかゆ状に分解してから十二指腸に送るんじゃ。

●胃液を分泌する胃腺

　胃の粘膜の表面には、隆起したヒダがあり、さらに多数のくぼみ（胃小窩（いしょうか））があります（→図4-4-2）。このくぼみには胃液を分泌する腺（固有胃腺）があります。固有胃腺には「主細胞」「壁細胞」「副細胞」の3種類の外分泌細胞があり、主細胞からは「ペプシノゲン」、壁細胞からは「胃酸」、副細胞からは「粘液」が分泌されます。

　ペプシノゲンは、胃の内腔で胃酸により「ペプシン」に変化し、消化酵素として活性化します。ペプシンはタンパク質を消化し、「ポリペプチド*」に分解します。胃酸は、ペプシンを活性化する働き以外に、食物とともに侵入する細菌を不活性化する働きがあります。

　粘液は、胃の内表面をコーティングし、胃粘膜の保護を行います。

---

*多数のアミノ酸が鎖のように連なったもの。

図4-4-2　胃粘膜の構造

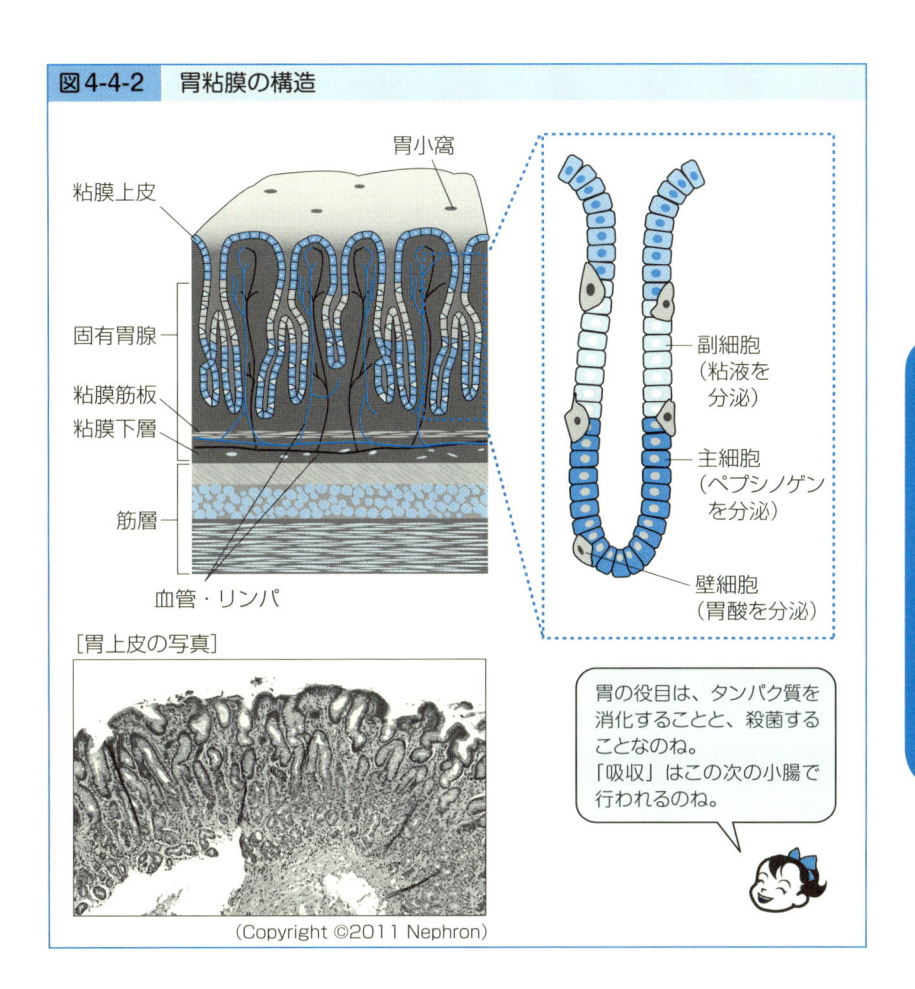

- 粘膜上皮
- 胃小窩
- 固有胃腺
- 粘膜筋板
- 粘膜下層
- 筋層
- 血管・リンパ

- 副細胞（粘液を分泌）
- 主細胞（ペプシノゲンを分泌）
- 壁細胞（胃酸を分泌）

［胃上皮の写真］
(Copyright ©2011 Nephron)

> 胃の役目は、タンパク質を消化することと、殺菌することなのね。
> 「吸収」はこの次の小腸で行われるのね。

第4章　消化器系

●ホルモンを分泌する幽門腺

　この他に、幽門部には「幽門腺」が存在し、「ガストリン」という消化管ホルモンが分泌されます。ガストリンは胃に食塊が入ることが刺激となって分泌され、胃液の分泌を促進します。

Check Point!　胃の内腔は胃酸によって酸性に保たれているので、一般の細菌は死滅します。しかし、「ピロリ菌」は酸性に抵抗する構造を持っており、胃の中で生存することができます。

4-5 小腸

胃で消化された食塊は、次に小腸へ送られます。小腸は全長約6mの長い器官で、栄養の吸収はほとんど小腸で行われます。

● 小腸の構造

小腸は「十二指腸」「空腸」「回腸」に区分されます。十二指腸は胃とつながる部分で短く、小腸のほとんどは空腸と回腸です。

● 十二指腸で膵臓、胆嚢とつながっている

十二指腸は長さが約25cmで、さらに「球部」「下行部」「水平部」「上行部」に分けられます。下行部には小さな突起状の「大十二指腸乳頭（ファータ乳頭）」があり、その中央に「膵管」と「総胆管」が開口しています。

● 十二指腸で膵液と胆汁を混合

● 膵液とホルモンの働き

消化物が十二指腸に入ると、腸管から「セクレチン」という消化管ホルモンが分泌され、膵臓に作用し、膵管から「膵液」が放出されて、消化物と混合します。

膵液には重炭酸塩と消化酵素が含まれ、重炭酸塩は消化物に残る胃酸を中和します。消化酵素には「アミラーゼ」「トリプシン」「膵リパーゼ」が含まれており、それぞれ炭水化物、タンパク質、脂肪を分解します。

また、膵臓のランゲルハンス島からは、「インスリン」「グルカゴン」「ソマトスタチン」というホルモンが分泌されます。インスリンとグルカゴンは、血糖の調節に関わる重要なホルモンで、吸収された栄養の流れに深く関与します（各ホルモンの働きについてはp.182）。

図4-5-1　小腸の構造

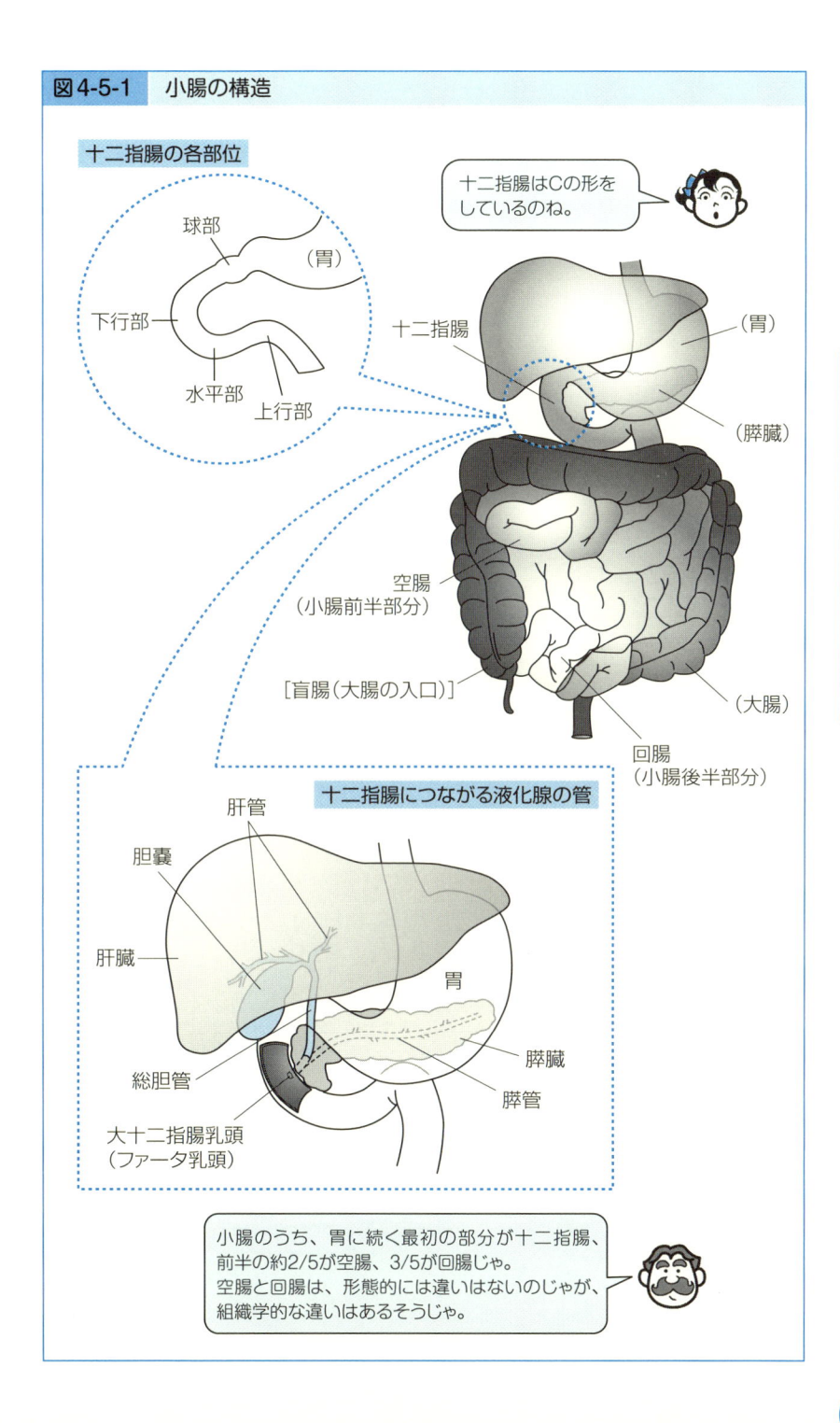

十二指腸の各部位
- 球部
- （胃）
- 下行部
- 水平部
- 上行部

十二指腸はCの形をしているのね。

- 十二指腸
- （胃）
- （膵臓）
- 空腸（小腸前半部分）
- ［盲腸（大腸の入口）］
- （大腸）
- 回腸（小腸後半部分）

十二指腸につながる液化腺の管
- 肝管
- 胆嚢
- 肝臓
- 胃
- 膵臓
- 膵管
- 総胆管
- 大十二指腸乳頭（ファータ乳頭）

小腸のうち、胃に続く最初の部分が十二指腸、前半の約2/5が空腸、3/5が回腸じゃ。空腸と回腸は、形態的には違いはないのじゃが、組織学的な違いはあるそうじゃ。

第4章　消化器系

● **胆汁の働き**

　総胆管からは、肝臓で生成され、胆嚢に貯蔵されていた「胆汁」が放出されます。胆汁の構成要素は水分、「胆汁酸」「ビリルビン[*]」などがあり、胆汁酸は脂肪を乳化し、消化吸収を助けます。

　十二指腸で膵液、胆汁と混合した食塊消化物は、消化が進行し、さらにかゆ状となり、空腸へ進みます。

●空腸・回腸でいよいよ栄養を吸収！

● ヒダと絨毛で表面積を拡大

　腸壁の構造は胃と同様に、漿膜、筋層、粘膜で構成されますが、粘膜の表面は無数のヒダ（輪状ヒダ）が分布しており、さらに、このヒダの表面には微細な突起状の絨毛があります。これらの構造は小腸の表面積を拡大し、消化吸収の効率を高める機能を果たしています。

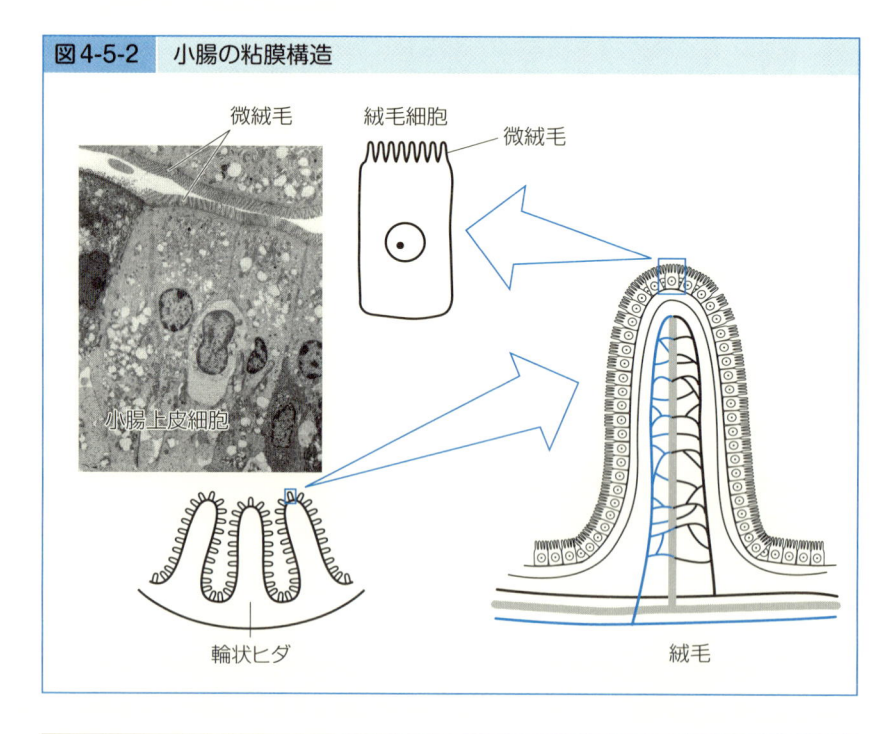

図4-5-2　小腸の粘膜構造

微絨毛／絨毛細胞／微絨毛／小腸上皮細胞／輪状ヒダ／絨毛

---

[*]胆汁に含まれる黄色い成分。脾臓で破壊された赤血球から生じる代謝物で、脾臓から肝臓へ運ばれる。

👧 小腸でようやく、食べ物が栄養として吸収されるのね。そこまでは、とにかく細かく砕いて分解することが役割なんですね。

👨 そうなんじゃ。小腸は腹腔内にぎゅうぎゅうに詰め込まれているわけじゃが、長さだけで約6m。さらに壁面はヒダ状になっていて、その表面積はなんと200㎡、テニスコート１面分にもなるんじゃよ。

● グルコース、アミノ酸にまで分解して吸収

空腸へ進んだ消化物は、腸腺[*1]から分泌される「マルターゼ」「プロテアーゼ」などにより消化が進行し、ほとんどの栄養がグルコース、アミノ酸まで分解されます。

脂肪は胆汁に含まれる胆汁酸により乳化され、リパーゼの作用により、「脂肪粒（キロミクロン）[*2]」まで分解されます。

これらの栄養は空腸、回腸の表面に分布する絨毛から吸収され、グルコースとアミノ酸は毛細血管へ渡されます。そして毛細血管から腸間膜静脈を経て、門脈（→p.131）を通り、肝臓へ送られます。脂肪粒は、毛細リンパ管に渡されます。

小腸で栄養を吸収された消化物は、次に大腸へ送られます。

> **Check Point!** 胃や膵臓から分泌されるタンパク質分解酵素は「ペプシノゲン」「トリプシノゲン」といった不活性型で放出され、粘液で保護された消化管の内腔で「ペプシン」「トリプシン」といった活性型に変換されます。これは、自分の細胞を溶解しないためです。

第4章 消化器系

[*1]：腸腺はリーベルキューン腺ともいわれる。
[*2]：脂肪とタンパク質の複合体であるリポタンパク質の一種。粒状体で、小腸で吸収された脂肪はキロミクロンになって運搬する。

4-6 肝臓

> 大腸に進む前に、肝臓について紹介します。肝臓は胆汁をつくり、胆嚢に蓄えて十二指腸に分泌するほか、腸で吸収された栄養を血液を介して受け取り、蓄えると同時に毒素の処理（解毒作用）も行います。

　肝臓といえば"沈黙の臓器"っていわれますね。

　肝臓内部は痛みを感じる神経が少ないんじゃ。しかも再生能力も高く、肝細胞の半分が死んでも残りでフォローできるのだ。

● 肝臓は栄養素の貯蔵庫

　腸で吸収された栄養は、すぐに活用されるものと、何らかの修飾を加えてから利用されるものがあります。たとえば、グルコースはすべての細胞によって常時消費されていますが、供給は一日3回の食事ですから、一時的に貯蔵し、小出しにしなくてはなりません。また、アミノ酸は再構成して人間のタンパク質として活用する必要があります。これらのことは肝臓で行なわれます。

　肝臓では、数多くの代謝・分解機能が行われるため、これに携わる無数の酵素が存在します。もし、肝機能が低下すると、これらの酵素の機能も低下し、血中に放出される代謝産物の量が変化します。また、疾患などで肝細胞の破壊が亢進すると、内部にあった酵素が大量に血中へと放出され、その値が上昇します。血液検査では、これらの値を評価して肝臓の状態を判断します。具体的な例は、γ-GTPやASTなどがあります。

　では、具体的に、肝臓とそれぞれの栄養素についてみていきましょう。

● 体内最大の臓器

　肝臓は体内最大の臓器です。重さ1.3～1.5kg、右上腹部にあり、あずき色をしています。外形的に大きく「右葉」と「左葉」に区分されますが、下面（底面）に「方形葉」と「尾状葉」という小さな葉が存在します。

　右葉と左葉の境界には「肝鎌状間膜」があり、これにより、肝臓は横隔膜に固定されています。

　また、肝臓の下面中央には「肝門」があり、「門脈」「肝動脈」「総肝管＊」が出入りします（→図4-6-1）。

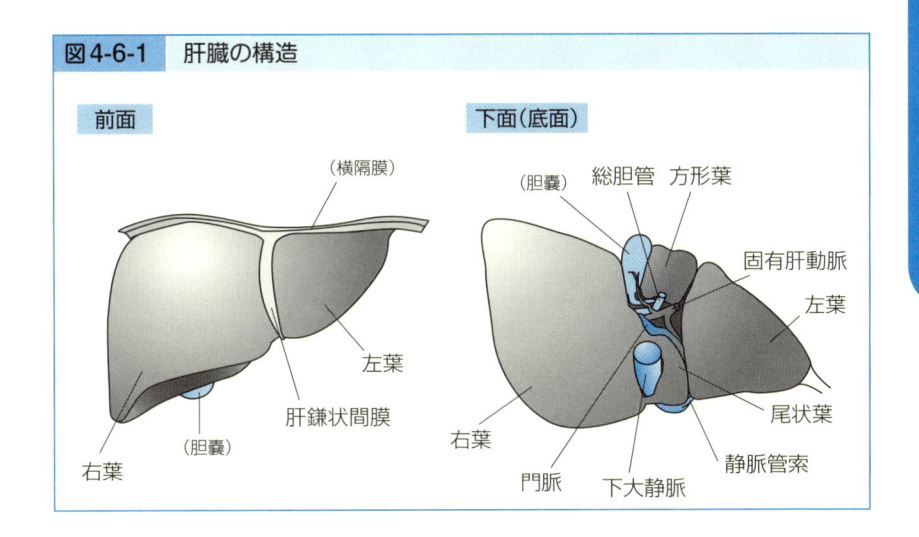

図4-6-1　肝臓の構造

前面
- （横隔膜）
- 左葉
- 肝鎌状間膜
- （胆嚢）
- 右葉

下面（底面）
- （胆嚢）
- 総胆管
- 方形葉
- 固有肝動脈
- 左葉
- 尾状葉
- 静脈管索
- 下大静脈
- 門脈
- 右葉

👴　肝臓は唯一、再生能力を持つ臓器じゃ。手術などで3/4を切除しても、やがて元通りになると言われておる。

🧒　なんで臓器の中で肝臓だけ再生能力があるんでしょう？

👴　研究はされているが、よくわかっていないんじゃ。また、なぜちょうどいい大きさで再生が止まるのかもわかっておらん。不思議な臓器じゃよ。

＊肝臓で作られた胆汁を集めて胆嚢に運ぶ管。胆嚢から先は胆嚢管と合流して総胆管となる。

●腸で吸収された栄養はまず肝臓へ

　腸で栄養を吸収した血液は門脈を経て、まず肝臓に集められます。肝臓へ入った後、「小葉間静脈」を経て「類洞（洞様毛細血管）」となり、「肝細胞索」の間を通過し、栄養素の一部が肝細胞に吸収されます。

● 六角形の肝小葉

　肝細胞索とは肝細胞の列構造のことです。肝臓は1mmほどの大きさの六角形をした「肝小葉」からできており、肝細胞は肝小葉中に放射状に一列に並んでいます。その間を類洞が通り、肝細胞に栄養素を供給します。肝細胞に栄養を与えた静脈血は、肝小葉の中心にある「中心静脈」に集まり、肝静脈を経て下大静脈に注ぎます。

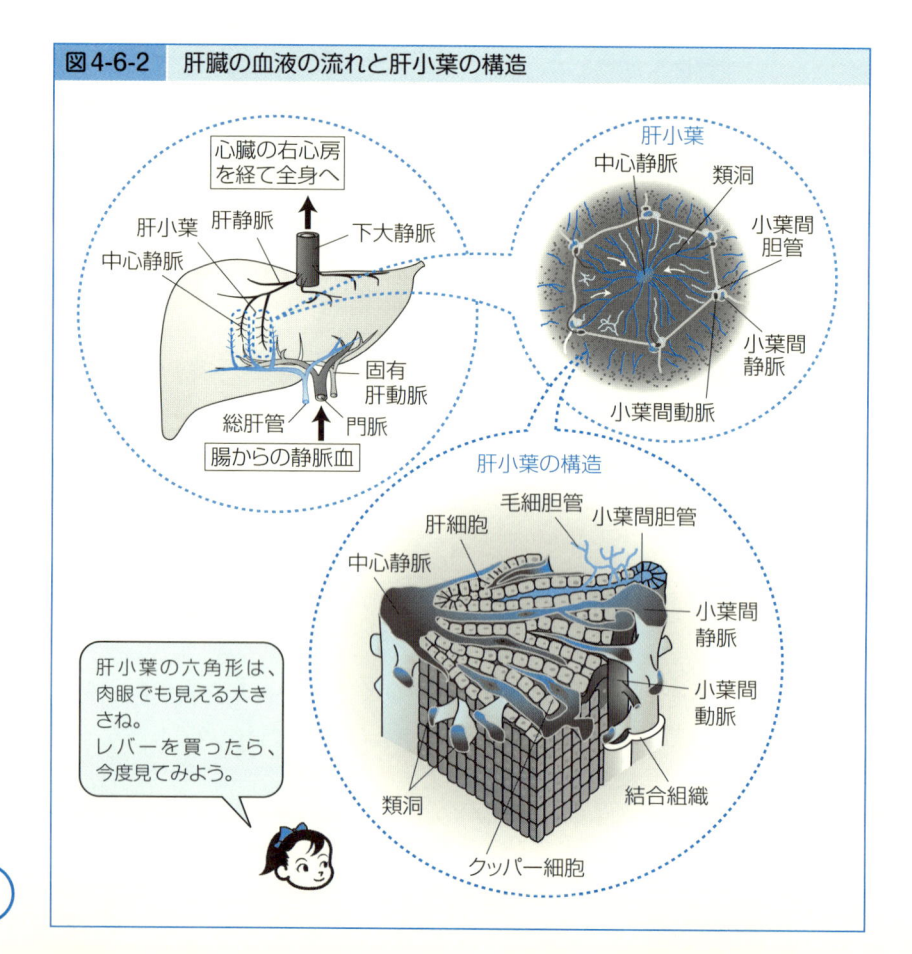

図4-6-2　肝臓の血液の流れと肝小葉の構造

肝小葉の六角形は、肉眼でも見える大きさね。レバーを買ったら、今度見てみよう。

● 肝細胞で栄養は貯蔵される

　肝臓に吸収されたグルコースはグリコーゲンに変換され、肝細胞内に貯蔵されます。また、アミノ酸は肝臓で産生される「血漿タンパク（アルブミン、グロブリン、フィブリノゲンなど。→p.111）」や、酵素の原料となります。

　残りの栄養素は肝静脈、下大静脈を経て、心臓の右心房へ送られ、全身の細胞へ供給されます。特に筋細胞などでは、食後に分泌されるインスリン（→p.182）の作用により、大量のグルコースを細胞内に取り込み、運動のためのエネルギー源として貯蔵します。

　肝臓に貯蔵されたグリコーゲンは、食後、一定の時間が経過し、血液中の糖分が各組織の細胞で消費されて減少すると、グルカゴン（→p.183）の作用によりグルコースに戻り、血液に供給されます。この結果としてインスリンは血糖値を下げ、グルカゴンは血糖値を上げることになります。

　アミノ酸は全身の細胞に取り込まれると、その細胞に必要なタンパク質や酵素を作ることに利用されます。

　また、肝臓では脂肪も代謝され、中性脂肪の合成、貯蔵やコレステロールの合成が行われます。さらに、脂溶性ビタミン（ビタミンA、E、K）の活性化、貯蔵も行います。

● 毒素の処理

　肝臓では、栄養素とともに吸収される毒物の処理も行なわれます（解毒作用）。食物には、しばしばわずかな量ですが、水銀、クロムなどの有害な重金属が含まれることがあり、これらは肝臓の類洞にいる「クッパー細胞[*1]」に取り込まれ、体内に循環しないように蓄積、処理されます。

　さらに、古くなったアミノ酸の分解で生じたアンモニアは、「オルニチン回路[*2]」により、「尿素」に変換されます。

　また、脾臓（→p.141）で分解された赤血球から生じる鉄分を取り込み貯蔵し、一部はビリルビン（→p.86）として胆汁とともに排泄する機能も行っています。この他に、働きを終えたホルモンや薬剤などの不活性化も

[*1]：白血球の一種。アメーバ状で、細菌やウイルス、死んだ細胞などを捕食して消化する。
[*2]：尿素回路とも呼ばれ、アンモニアから尿素を生成する回路。肝細胞内で行われる。

肝細胞において行なわれます。

　アルコールも肝臓で分解され、水と二酸化炭素になりますが、その過程で「アセトアルデヒド」という中間産物が形成されます。このアセトアルデヒドはかなり有害な物質で、二日酔いの原因となります。さらにアセトアルデヒドは発ガン性のあることも知られています。

●胆汁の生成

　肝臓では胆汁の生成も行われます。胆汁は黄褐色の液体で、肝細胞でつくられて毛細胆管に排出されます。その後、「小葉間胆管」に集まり（→図4-6-2）、総肝管を経て、胆嚢に一時的に蓄えられた後、総胆管を通り、大十二指腸乳頭（→p.82）の先端から十二指腸へと放出されます。

　胆汁に含まれる成分は水分がほとんどで、ビリルビン、胆汁酸、コレステロールなどがあります。胆汁酸は脂肪を乳化し、吸収を促進する機能があり、小腸の末端で吸収されて肝臓に戻ります（これを「腸肝循環」といいます）。また、ビリルビンは赤血球のヘモグロビンの分解産物で、便の色となります。

> **Check Point!**
> レバー（肝臓）はアミノ酸、グルコース、ビタミンを多く含むため、即効性のある栄養補給食材として活用されています。しかし、管理の行きとどいた健全な環境で飼育された動物のものでないと、クッパー細胞に重金属などが蓄積しているので、注意が必要です。

　「尿素をつくる器官は？」と聞くと、「腎臓」と答える学生がたまにおるが、これは間違いなんじゃよ。

　尿素は肝臓でつくられて、栄養素といっしょに静脈血にのって、心臓を経由した後、動脈血にのってようやく腎臓にたどりつく、というわけですね！　……長い旅だなあ。

4-7 膵臓

大腸に進む前に、もう一つ、膵臓（すいぞう）について紹介します。膵臓でつくられる膵液にはさまざまな消化酵素が含まれ、十二指腸に分泌されます。また、ランゲルハンス島ではホルモンがつくられ、血液中に放出されます。

● 膵臓の構造

　膵臓は胃の下面後方にある、長さ約20cm、幅3〜4cmの細長い器官です。「膵頭（すいとう）」「膵体（すいたい）」「膵尾（すいび）」に区分され、膵頭は十二指腸に接し、膵尾は脾臓に接しています。膵臓の中央には「膵管」があり、十二指腸と連結しています［大十二指腸乳頭（→p.84）］。

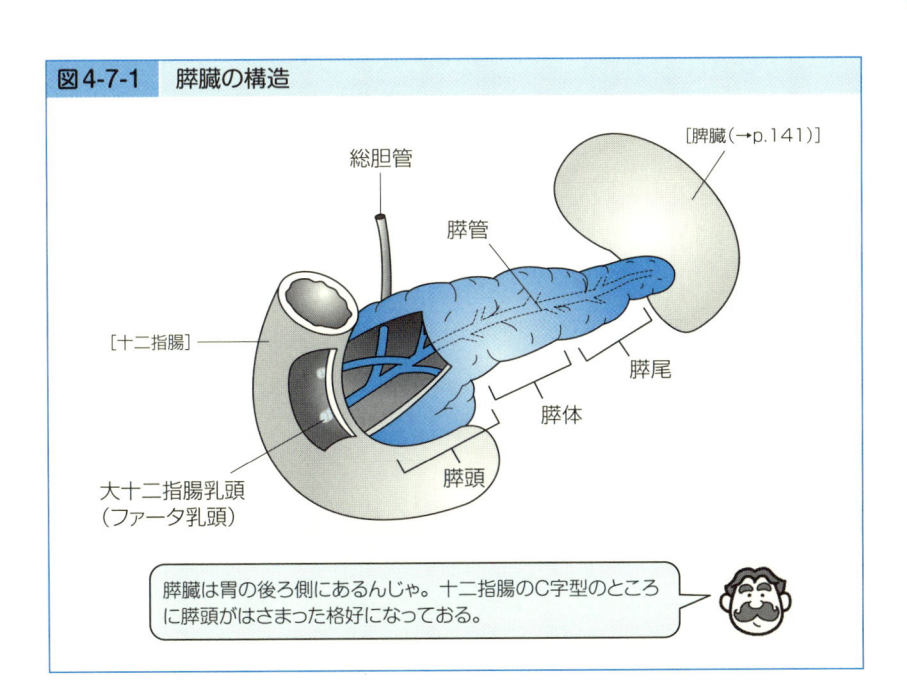

図4-7-1　膵臓の構造

- 総胆管
- ［脾臓（→p.141）］
- 膵管
- ［十二指腸］
- 膵尾
- 膵体
- 膵頭
- 大十二指腸乳頭（ファータ乳頭）

> 膵臓は胃の後ろ側にあるんじゃ。十二指腸のC字型のところに膵頭がはさまった格好になっておる。

図4-7-2　ランゲルハンス島（膵島）

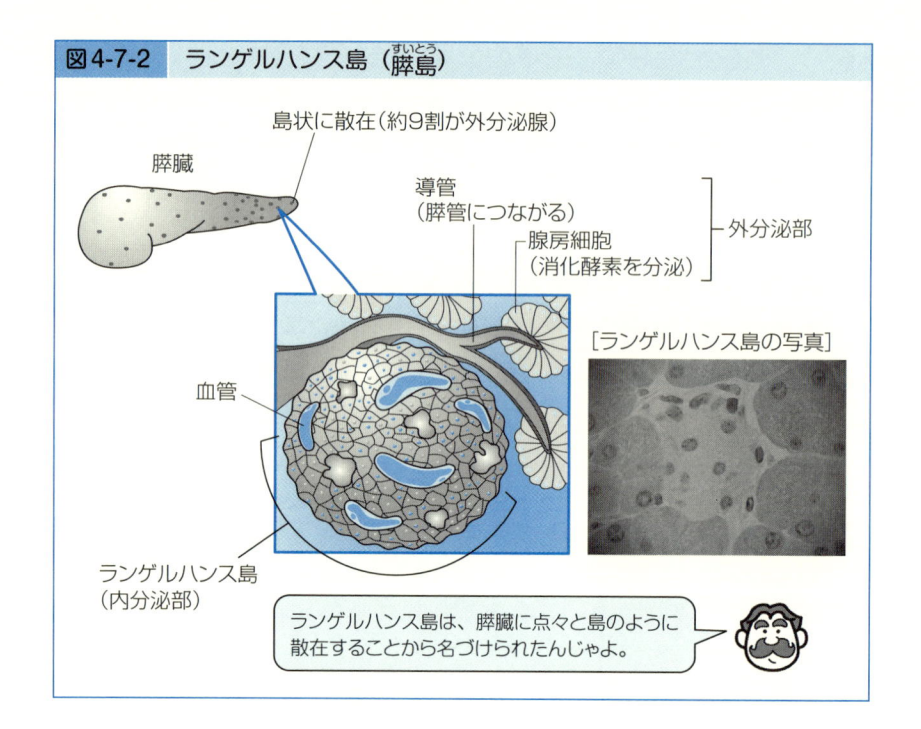

- 膵臓
- 島状に散在（約9割が外分泌腺）
- 導管（膵管につながる）
- 腺房細胞（消化酵素を分泌）
- 外分泌部
- 血管
- ランゲルハンス島（内分泌部）
- ［ランゲルハンス島の写真］

ランゲルハンス島は、膵臓に点々と島のように散在することから名づけられたんじゃよ。

● 外分泌部と内分泌部からなる

　膵臓の構造は、「外分泌（→p.28）部」と「内分泌（→p.28）部」に区分されます。

　外分泌部では膵液が合成され、膵管を通して十二指腸に放出されます。膵液には重炭酸イオンと種々の消化酵素（アミラーゼ、トリプシン、リパーゼ）が含まれます。

　内分泌部は「ランゲルハンス島（膵島）」と呼ばれます。ランゲルハンス島は膵臓の組織中に島状に散在しており、インスリンなどのホルモンが合成され、血液中に放出されます（詳しくはp.182を参照）。

> **Check Point!**　「アミラーゼ」は唾液腺と膵臓から分泌される消化酵素です。これらを区別するために、唾液腺から分泌されるものを「プチアリン」、膵臓から分泌されるものを「アミロプシン」と呼ぶことがあります。

4-8 大腸

> 小腸で栄養分を吸収された消化物は、次に大腸へ送られます。大腸は腹腔を一周する全長約1.5mの管状の器官です。腸内細菌による発酵や、水分、ミネラルの吸収が行われ、便が作られます。

🧒 いよいよ食べ物の旅も終わりに近づいてきたわね。

🧑 大腸までくると、もう食べ物って呼べない状態になっているんだろうなぁ。

👨 そのとおり。しかし、大腸でもまだまだ分解や吸収は行われるぞ。食物繊維が分解され、水分も再吸収される。

🧑 大腸がうまく働かないと、水分の多い便、つまり下痢になるというわけですね。

●大腸の構造

　大腸は、小腸の回腸に近い端から「盲腸」「結腸」「直腸」の3つに区分されます。

　壁面の構造は小腸と同じ3層構造ですが、筋層の縦走筋が部分的に発達しており、表面には縦に走行するひも状の構造がみられます。これを「結腸ヒモ」といいます。また、粘膜は絨毛が消失し、粘液腺が多く分布しています。これらが小腸と異なる大腸の特徴です。

　回腸が盲腸に連絡する部分を「回盲部」といい、「回盲弁」が存在します。この弁は大腸へ送られた消化物が、小腸へ逆流するのを防いでいます。

図4-8-1　大腸の構造

横行結腸

上行結腸

消化物の流れ

結腸ヒモ

回盲部

小腸(回腸)

下行結腸

回盲弁

盲腸

S状結腸

虫垂

直腸

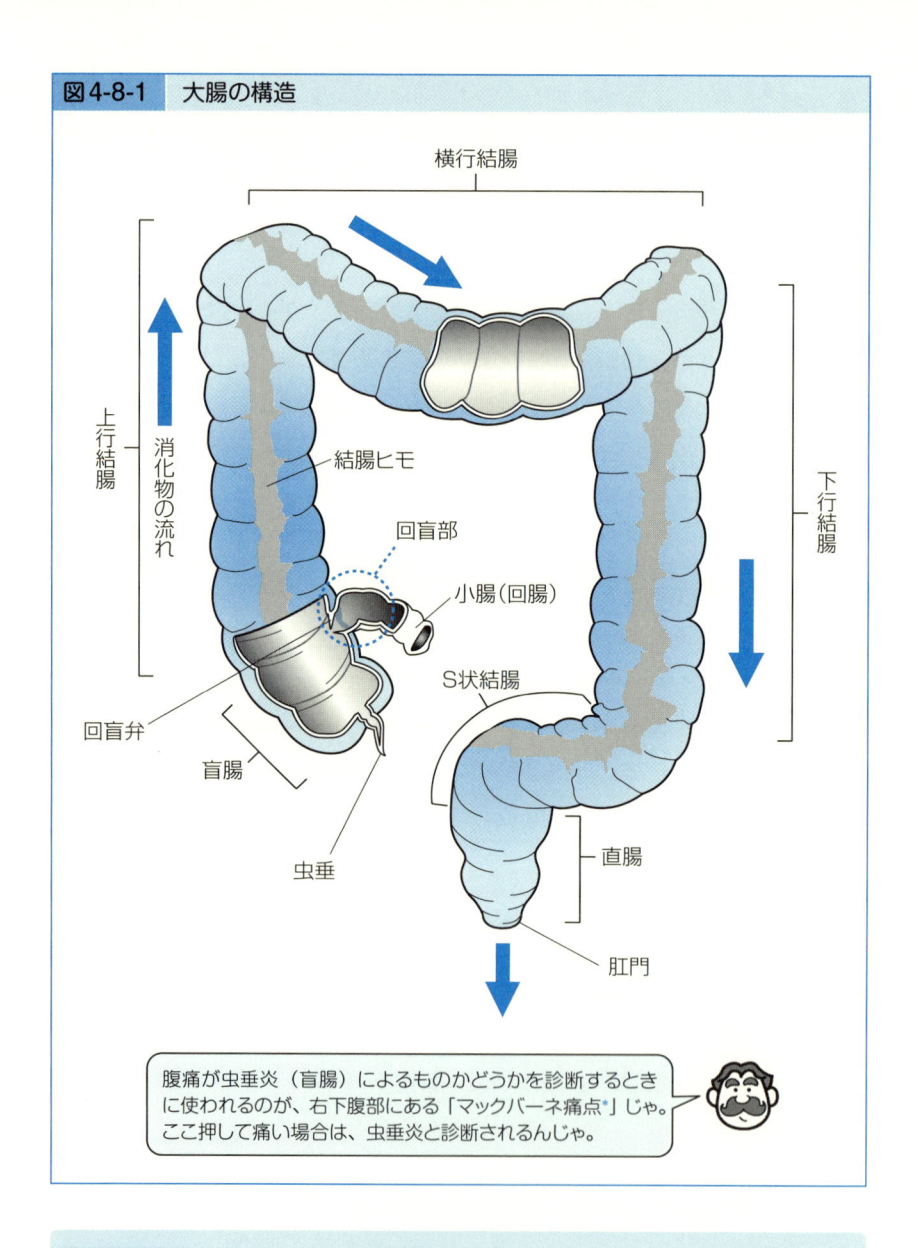

肛門

腹痛が虫垂炎（盲腸）によるものかどうかを診断するときに使われるのが、右下腹部にある「マックバーネ痛点*」じゃ。ここ押して痛い場合は、虫垂炎と診断されるんじゃ。

Check Point! 便秘で浣腸をするとき、患者さんに体の左側面を下にして横に寝てもらいます（左側臥位）。これは、S状結腸に薬液を浸み込ませるための体位です。

*臍と右上前腸骨棘（骨盤を正面から見たときに、一番高い位置にくる骨盤の右側の出っ張り部分）を結ぶ線の下から1/3の点。

●盲腸に付着する虫垂

　回盲部から下の長さ10cm程度の部分が盲腸となります。盲腸の先端には小指のような形状をした「虫垂」が付着しています。この虫垂は、しばしば炎症を起こすことがあり、外科的に切除することがあります。これを一般的に「盲腸（炎）」と呼んでいますが、正式には「虫垂炎」であり、盲腸まで炎症が波及することはあまりないので、混同しないようにしましょう。

●大腸の大部分を占める結腸

　結腸は大腸全体の約5分の4を占める部分で、さらに「上行結腸」「横行結腸」「下行結腸」「S状結腸」に区分されます。

　上行結腸は右下腹部から右上腹部へ、横行結腸は右上腹部から左上腹部へ、下行結腸は左上腹部から左下腹部へ、そしてS状結腸は左下腹部から骨盤腔（→p.234）へと走行します。結腸は大腸機能の主体であり、水分、ミネラルの吸収を担当します。この結果、かゆ状であった消化物が固形化され、便が形成されます。

●腸内細菌の働き

　また、結腸では腸内細菌が盛んに活動しています。腸内細菌には乳酸菌、ビフィズス菌、大腸菌、ウェルシュ菌、プロテウス菌などがあります。一般的に前の2つを「善玉菌」、後の3つを「悪玉菌」と呼んでいます。

　腸内細菌の活動には、食物繊維の分解、ビタミンKの産生、ビリルビン（→p.86）の分解があり、食物繊維の分解では、人体の酵素では分解のできない食物繊維が腸内細菌によって分解されて、メタンガスや短鎖脂肪酸[*]が形成されます。

> **Check Point!**　大腸菌は、しばしば食中毒を起こすことが知られています。特にO-157やO-111は、ベロ毒素を産生し、腎機能に重大な障害を与え、死に至ることがあります。

[*]脂肪酸のうち、炭素数が7以下のもの。

●直腸

　直腸は大腸の最後15～20cmの部分で、末端は「肛門」となり、体外に開口しています。直腸には吸収機能はなく、便を貯留する部分となっています。

　肛門部付近の筋層には、「内肛門括約筋」と「外肛門括約筋」の2つの括約筋（→p.237）があります。内肛門括約筋は腸管の筋層に由来する括約筋で、自律神経に支配されており、自分の意思では制御できません。一方、外肛門括約筋は骨盤底筋に由来する括約筋で、体性神経（→p.162）に支配されており、自分の意思で制御できます。

　直腸の下端には「痔帯」があり、皮膚に由来する「重層扁平上皮[*]」で形成され、粘膜下には静脈叢が存在するためうっ血しやすく、痔になりやすい部分です。

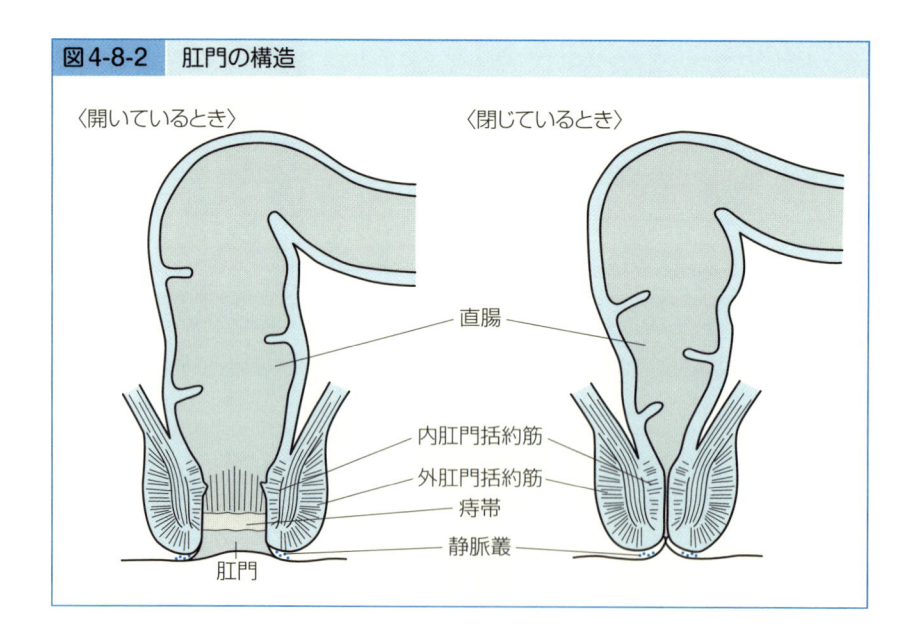

図4-8-2　肛門の構造

〈開いているとき〉　〈閉じているとき〉

- 直腸
- 内肛門括約筋
- 外肛門括約筋
- 痔帯
- 静脈叢
- 肛門

Check Point!　痔（切れ痔）は人間に起こりやすい病気です。これは人間の肛門は体幹の底にあり、血液が停留するので、ちょっとした刺激で出血を起こすためです。

---

[*]細胞がいくつも積み重なり、上の方が扁平になっている上皮。

4-9 腹膜

> 消化器系の流れは、口から始まり大腸で終わりますが、最後にこれらの消化器系臓器をおおう「腹膜」について紹介します。腹膜は一続きの薄い膜で、それぞれの臓器がこすれ合わないように、各臓器を包み込んでいます。

消化器系の話の最後に、腹膜の話をしておこう。

腹膜炎ってたまに聞きますね。すごく痛いって……。

腹腔内は普段、無菌状態なんじゃが、臓器に孔が空くなどして細菌が侵入すると、腹膜が炎症を起こすんじゃよ。腹膜は、臓器を包む側と腹腔壁をおおう側の、2重構造になっておるぞ。

● 壁側腹膜と臓側腹膜

腹膜は腹腔壁*および腹部臓器の表面をおおう膜性の構造です。腹腔壁をおおう腹膜を「壁側腹膜」、臓器をおおう腹膜を「臓側腹膜」といいます。そして、この2つの膜に包まれた空間を「腹膜腔」といいます。

● 腸間膜

臓側腹膜のうち、腸をおおう腹膜は、腹壁から腸へ分布する血管に沿って腸まで達し、腸をおおった後、血管に沿って腹壁に戻ります。このため、腸へ分布する血管は腹膜によってサンドウィッチされた状態になります。これを「腸間膜」といいます。

*腹腔（→p.81）を形作っている筋肉の壁。

● 後腹膜臓器

　また、一部の腹部臓器は腹膜内ではなく、壁側腹膜と背部との間に存在します。これを「後腹膜臓器」といい、十二指腸、上行結腸、下行結腸、膵臓、腎臓、副腎などがこれに属します。

　腹膜は長く、複雑な配置をしている腸などの表面をおおうので、かなり入り組んだ構造をしています。もし、腹膜に炎症が波及すると、この入り組んだ構造に菌が入り込んで、重篤化することがあります。

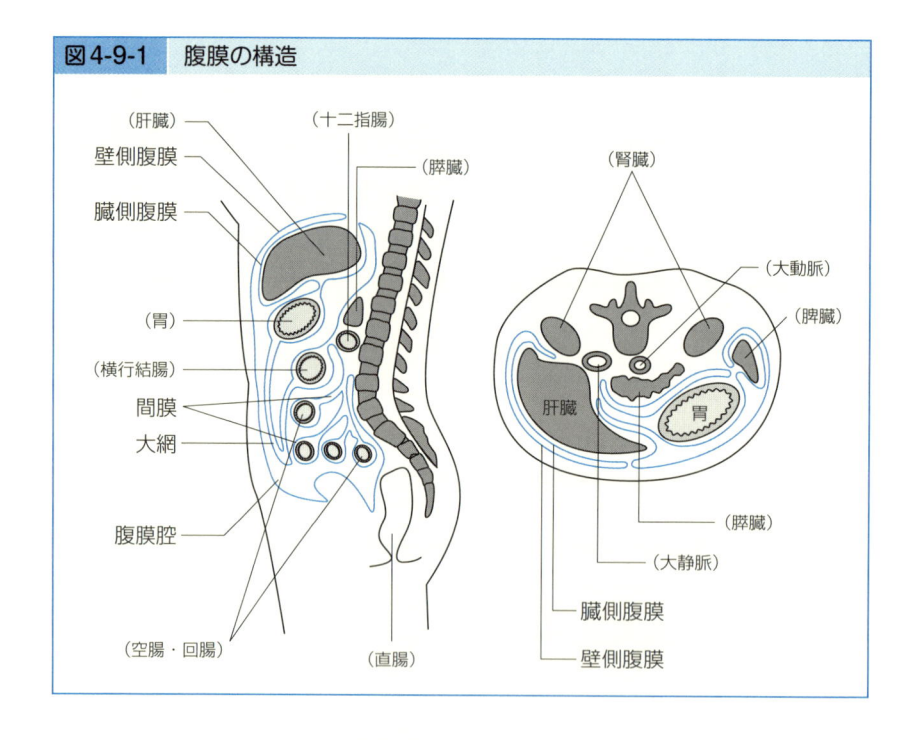

図4-9-1　腹膜の構造

第5章
血液、リンパ、循環器系

5-1 酸素と栄養の運搬──血液

> 3章と4章で、体内に取り込まれた酸素と栄養は、すべて「血液」に渡されることをお話しました。血液は「循環器系器官」を介してこれらの物質を全身に運搬します。

次は循環器系、体中の運び屋さんの話ですね。

そうじゃ。血液は酸素や栄養物を体内に供給し、二酸化炭素や老廃物を回収する運び屋さんじゃ。休むことなく、絶えず供給と回収を続けておる。さて、循環器系には、どんなものがあるか分かるかの？

血液を運ぶポンプの働きをする「心臓」と、血液の通り道の「血管」ですよね。あとは……。

血管、心臓は、循環器系の中でも「血管系」というんじゃ。あとの1つは「リンパ系」じゃな。

リンパマッサージって、よく聞きます！ リンパの流れを良くして、老廃物を排除して美しくなれるんですよね。

それじゃ。細胞間は、血液の血漿成分が血管から外へにじみ出て満たされておるんじゃが、その液を回収して静脈に戻す役割をするのがリンパ管じゃ。ここではまず、血液と血管系について紹介して、その後、リンパ系について紹介していくぞい。

●血液は細胞にとって欠かせない存在

　血液は酸素と栄養の運搬役を担っており、全身の細胞にとって欠くことのできない存在です。また、診療のあらゆる場面で血液検査が行われ、患者さんの症状の把握に一役買っているため、医療従事者にはよく理解しなければならない存在です。

　血液は血管内を流れる赤色の粘性のある液体で、その量は体重の約8％といわれています。血液の成分は、顕微鏡で見るとわかる通り、形のある有形成分（血球）と形のない液体成分（血漿）に区分され、全容量のうち50〜60％を血漿成分が占めます。

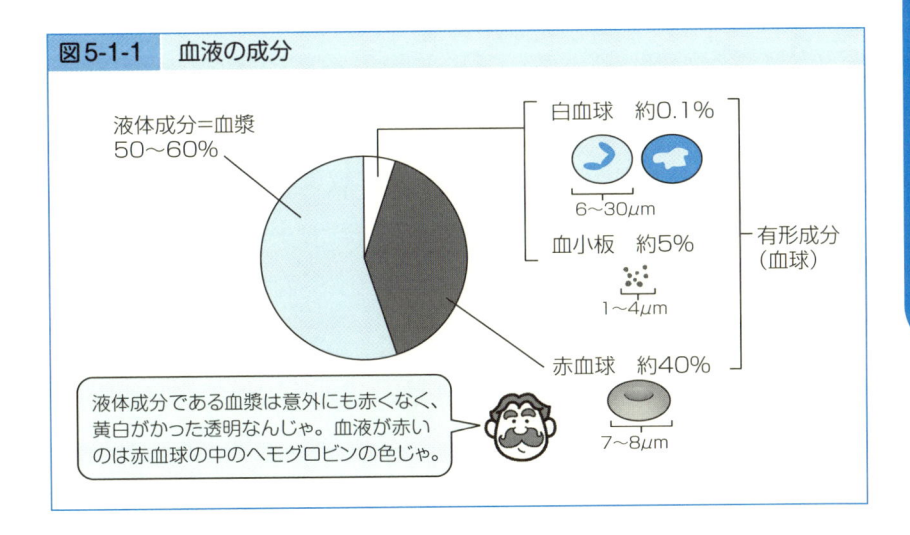

図5-1-1　血液の成分

- 液体成分＝血漿　50〜60％
- 白血球　約0.1％　6〜30μm
- 血小板　約5％　1〜4μm
- 赤血球　約40％　7〜8μm

有形成分（血球）

液体成分である血漿は意外にも赤くなく、黄白がかった透明なんじゃ。血液が赤いのは赤血球の中のヘモグロビンの色じゃ。

「鎌状赤血球症」って知っておるか？　赤血球の形が鎌状になって、酸素の運搬機能が低下する遺伝病じゃよ。

日本ではあまりみられないって読んだことがあります。

そうそう。この遺伝病はアフリカなどマラリアの多い地域でよくみられるんじゃ。その原因は、この病気の遺伝子を持つ赤血球ではマラリアは増殖できないという利点があるため、と考えられておる。

5-2 血液の有形成分—血球

ここでは、まず血液の中の有形成分である「血球」について紹介します。血球には「赤血球」「白血球」「血小板」があります。そのほとんどが赤血球で、血液全体の約40％を占めます。白血球は約0.1％、血小板は約5％にすぎません。

> 血球って、ほとんどが赤血球なんですね。白血球はそんなに少なくていいんですか？

> 赤血球、白血球、血小板と、それぞれ役割が異なるんじゃ。この比率も重要で、健康診断などで白血球の割合が異常に多くなっていると、白血球がガン化して増殖する「白血病」の疑いもあるんじゃよ。

● 酸素と二酸化炭素を運ぶ赤血球

赤血球は長さ約7〜8μm、厚さが約2μmで、中央のへこんだ円盤型をしています。成人男性で450〜500万個/$\mu \ell$、成人女性で400〜450万個/$\mu \ell$存在しています。赤血球は酸素と二酸化炭素を運ぶ役割を担っています。

● 酸素と結合・遊離するヘモグロビン

赤血球は細胞の1つですが、核や細胞小器官は存在していません。かわりに細胞内部に大量の「ヘモグロビン（呼吸色素）」が含まれています。このヘモグロビンは「グロビン」というタンパク質の中心に「ヘム（鉄イオンを含む分子）」が結合した構造で、酸素と結合するという特性をもっています。

ただし、この特性には特に変わった点があります。ヘモグロビンは酸素

の多いところでは酸素と結合するのですが、酸素の少ないところでは結合していた酸素を遊離するのです。これは生体にとって極めて有益な特性で、酸素の多い肺では酸素を獲得し、代謝で酸素が少なくなった全身の組織では酸素を遊離してくれます。この特性のおかげで、全身の細胞は酸素を手に入れることができるのです。

> **Check Point!**
> ヘモグロビンが結合するのは酸素だけではありません。二酸化炭素とも結合しますが、最も結合しやすいものは一酸化炭素です。ヘモグロビンが一酸化炭素と結合すると、酸素とは異なり、遊離することがありません。一酸化炭素濃度が高い場所にいると、ヘモグロビンはどんどん一酸化炭素と結合し、酸素を運搬することができなくなります。これにより、脳への酸素の供給が低下し、意識が朦朧として身体を自由に動かすことができなくなります。これが「一酸化炭素中毒」です。

● **寿命は約4カ月**

赤血球の寿命は約120日しかないため、新しい赤血球を産生する必要があります。これは骨髄（→p.221）で行われます。この赤血球の新生は、腎臓から分泌されるホルモンの1つであるエリスロポエチン（→p.259）の作用によって促進されます。

寿命をむかえた赤血球は脾臓（→p.141）で破壊されます。このとき、ヘモグロビンはヘムとグロビンに分解され、肝臓へ送られます。さらにヘムは鉄分子を遊離し、残りはビリルビンとして胆汁の成分となります。ビリルビンは黄色の物質で、腸に排泄されてウロビリンとなり、便や尿の色の元となります。

> **Check Point!**
> 骨髄における赤血球新生には、葉酸とビタミンB_{12}が不可欠です。この2つが欠乏すると、貧血を起こします。

●体を守る白血球

　白血球は単一の細胞を指すものではなく、複数の細胞の総称です。そのほとんどが生体の防御に関わる細胞で、その数は4000〜9000個/μlほどです。細胞質に顆粒を含むか否かで「顆粒球（好中球、好酸球、好塩基球）」と「無顆粒球（リンパ球、単球）」に大別されます。

● 細胞質に顆粒を含む顆粒球

　顆粒球の「好中球」「好酸球」「好塩基球」の名称は、顕微鏡で見た際の染色色素の染まり具合で分けられたものです。

　このうち、好中球は白血球全体の約70％を占め、血流に乗って全身へ送られ、侵入した細菌や異質タンパク質を取り込み、処理します（貪食[*1]）。好中球の寿命は短く、数時間から数日です。

　好酸球は白血球全体の2〜4％で、寄生虫の侵入に対応します。また、アレルギーを発症すると増加することが知られており、アレルギー検査の指標として使用されます。

　好塩基球は、白血球全体の約1％で、内部に「ヒスタミン[*2]」を含んでおり、アレルギー反応に関わっています。結合組織のところで取り上げた「肥満細胞」（→p.30）は、この好塩基球が組織内に定着したものです。ヒスタミンの大量放出は、ときとして重篤な症状を引き起こします。

> **Check Point!**　ハチの毒やペニシリンが体内に侵入すると、全身の肥満細胞がヒスタミンを放出し、かゆみや急激な血圧低下によるショック状態になることがあります。これを「アナフィラキシーショック」といいます。

[*1]：細胞内に取り込み、消化すること。
[*2]：動物の組織内に広く存在する化学物質。かゆみの原因になる。

図5-2-1　さまざまな白血球

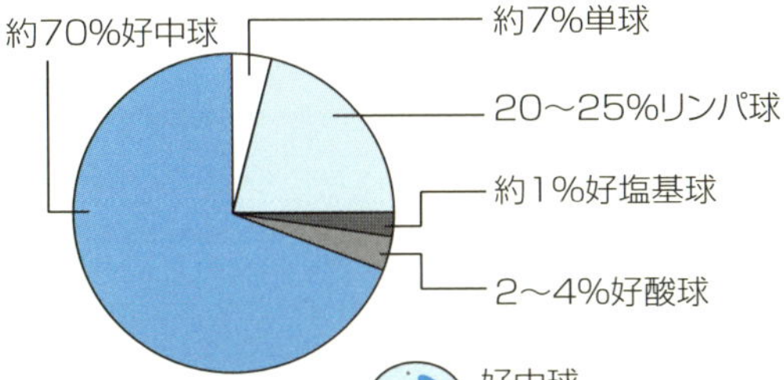

白血球の種類と割合
- 約70% 好中球
- 約7% 単球
- 20〜25% リンパ球
- 約1% 好塩基球
- 2〜4% 好酸球

[顆粒球の写真]

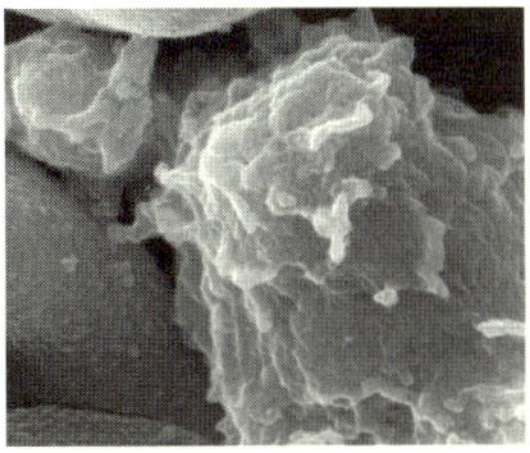

白血球
- 顆粒球
  - 好中球　・細菌、異質タンパク質を貪食　10〜16μm
  - 好酸球　・寄生虫の侵入に対応　13〜18μm
  - 好塩基球　・アレルギー反応に関与　12〜16μm
- 無顆粒球
  - 単球　・組織に到達した後、マクロファージになる
    ・細菌、異物を貪食、その情報をTリンパ球に伝える。アメーバ状にもなる　20〜30μm
  - リンパ球　・免疫全般を担う　6〜15μm

- Tリンパ球（T細胞）
  - キラーT細胞
    ・傷つけられた細胞を処理
  - ヘルパーT細胞
    ・Bリンパ球やマクロファージを助ける
  - レギュラトリーT細胞
    ・他のT細胞の活性を抑制する
- Bリンパ球（B細胞）
  - 形質細胞
    ・抗体を産出
  - メモリーB細胞
    ・抗原の特徴を長期間記憶

→ 抗原の侵入による刺激で初めて働く

- NK細胞（ナチュラルキラー細胞）
  ・非特異的に細菌やウイルス、傷ついた細胞を不活性化

→ 抗原の侵入による刺激がなくても常に体内をチェックして働く

> T細胞のTはthymus（胸腺）から、B細胞のBはbone marrow（骨髄）に由来するという説もある。どちらも骨髄で生成されるが、T細胞は生成された後、胸骨の後ろ側にある胸腺に運ばれて成熟するんじゃよ。

第5章　血液、リンパ、循環器系

● **無顆粒球**

無顆粒球には、「単球」と「リンパ球」があります。

● **単球はマクロファージ（大食細胞）になる**

単球は血管内を流れ、組織に到達し、そこで「マクロファージ」に変化します。マクロファージは強力な貪食機能を持つ細胞で、細菌を取り込み、溶解するとともに、その細菌の特徴を他の免疫担当細胞に知らせます（抗原提示）。さらにマクロファージは発熱物質を放出し、体温を上昇させ、免疫担当細胞の活動を活性化させます。

> **チェックポイント Check Point!**
> マクロファージは血管壁に沈着したコレステロールを取り込むことがあります。コレステロールが多いとマクロファージが肥大化し、血管内壁が膨隆して、アテローム[*1]性動脈硬化の原因となります。

> **チェックポイント Check Point!**
> 子供の発熱は処置の判断が難しいですが、微熱があるときに市販の解熱剤を飲ませると、免疫活動が低下して、疾患を長引かせる危険性があります。

● **リンパ球にはT、B、NK細胞がある**

リンパ球はリンパ管やリンパ節に多く存在しており、「Tリンパ球」「Bリンパ球」「NK（ナチュラルキラー）細胞」に区分されます（→図5-2-1）。

Tリンパ球は「細胞性免疫[*2]」を担当し、Bリンパ球は「液性免疫[*3]」を担当します。

Tリンパ球は、さらに「キラーT細胞」「ヘルパーT細胞」「レギュラトリーT細胞」に細分化されます。キラーT細胞は、傷つけられた細胞などを非特異的に取り込み、処理する機能があります。ヘルパーT細胞は、Bリンパ球やマクロファージの働きを助ける機能があります。レギュラトリーT細胞には他のT細胞の活性を抑制する働きがあるといわれています。

[*1]：コレステロールを食べたマクロファージの死骸が、ろう状に血管内壁に蓄積したもの。
[*2]：抗体をつくらず、細胞が直接抗原に作用する免疫反応。
[*3]：体液内に抗体をつくり、抗原に作用する免疫反応。

Bリンパ球は、さらに「形質細胞」と「メモリーB細胞」に区分されます。形質細胞は抗体＊を産生します。メモリーB細胞は長期間にわたり、抗原の特徴を記憶します。

　NK細胞は、抗原となる細菌、ウイルスなどが体内に侵入すると、非特異的に（相手を選ばずに）その細菌や、傷つけられた細胞を不活性化します。

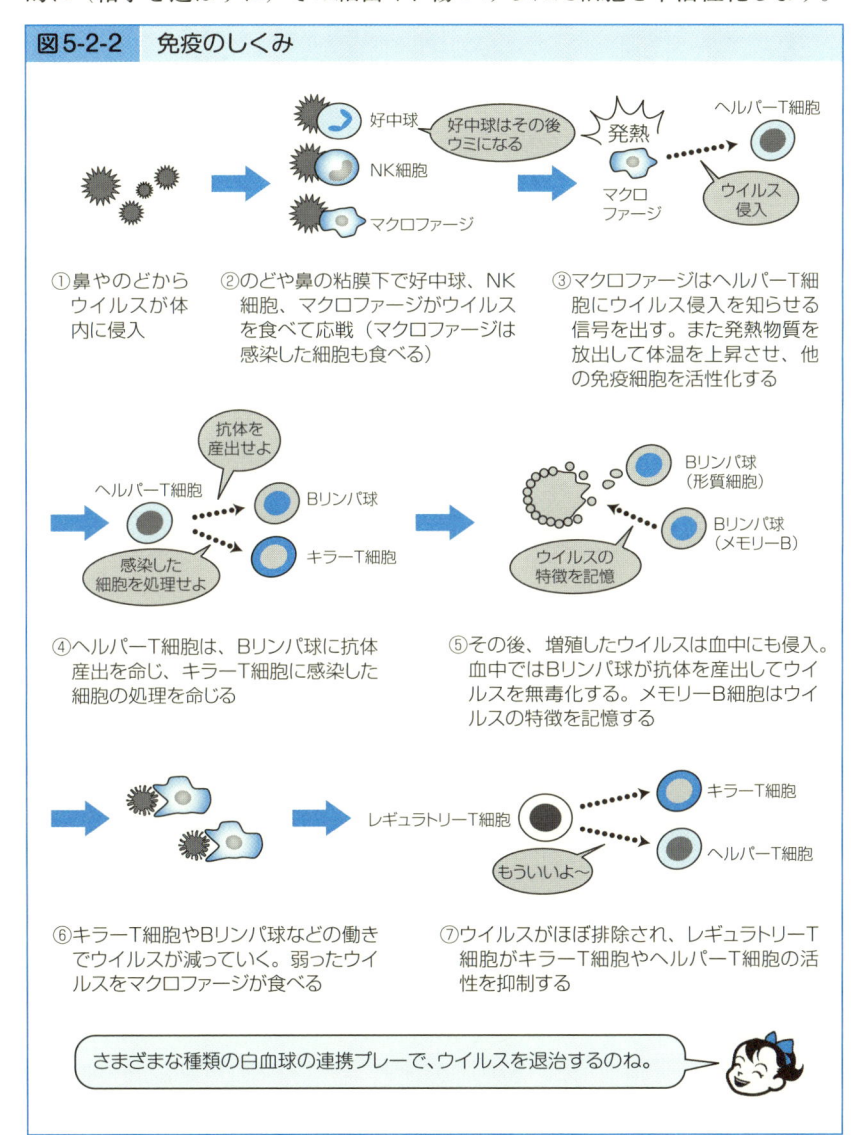

図5-2-2　免疫のしくみ

①鼻やのどからウイルスが体内に侵入

②のどや鼻の粘膜下で好中球、NK細胞、マクロファージがウイルスを食べて応戦（マクロファージは感染した細胞も食べる）

③マクロファージはヘルパーT細胞にウイルス侵入を知らせる信号を出す。また発熱物質を放出して体温を上昇させ、他の免疫細胞を活性化する

④ヘルパーT細胞は、Bリンパ球に抗体産出を命じ、キラーT細胞に感染した細胞の処理を命じる

⑤その後、増殖したウイルスは血中にも侵入。血中ではBリンパ球が抗体を産出してウイルスを無毒化する。メモリーB細胞はウイルスの特徴を記憶する

⑥キラーT細胞やBリンパ球などの働きでウイルスが減っていく。弱ったウイルスをマクロファージが食べる

⑦ウイルスがほぼ排除され、レギュラトリーT細胞がキラーT細胞やヘルパーT細胞の活性を抑制する

さまざまな種類の白血球の連携プレーで、ウイルスを退治するのね。

第5章　血液、リンパ、循環器系

＊抗原（細菌やなど）の侵入を受けた生体がその刺激で生成するタンパク質。その抗原にだけ反応して結合し、抗原を溶かしたり、毒素を中和したりする。

●血液を固まらせる血小板

> 血球の最後は血小板ですね。血液を固まらせるっていうことは、かさぶたの本体ですか？

> 半分正解かな。かさぶたには、ほかにも赤血球や血漿中のフィブリンも含まれておる。血小板は血管が傷つくといち早く察知して、血小板同士がくっついて傷口にフタをするんじゃ。これは、見えないところ、すなわち体の内部でもよく起こっていて、そのたびに血小板が修復してくれているんじゃよ。

血小板は血球細胞の中で最も小さく、長さ1～4μm、厚さ0.5μmで、15～40万個/μl 存在しています。

血小板は血液凝固に関わる細胞で、血液凝固は、血液中や血管内の皮下組織にある多数の「血液凝固因子」が関わる複雑なメカニズムです。主な血液凝固因子としては、血漿中に含まれるタンパク質のフィブリノゲン、プロトロンビンやカルシウムなどが挙げられます。

血管が損傷すると、まず、血小板が損傷部分に集合し、「血小板血栓」が形成され、血液の流出を防ぎます。その後、血液凝固因子の作用により、不溶性フィブリン[*1]などによる強固な血栓が形成されます。そして損傷部分が修復されると、血栓はプラスミン[*2]により溶解され、もとの状態に戻ります。これは、皮膚の傷口がかさぶたによっておおわれて、修復されるのと同じです。ただし、かさぶたは剥がれ落ちるのに対して、血小板血栓は溶解されます。これは、役目を終えた血栓が剥がれて末消の血管に詰まり、血栓症を起こさないためです。

> **Check Point!** 血液凝固に関わるプロトロンビンが肝臓でつくられるには、ビタミンKが不可欠です。したがって、ビタミンKが不足すると、出血してもなかなか血が止まらなくなります。

[*1]：フィブリノゲンが酵素によって分解され、重合してできた線維状の硬タンパク質。
[*2]：フィブリンを溶解するタンパク質分解酵素。

5-3 血液の液体成分―血漿

> 血漿は血液全容量の50〜60％を占める液体成分です。血漿に含まれる成分としては、水分、グルコース、アミノ酸、血漿タンパク質、ホルモン、各種イオン、老廃物などがあります。グルコースとアミノ酸は血液によって全身の細胞に届けられ、細胞の代謝に利用されます。ホルモンは特定の器官に届けられ、それぞれの働きを行います。

● 血漿タンパク質の働き

　血漿タンパク質には、アルブミン、グロブリン、フィブリノゲンなどがあります。

● 浸透圧を調節するアルブミン

　アルブミンは「膠質*浸透圧」の調節に機能します。膠質浸透圧とは、組織において毛細血管が血漿成分を回収する力のことです。

　血液は各組織の毛細血管に到達すると、毛細血管に空いている孔から血漿の一部が浸み出し、組織へ供給されます。このとき、浸み出した血漿に含まれるグルコースやアミノ酸が細胞に吸収されます。しかし、浸み出した血漿がそのまま組織に留まると、組織が膨らむ上に血液量が減少してしまいますので、回収が必要となります。この回収に関わるのがアルブミンです。

　アルブミンは血液中では大きな物質で、毛細血管壁を通過できません。このため、毛細血管の末端では水分が減り、アルブミン濃度が相対的に濃くなります。これを薄めるために組織から水分が吸収されます。したがって、栄養失調でアルブミンが不足すると、血漿の回収能力が低下し、浮腫を起こします。

---

*コロイドともいい、物質が非常に小さい微粒子（0.1〜0.001μmほど）になって、液体や固体、気体などの媒体中に分散している状態のこと。煙、牛乳など。

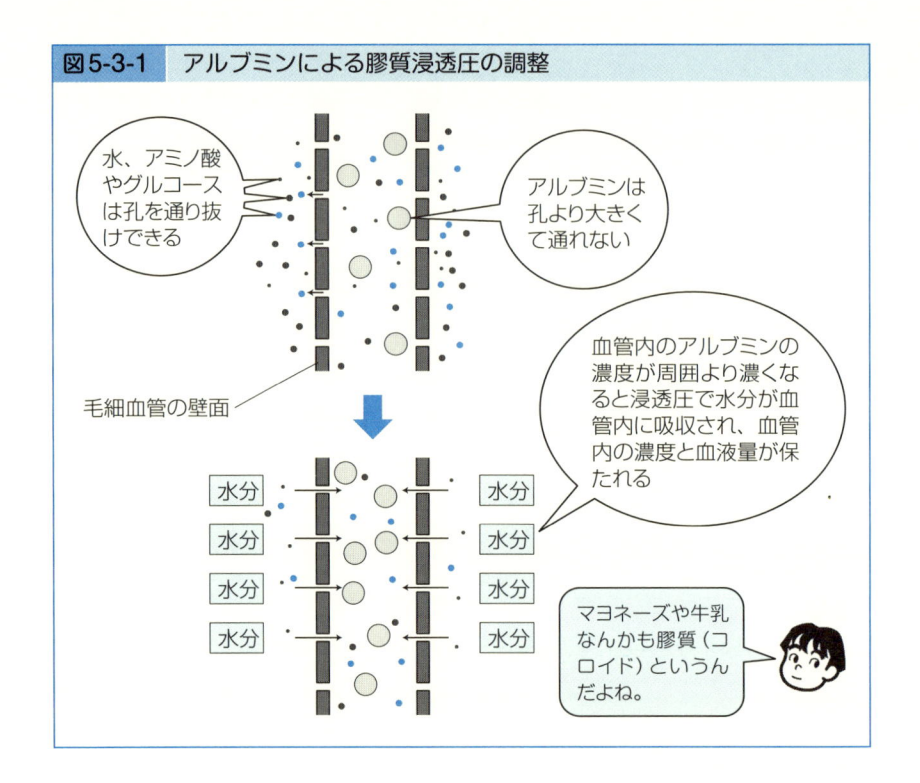

図5-3-1　アルブミンによる膠質浸透圧の調整

- 水、アミノ酸やグルコースは孔を通り抜けできる
- アルブミンは孔より大きくて通れない
- 毛細血管の壁面
- 血管内のアルブミンの濃度が周囲より濃くなると浸透圧で水分が血管内に吸収され、血管内の濃度と血液量が保たれる
- マヨネーズや牛乳なんかも膠質（コロイド）というんだよね。

　それでも、このメカニズムでは漏れ出た血漿成分の約90％しか回収できません。残りは毛細リンパ管（→p.138）に取り込まれ、リンパ管を経由して血液に戻ります。リンパマッサージは、組織に停留した血漿成分の回収を促進する効果を期待して行われています。

　リンパマッサージって、そういうことだったのね。リンパはリンパ、血液は血液だけだと思っていたけど、実際はつながっているんですね。

　そうじゃよ。アルブミンは血漿タンパクの中で最も量が多く、血管と組織の水分のやりとりに重要な働きをしておる。アルブミンは肝臓で作られるんじゃが、急激なダイエットで栄養が不足すると、作る量も減ってしまう。その結果、むくみやすくなってしまうので、注意が必要じゃよ。

> **Check Point!** アフリカの紛争地帯などで飢餓におかれている子供は、胸は肋骨が見えるほど痩せているのに、腹部はぽっこりと出ています。これは栄養失調で腹水がたまった状態で、「クワシオルコル」といいます。クワシオルコルは、タンパク質の不足で血中のアルブミンの濃度が薄くなることから起こると考えられています。

● 免疫の働きをするグロブリン

グロブリンは $α$、$β$、$γ$ に区分されます。$α$ と $β$ はホルモンや脂肪を運搬するタンパクで、$γ$ はいわゆる「抗体（免疫グロブリン）」です。

抗体は「Ig（Immunoglobulin）」と表現され、白血球の１つである形質細胞（→p.109）で産生されるタンパク質で、細菌やウイルスの持つ特定の抗原と結合し、不活性化する機能を持ちます。Igは「IgG」「IgA」「IgM」「IgE」に細分化されます。

IgGは血漿中に最も多く存在し、胎盤を通過する特徴を持っており、新生児の初期の免疫に貢献します。IgAは消化管や気道粘膜に存在し、病原体の侵入に対応するほか、母乳にも含まれます。IgMは感染の初期に急激に増加する抗体です。IgEは肥満細胞（→p.30）に結合し、ヒスタミンを放出させ、アレルギー反応を起こします。

フィブリノゲンは血液凝固に関わるタンパク質です（→p.110）。

● イオンの働き

血漿中のイオンには、運ばれた器官で機能するものや、血漿自体で機能するものがあります。たとえばカルシウムイオンは、骨に運ばれて骨を丈夫にするほか、筋細胞では筋収縮に、神経細胞では伝達物質の放出に、全身の血管では破損を塞ぐ血栓の形成に関与しています。ナトリウムや塩素イオンは、神経の刺激伝導に必要です。このほかに、鉄、亜鉛、マグネシウム、クロムなどのイオンも、一部の細胞の機能に活用されています。

● 血液のpHを調整する炭酸水素イオン

炭酸水素イオン（HCO_3^-）は、血液のpH*を一定に保つ酸-塩基平衡に関わっています。これは、組織の細胞が代謝して生じた二酸化炭素が血漿に溶け込んだものです。したがって、血漿は二酸化炭素の運搬も行います。

ところで、酸-塩基平衡は生体にとって大変重要な機能で、常にpH7.40±0.05（弱アルカリ性）に保たれています。これは「至適pH」といって細胞が最も活動しやすい値です。これが7.35以下になると「アシドーシス」、7.45以上になると「アルカローシス」といい、病的な状態となります。

なぜ、pHが適切な状態に保たれないと病的な状態になるのでしょう？しめ鯖を思い出してください。しめ鯖は鯖を酢（酸性）につけてつくりますが、鯖の身は酢によって白く変化しています。これは鯖の身を構成するタンパク質が変性したからです。

このように、タンパク質は酸やアルカリに合うと変性します。細胞の代謝を仲介する酵素はほとんどがタンパク質でできているので、酸やアルカリに合うと機能を失ってしまい（失活）、細胞が機能不全を起こします。

Check Point! まれに「アルカリ性食品が健康によい」などといわれますが、食べた物が酸性食品でもアルカリ性食品でも、血液のpHには、ほとんど変化がありません。

● 炭酸水素イオンによる酸-塩基平衡のしくみ

酸-塩基平衡には炭酸水素系、リン酸系などいくつかの機構が存在します。炭酸水素系は下記の式で導かれます。

$$H_2O + CO_2 \leftrightarrows H_2CO_3 \leftrightarrows H^+ + HCO_3^-$$

たとえば、生体内に二酸化炭素が大量にあると（呼吸不全）、式は右に進み、水素イオンが増加して酸性に傾きます（アシドーシス）。

逆に二酸化炭素が大量に排泄されると（過換気症候群）、式は左に進み、水素イオンが減少してアルカリ性に傾きます（アルカローシス）。

このように、二酸化炭素は生体にとって全く不要というわけではなく、それなりに重要な役割を果たしています。

---

*水素イオン指数。液体の酸性、アルカリ性の程度を表し、7より小さいと酸性、7が中性、7より大きいとアルカリ性であることを示す。

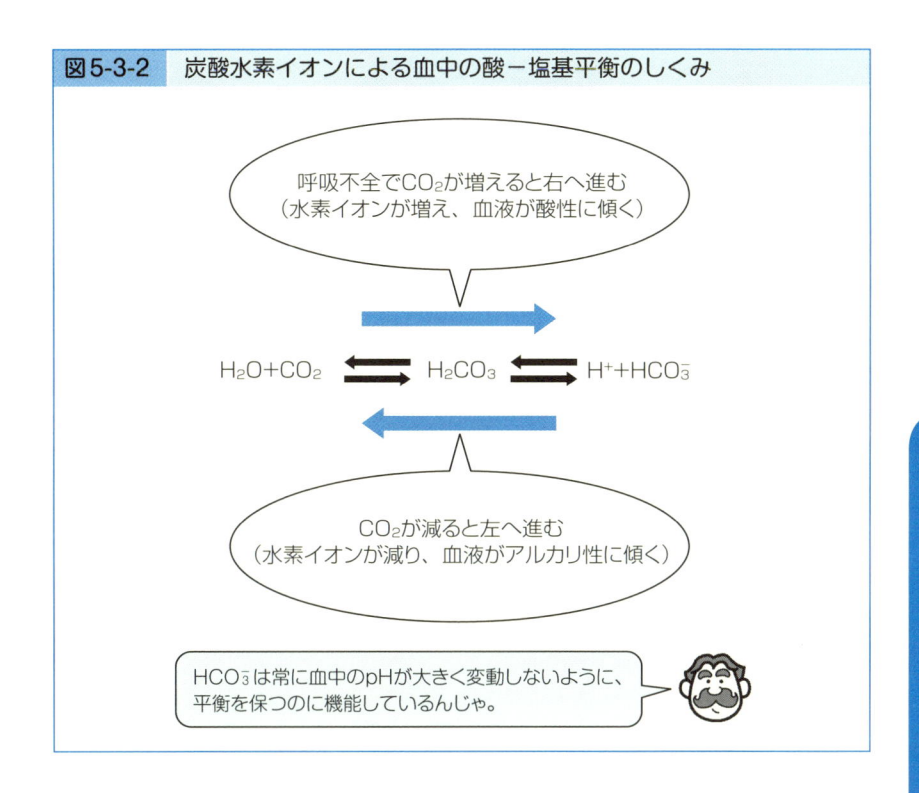

図5-3-2　炭酸水素イオンによる血中の酸－塩基平衡のしくみ

呼吸不全でCO_2が増えると右へ進む
（水素イオンが増え、血液が酸性に傾く）

$$H_2O + CO_2 \rightleftharpoons H_2CO_3 \rightleftharpoons H^+ + HCO_3^-$$

CO_2が減ると左へ進む
（水素イオンが減り、血液がアルカリ性に傾く）

HCO_3^-は常に血中のpHが大きく変動しないように、平衡を保つのに機能しているんじゃ。

●血漿による体温調節

　血漿は水分が多いので、熱を保持しやすい性質があります。このため、心臓などで温められた血液が末梢に送られ、全身に熱が伝搬されます。体温が高くなると、末梢（ここでは皮膚）への血液が増加し、熱が皮膚から放出されます。逆に、外気温が低下すると、皮膚への血流を減少させ、体温の低下を防ぎます。

●血漿による老廃物の運搬

　細胞は常に代謝を行っており、代謝産物が形成されます。この代謝産物の中で不要なものは組織液を介して毛細血管に回収され、一部は肝臓で修飾された後、腎臓で尿へと排泄されます。

COLUMN

「血液型とは？」

血液は、血球細胞の表面にあるタンパク質によって分類することができます。赤血球の表面にあるタンパク質

	抗原（血球表面）	抗体（血漿）
A型	A型タンパク	抗β抗体
B型	B型タンパク	抗α抗体
AB型	A型とB型	なし
O型	なし	αとβ

による分類を「ABO式血液型」といいます。ABO式血液型ではA型、B型、AB型、O型の4種類が存在します。輸血では基本的に同じ型の血液が使用されますが、O型は抗原となるタンパク質がなく、抗原抗体反応を起こさないので、すべての血液型に輸血することができ（万能供給型）、AB型は抗体がないので、すべての血液型から輸血してもらうことができます（万能受給型）。

血液型の分布は人種によって異なります。白人種では約50％がO型で、約40％がA型です。日本人では約40％がA型、約30％がO型、約20％がB型、約10％がAB型です。

ちなみに、一般にもよく知られている血液型の分類に「Rh式」というものがあります。Rhはアカゲザルの英名「Rhesus monkey」に由来しており、アカゲザルの赤血球膜にあるD抗原の有無を用いて分類します。Rh＋は「D抗原陽性」、Rh－は「D抗原陰性」となります。

チェックポイント Check Point!
骨髄移植では、白血球型（HLA型）の適合が必要となります。HLA型は兄弟でも適合率は約25％であり、他人ではほんの数％となるので、多くのドナー登録が必要です。ABO式に関係なくHLA型の一致が必要なので、移植後、血液型が変わることがあります。

5-4 血液を運ぶ循環器系①
心臓

> 血液は、酸素や栄養などを運搬するトラックの役割を果たしていますが、このトラックの通路となって交通網を構成しているのが「血管」であり、トラックの動力となっているのが「心臓」です。

👨 心臓の大きさは、だいたい握りこぶしくらいなんじゃよ。

🧑 意外に小さいんですね。両手に収まるくらいの大きさかと思っていました。

👨 ちなみに、子どものころからスポーツをやっていると、大きくなることもあるんじゃ。それから、年をとっても大きくなる。どちらも血液を送り出す量を確保するための対応なんじゃよ。

● 心臓はにぎりこぶし大

　心臓は胸腔内下部にあり、全体の3分の2は中央よりやや左側に位置する、にぎりこぶし大の器官です。形状は、ほおずきのように上端が丸く膨らみ、下端が尖った形をしています。

　上端の膨らんだ部分を「心底(しんてい)」、下端の尖った部分を「心尖(しんせん)」といいます。この2つの部分はフィジカルアセスメント[*1]などで活用されますので、医療従事者は体表に投影される部分を理解しておく必要があります。心底は左第2肋軟骨上に、心尖は左第5肋間と鎖骨中線[*2]との交点に位置します。

[*1]：聴診や打診、触診など、患者の体に直接触れる診察を通して、その患者の状態や症状を分析すること。
[*2]：鎖骨の中央を通る、正中線に平行な線

図5-4-1　心臓の位置と構造

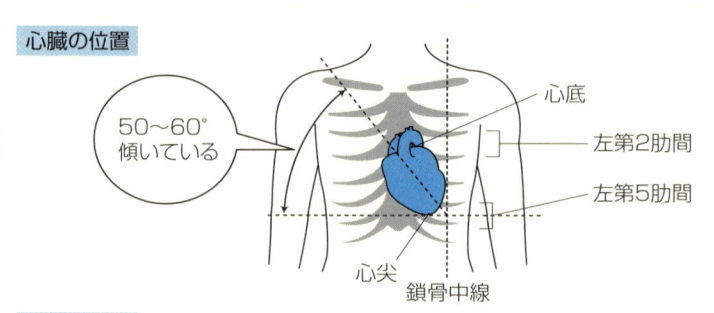

心臓の位置

- 50〜60°傾いている
- 心底
- 左第2肋間
- 左第5肋間
- 心尖
- 鎖骨中線

心臓の構造

■＝静脈血、■＝動脈血、→＝血液の流れ

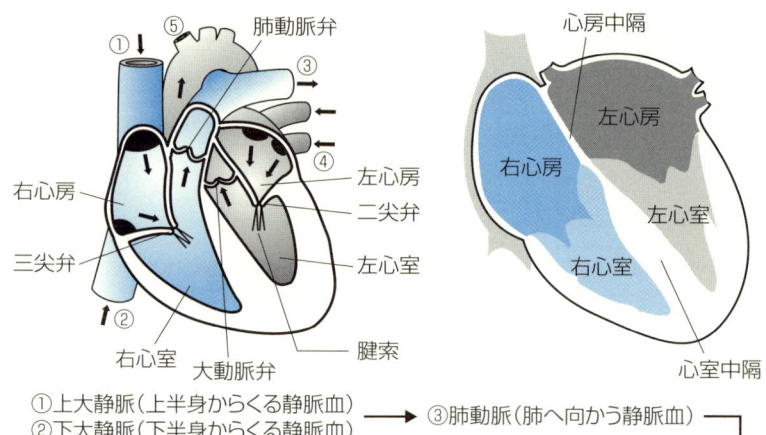

- ①
- ⑤
- 肺動脈弁
- ③
- 心房中隔
- ④
- 左心房
- 右心房
- 二尖弁
- 三尖弁
- 左心室
- ②
- 右心室
- 腱索
- 大動脈弁
- 右心房
- 左心房
- 右心室
- 左心室
- 心室中隔

①上大静脈（上半身からくる静脈血）
②下大静脈（下半身からくる静脈血） → ③肺動脈（肺へ向かう静脈血）
⑤大動脈（全身へ向かう動脈血） ← ④肺静脈（肺からくる動脈血）

心臓壁面の血管

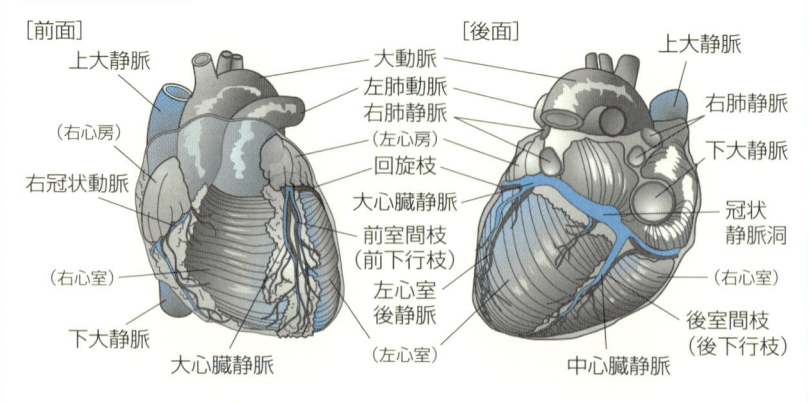

[前面]
- 上大静脈
- 大動脈
- 左肺動脈
- 右肺静脈
- （右心房）
- （左心房）
- 右冠状動脈
- 回旋枝
- 大心臓静脈
- （右心室）
- 前室間枝（前下行枝）
- 下大静脈
- 大心臓静脈
- 左心室後静脈
- （左心室）

[後面]
- 上大静脈
- 右肺静脈
- 下大静脈
- 冠状静脈洞
- （右心室）
- 後室間枝（後下行枝）
- 中心臓静脈

●心房と心室

心臓の内部は中空で、4つに区分されています。上の2つは「心房」といい、血液が流入します。下の2つは「心室」といい、血液が流出します。それぞれに左右がありますので、「右心房」「右心室」「左心房」「左心室」となります。

右側は「右心」と呼ばれ、静脈血が流れます。左側は「左心」と呼ばれ、動脈血が流れます。この2つの間には血液が混合しないように壁があり、「心房中隔」「心室中隔」といいます。心房中隔には胎児循環（→p.136）のなごりの「卵円窩（卵円孔[*1]のなごり）」があります。

● 右心房

上大静脈、下大静脈、冠状静脈洞[*2]がつながっており、これらを経由して送られてくる全身からの静脈血を集めます。

● 右心室

右心房から送られてくる静脈血を受け、肺動脈を経由して肺に送り出します。

● 左心房

肺静脈を経由して送られてくる肺からの動脈血を集めます。

● 左心室

4つの中で最も大きく、壁が厚い構造をしており、左心房から送られてくる動脈血を受け、大動脈を経由して全身に送り出します。

---

*1：胎児期の心臓にある、右心房から左心房へ抜ける孔。生後まもなく肺呼吸によって閉じられる。胎児は胎盤から酸素をもらうため、血液は肺を経由することなく右心房から左心房へ抜ける経路がある。
*2：心臓自体を取り囲むように走る「冠状静脈（冠静脈）」が集まり、右心房に注ぐ部分。心臓自身の運動で発生した二酸化炭素や老廃物を運搬する。反対に「冠状動脈（冠動脈）」は、大動脈の付け根から始まり、冠状溝にそって心臓壁に広がり、冠毛細血管を通じて心臓壁に酸素と栄養を供給する。図5-4-1参照。

第5章 血液、リンパ、循環器系

● 逆流を防ぐ弁

心臓には血液の流れを一定方向に保ち、逆流を防止するための弁があります。

● 房室弁（尖弁）

心房と心室の間にある弁。膜状の構造で、先端にはひも状の「腱索」が付着しており、腱索の反対側は、心室の乳頭筋に結合し、心室の強い血圧によって弁が反転するのを防止します。右の房室間にある弁を「三尖弁」、左の房室間にある弁を「二尖弁（僧帽弁）」といいます。

● 動脈弁（半月弁）

大動脈の基部にある弁で、3枚の半月で構成されています。大動脈にある弁を「大動脈弁」、肺動脈にある弁を「肺動脈弁」といいます。

● 心臓壁

心臓壁は3層で構成されます。内側から「心内膜」「心筋層」「心外膜」です。

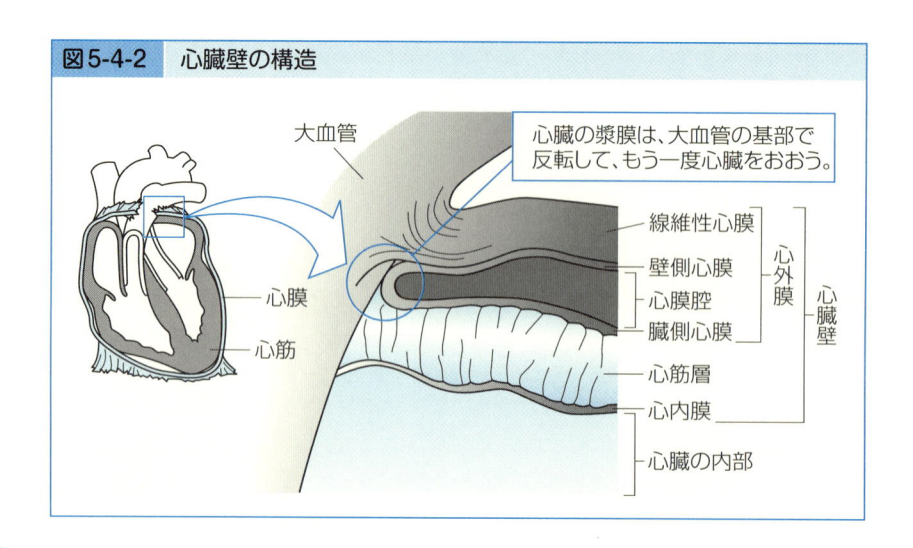

図5-4-2　心臓壁の構造

● 心内膜

　心臓の内壁をおおう、滑らかな内皮細胞性の膜で、血液の流れを円滑にします。

● 心筋層

　心臓の機能の主体となる層。心房で薄く、心室で厚くなっており、特に左心室で最も厚くなります。心筋は他の横紋筋とは異なり、介在板*で連結し、同調して収縮することが可能となります。

● 心外膜

　心臓の外壁をおおう膜で、最も外側には緻密な結合組織からなる「線維性心膜」があり、内側には「漿膜性心膜」があります。漿膜性心膜は大血管（大動脈や大静脈など）の基部で反転して、もう一度心臓をおおいます。内側の膜を「臓側心膜」、外側の膜を「壁側心膜」といいます。この2枚の膜は密着せず、空間が存在します。この空間は「心膜腔」といわれ、内部には心膜液を含み、心臓が拍動したときに、他の器官と接触するのを防いでいます。

● 心拍をつくる刺激伝導系

　心臓は血液を送り出すポンプです。血液を円滑に送り出すためには、まず心房が収縮して心室に血液を送り、次にわずかな時差をおいて心室が収縮して血管に血液を送り出すことが必要です。この収縮を可能としているのが「刺激伝導系」と呼ばれる特殊な心筋線維による伝達路です。

　刺激伝導系は「洞房結節」「房室結節」「ヒス束」「プルキンエ線維」で構成されます。

● 洞房結節（SA node）

　右心房上部の壁にある特殊な細胞の集団で、自律神経からの刺激を受けて電気的な興奮を心房筋に伝え、心房の収縮を起こします。

---

*心筋に見られる、細胞と細胞のつながりの部分。

● 房室結節（AV node）

右心房と右心室の境界あたりにある細胞の集団で、心房の収縮を受けて、電気的に興奮を起こし、ヒス束へ伝えます。

● ヒス束

心室中隔にある構造で、途中で右脚と左脚に分かれます。

● プルキンエ線維

心室の筋層に放射状に分布する線維で、心室全体に収縮刺激を伝えます。

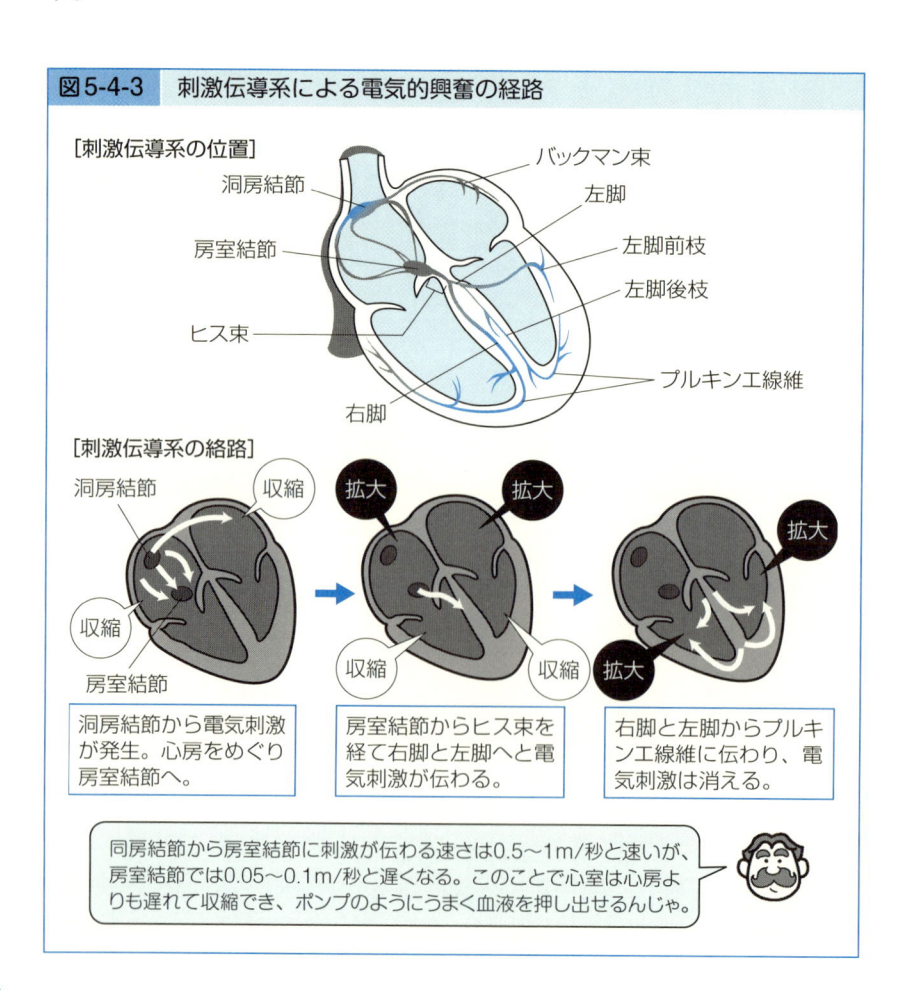

図5-4-3　刺激伝導系による電気的興奮の経路

[刺激伝導系の位置]
- 洞房結節
- 房室結節
- ヒス束
- バックマン束
- 左脚
- 左脚前枝
- 左脚後枝
- プルキンエ線維
- 右脚

[刺激伝導系の絡路]

洞房結節から電気刺激が発生。心房をめぐり房室結節へ。

房室結節からヒス束を経て右脚と左脚へと電気刺激が伝わる。

右脚と左脚からプルキンエ線維に伝わり、電気刺激は消える。

同房結節から房室結節に刺激が伝わる速さは0.5～1m/秒と速いが、房室結節では0.05～0.1m/秒と遅くなる。このことで心室は心房よりも遅れて収縮でき、ポンプのようにうまく血液を押し出せるんじゃ。

これらの刺激伝導系によって調節された心臓の動きを、電気的に捉えたのが「心電図」です。

●心電図は心臓の電気的興奮を表す

心電図は心筋の収縮により発生した活動電位を、手や足に設置した電極で捉えるもので、P波、QRS波、T波で構成されます。それぞれの波は以下の機能を反映しています。

- P波　　心房の興奮
- QRS波　心室の興奮
- T波　　心室の興奮の消失

心臓に障害が起こると、心電図の波形に変化が見られます。

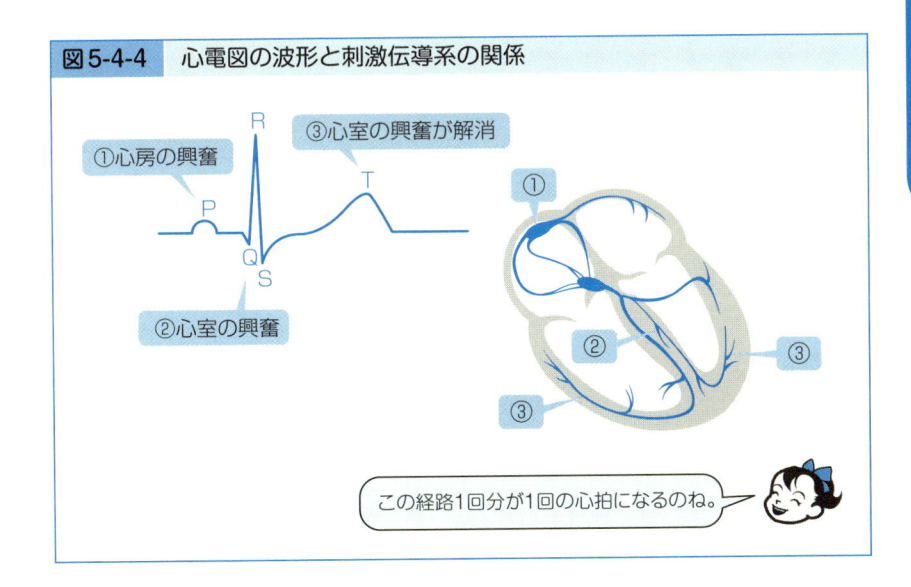

図5-4-4　心電図の波形と刺激伝導系の関係

①心房の興奮
②心室の興奮
③心室の興奮が解消

この経路1回分が1回の心拍になるのね。

●血圧とは

　心臓の話の最後は血圧じゃ。二人は、血圧検査は定期的にやっておるかい？

　ときどきやっています。私は少し低血圧ぎみ。私たちより、先生の方が心配ですよ！

　そうなんじゃ、わしはちょっと高血圧ぎみなんじゃよ。

　やっぱり……。早めになんとかしたほうがいいですよ。

　血圧は「心臓から出る血液が血管を押す圧力」です。この圧力は心臓に近いほど強く、末梢へ行くほど弱くなります。また、心臓が収縮したときに強く、拡張したときに弱くなります。

　血圧は一般的には上腕動脈で計測され、心臓の収縮時には110～130mmHgで最も高く（最高血圧）、拡張時には80～90mmHgで最も低く（最低血圧）なります。

　血圧が高いと、血管に対する負荷が大きくなり、加齢などによって血管がもろくなってくると、出血のリスクが高くなります。逆に低いと、毛細血管での物質交換や糸球体濾過（→p.257）が不全となります。したがって、血圧はある一定の高さで維持されることが必要であり、病院などではバイタルサイン*としてよく計測されています。

> **Check Point!**
> 　昔、心臓の停止は人の死と思われていました。しかし、現在では単に心臓が停止しても早期に対応すれば蘇生する可能性があることが知られています。たとえば、東京マラソンで心肺停止に至った某タレントさんも早期対応で復活してTVに出演しています。また、弁の手術でも一時的に心臓は停止しますが、術後直ちに蘇生されます。問題になるのは、心臓停止により、ある一定時間、脳へ血液が運搬されないことです。

*vital signs：生体情報、生命徴候の意味。血圧、体温、脈拍数、呼吸数の4つを指すことが多い。

5-5 血液を運ぶ循環器系② 血管

「血管」は全身を廻る管状の構造で、血液の循環通路となっています。その構造や特徴により、「動脈」「静脈」「毛細血管」に区分されます。血管は基本的に外膜、中膜、内膜の3層構造をしていますが、血管の種類により、構成と特徴が異なります。

> 血管の話は、まず動脈からじゃ。

> 動脈と静脈は、流れている血液が違うだけじゃなくて、血管そのものの構造も違うんですね。

●高い血圧に耐え得る動脈

動脈は心臓の心室から出て、全身の各組織に分布する血管で、太さによって「大動脈」「動脈」「細動脈」に分かれます。

動脈の壁は厚く、血圧に耐える構造をしています。特に大動脈では中膜の弾性線維が豊富で、心臓から出た直後の高い血圧に耐えることができます。また、細動脈では中膜にある平滑筋層が発達しており、この平滑筋が収縮することにより、動脈がより細くなり、血圧を調節することができます。

●動脈の分布と名称－4つの部位から枝分かれする

心臓の左心室から出る太い動脈を「大動脈」といいます。大動脈はわずかの間、上へ向かい（上行大動脈）、すぐにＵターンして（大動脈弓）、胸部を通り（胸大動脈）、腹部へ至ります（腹大動脈）。そして、この4つの部位から全身へ分布する動脈が枝分かれします（→図5-5-1）。

図5-5-1　全身の動脈

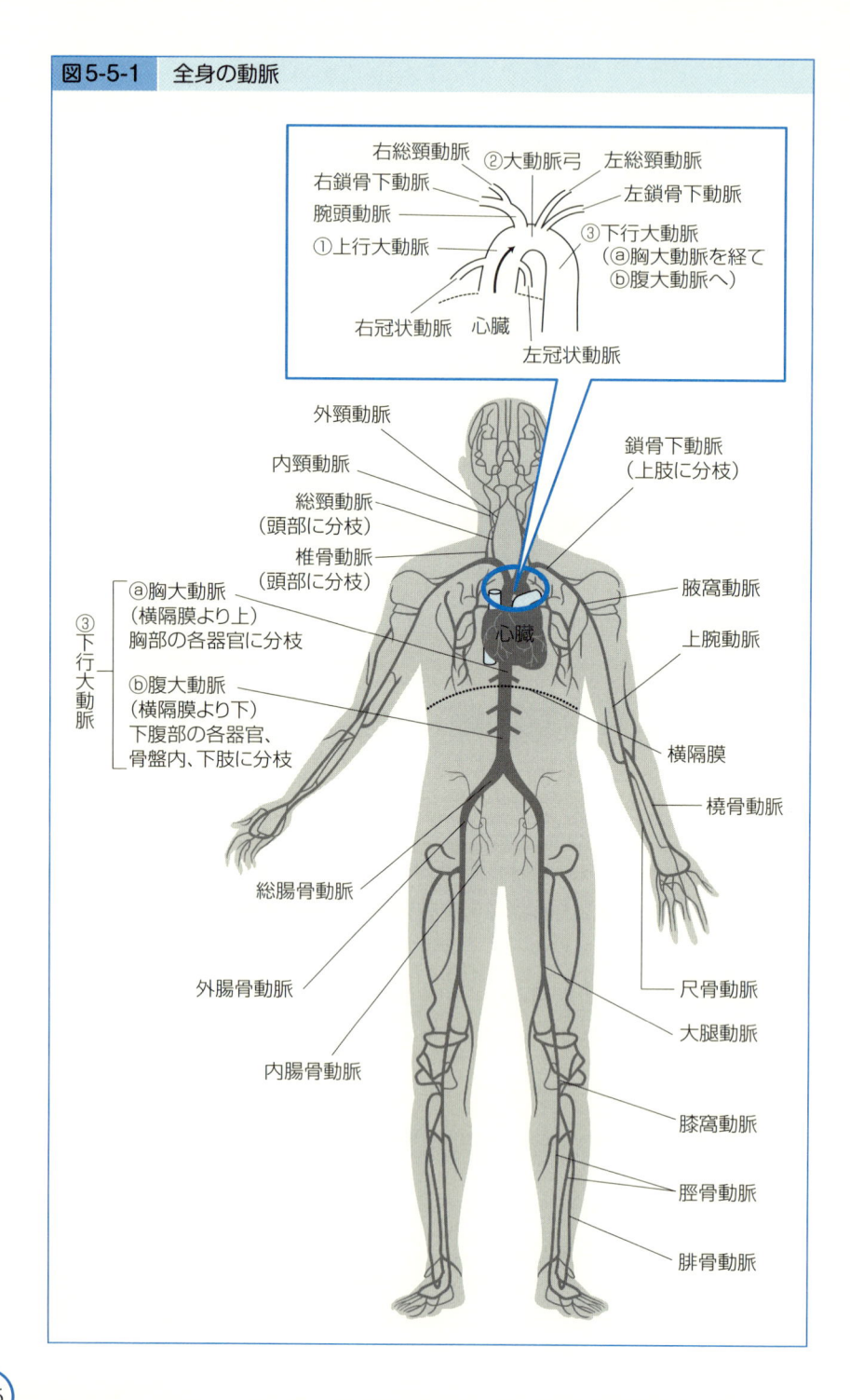

[拡大図]
- 右総頸動脈
- 右鎖骨下動脈
- 腕頭動脈
- ①上行大動脈
- 右冠状動脈
- 心臓
- ②大動脈弓
- 左総頸動脈
- 左鎖骨下動脈
- ③下行大動脈
  （ⓐ胸大動脈を経て
  ⓑ腹大動脈へ）
- 左冠状動脈

[全身図]
- 外頸動脈
- 内頸動脈
- 総頸動脈（頭部に分枝）
- 椎骨動脈（頭部に分枝）
- ③下行大動脈
  - ⓐ胸大動脈（横隔膜より上）胸部の各器官に分枝
  - ⓑ腹大動脈（横隔膜より下）下腹部の各器官、骨盤内、下肢に分枝
- 総腸骨動脈
- 外腸骨動脈
- 内腸骨動脈
- 心臓
- 鎖骨下動脈（上肢に分枝）
- 腋窩動脈
- 上腕動脈
- 横隔膜
- 橈骨動脈
- 尺骨動脈
- 大腿動脈
- 膝窩動脈
- 脛骨動脈
- 腓骨動脈

①上行大動脈から分枝する動脈

● 冠状動脈

上行大動脈の基部から出て、心臓に分布する左右1対の動脈。左冠状動脈は「前室間枝（前下行枝）」と「回旋枝」に分かれ、心臓前面に分布します（→ p.118 図5-4-1）。

②大動脈弓から分枝する動脈

● 腕頭動脈

大動脈弓から出る最初の動脈。「右総頸動脈」と「右鎖骨下動脈」に分岐します。

● 左総頸動脈

頸部を上行する太目の動脈。途中で「内頸動脈」と「外頸動脈」に分かれます。内頸動脈は、そのまま頭蓋内に入り、脳や眼球に血液を供給します。外頸動脈はさらに数本の枝に分かれて、顔面などに分布します。

● 左鎖骨下動脈

「腋窩動脈」を経て「上腕動脈」となり、肘のあたりで「橈骨動脈」と「尺骨動脈」に分かれて前腕や手に分布します。

③-ⓐ胸大動脈から分枝する動脈

「気管支動脈」「食道動脈」「肋間動脈」などに分かれ、心臓以外の胸部臓器と胸壁に分布します。

③-ⓑ腹大動脈から分枝する主な動脈

● 腹腔動脈

「総肝動脈」「左胃動脈」「脾動脈」に分かれ、上腹部の臓器に分布します。

● 上腸間膜動脈

空腸から横行結腸の3分の2までの腸管に分布します。

● 腎動脈

左右1対の動脈で腎臓と副腎に分布します。

● 下腸間膜動脈

横行結腸の残り3分の1、下行結腸、S状結腸、直腸の上部に分布します。

● 精巣（卵巣）動脈

精巣または卵巣に分布します。

● 総腸骨動脈

腹大動脈の末端で左右に分かれた部分。すぐに「外腸骨動脈」と「内腸骨動脈」に分かれます。外腸骨動脈は、「大腿動脈」を経て「膝窩動脈」となり、その後「腓骨動脈」と「脛骨動脈」となり、下腿と足に分布します。内腸骨動脈は、殿部と骨盤内臓に分布します。

●脈を計るのは動脈

動脈は心臓の収縮・弛緩に対応して拡張・縮小を繰り返すので、皮下の浅い部分を走行する動脈では、脈拍を確認することができます。

具体的に脈を感知できる動脈には、主に以下のようなものがあります。

・橈骨動脈	手掌側手首の親指側
・上腕動脈	上腕前面の肘窩*のやや上
・大腿動脈	大腿の付け根、内側から約3分の1あたり
・膝窩動脈	膝の裏
・足背動脈	足の甲の中央
・総頸動脈	頸部中央の胸鎖乳突筋（→p.241）のやや内側
・浅側頭動脈	側頭部、耳の前部

*肘を曲げたときにできるくぼみのこと。

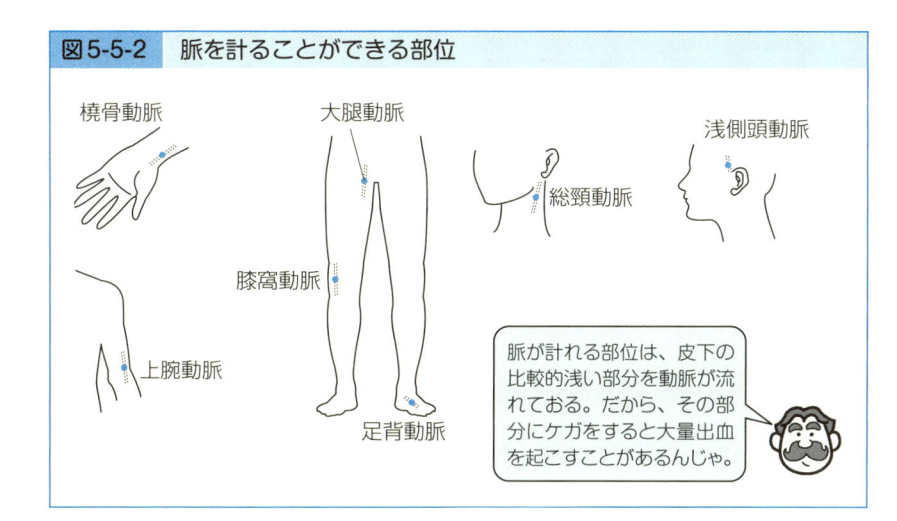

図5-5-2　脈を計ることができる部位

- 橈骨動脈
- 大腿動脈
- 浅側頭動脈
- 総頸動脈
- 膝窩動脈
- 上腕動脈
- 足背動脈

脈が計れる部位は、皮下の比較的浅い部分を動脈が流れておる。だから、その部分にケガをすると大量出血を起こすことがあるんじゃ。

● 四肢の静脈には弁がある

心臓から出るのが動脈、心臓へ戻ってくるのが静脈ですか？

正解じゃ。基本的には動脈には動脈血、静脈には静脈血が流れておる。しかし、心臓から出て肺に向かう肺動脈には静脈血が、肺から出て心臓に向かう肺静脈には動脈血が流れておるぞ。

　静脈は、全身の各組織から出て心臓の心房に至る血管で、太さにより「大静脈」「静脈」「細静脈」に分かれます。
　静脈は血圧が低いので、壁は動脈のように厚くありません。四肢の静脈には、動脈に見られない弁が存在します。これは、静脈は血圧が低く、環流する力が弱いため、血液が停留しがちなのを防ぐための構造です。

● 動脈には伴行しない静脈系

　静脈はそのほとんどが動脈に隣接して走行します（伴行静脈）。したがって、名称も「腎動脈に対して腎静脈」というように、同名の名称がつけられています。しかし、動脈に隣接せず、動脈には見られない走行と名称を持つ次のような静脈もあります。

第5章　血液、リンパ、循環器系

● 皮静脈系

「皮静脈」は皮下の浅い部分に分布する静脈で、体表からその走行を目で確認することができます。特に上肢の皮静脈（肘正中皮静脈）は、採血や点滴に頻繁に用いられる血管です。

> **Check Point!** 皮静脈の走行は個人によってかなり異なります。手掌認証は手掌に分布する皮静脈の個人差を利用して個人識別を行うものです。

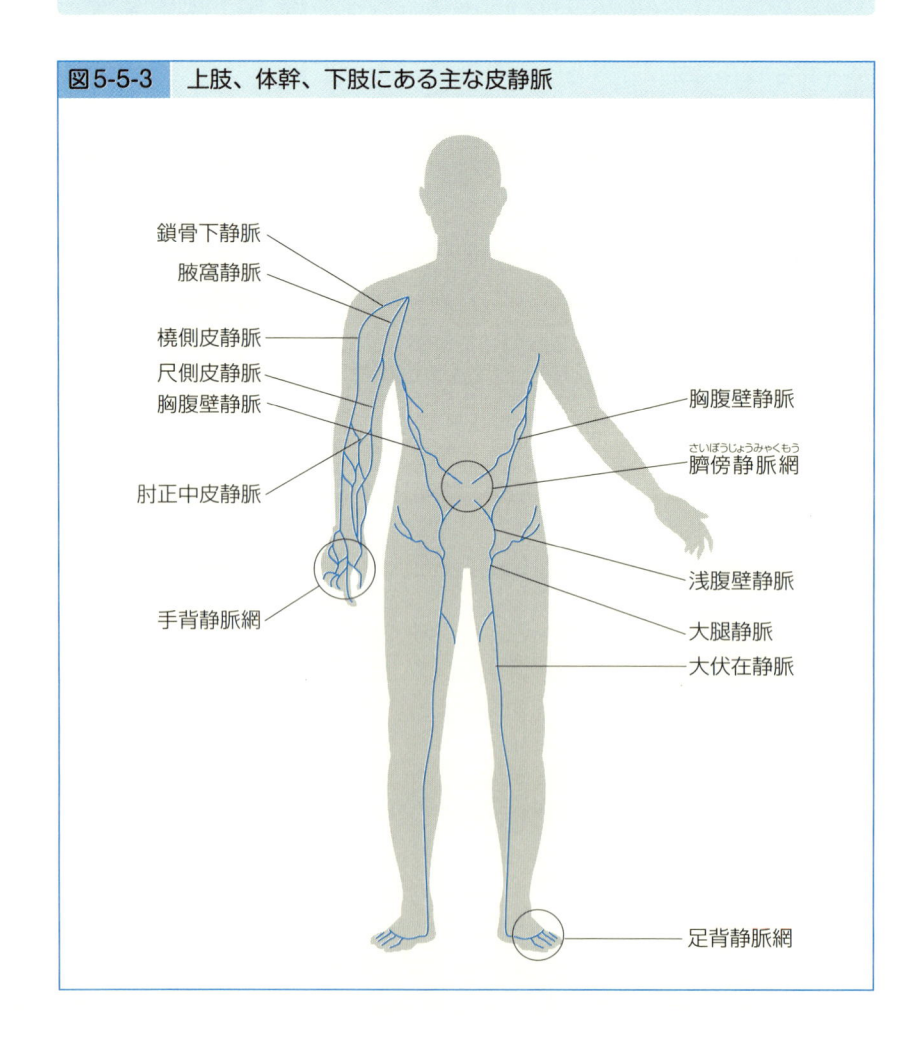

図5-5-3　上肢、体幹、下肢にある主な皮静脈

- 鎖骨下静脈
- 腋窩静脈
- 橈側皮静脈
- 尺側皮静脈
- 胸腹壁静脈
- 肘正中皮静脈
- 手背静脈網
- 胸腹壁静脈
- 臍傍静脈網（さいぼうじょうみゃくもう）
- 浅腹壁静脈
- 大腿静脈
- 大伏在静脈
- 足背静脈網

● 門脈系

> 静脈独自の経路の1つに、門脈系というのがあるぞ。

> どこかで聞いたような……。肝臓のところでしたっけ？

> そうじゃ。普通の血液循環は心臓から出て毛細血管に行き、心臓に戻る。しかし門脈系は、消化器系に分布する毛細血管が集まって太い静脈になって肝臓に行き、肝臓で再び毛細血管に分かれる、という特徴があるんじゃよ。

「門脈」は腸で吸収した栄養を肝臓へ送るための血管です。腸（直腸を除く）、胃の一部、脾臓に分布する静脈のほとんどは門脈に集合し、肝臓を経由してから肝静脈、下大静脈を経て、心臓へ戻ります。

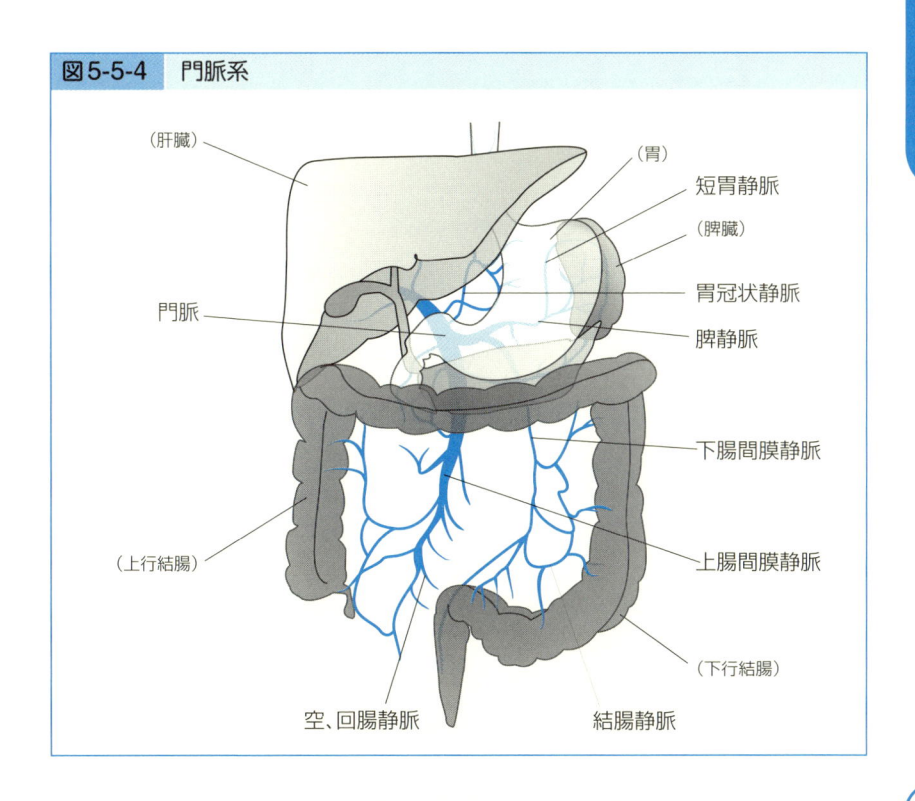

図5-5-4　門脈系

（肝臓）／（胃）／短胃静脈／（脾臓）／門脈／胃冠状静脈／脾静脈／下腸間膜静脈／上腸間膜静脈／（上行結腸）／（下行結腸）／空、回腸静脈／結腸静脈

第5章　血液、リンパ、循環器系

● **硬膜静脈洞系**

> 脳の静脈は走行も特別じゃ。動脈とは異なる、独立した走行をしておる。それに、脳の静脈には弁がないんじゃ。

> 弁がなくても逆流しないってことですかね？

> 高い方から低い方へ、流れが変わるということじゃな。

　脳には動脈に隣接して走行する伴行静脈はなく、血管に弁がありません。脳へ分布する静脈のほとんどは「硬膜静脈洞」という硬膜にある静脈構造を経て、内頸静脈に連絡します。また、硬膜静脈洞には、クモ膜から脳脊髄液が流入します（→ p.158）。

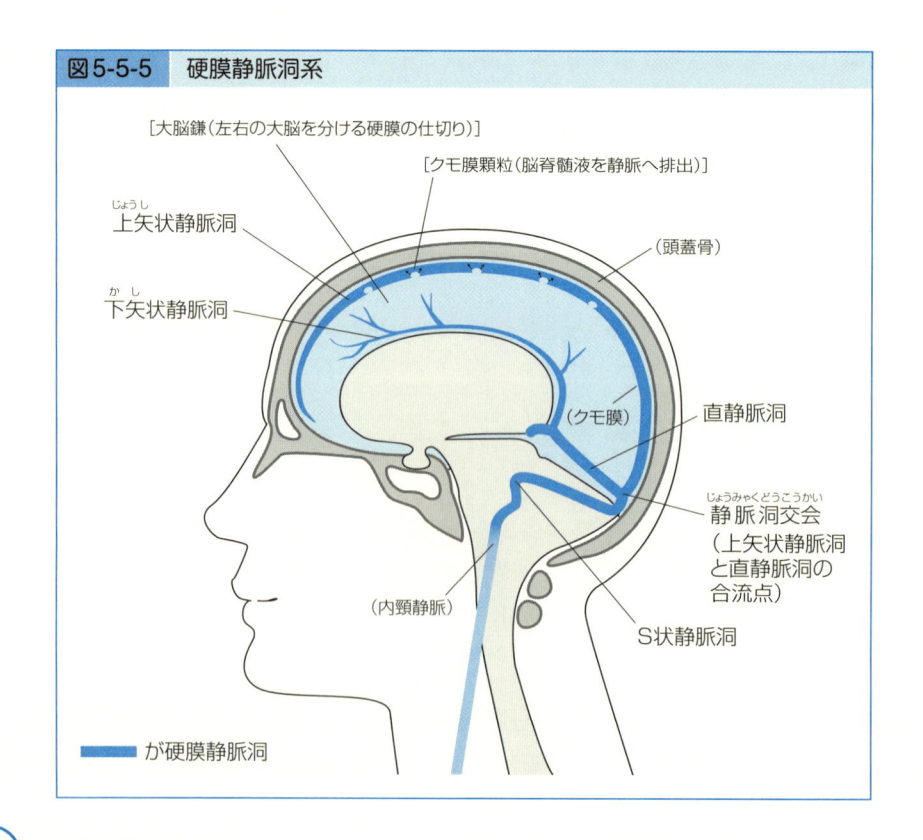

図 5-5-5　硬膜静脈洞系

［大脳鎌（左右の大脳を分ける硬膜の仕切り）］
［クモ膜顆粒（脳脊髄液を静脈へ排出）］
上矢状静脈洞
下矢状静脈洞
（頭蓋骨）
（クモ膜）
直静脈洞
静脈洞交会（上矢状静脈洞と直静脈洞の合流点）
S状静脈洞
（内頸静脈）

■ が硬膜静脈洞

● 奇静脈系

🧑‍🦰 脊柱の右側を下から上にのぼって、上大静脈に合流するのが奇静脈じゃ。

🧑 脊柱の右側ってことは、左側にはないってことですか？

🧑‍🦰 いや、脊柱の左側には「半奇静脈」が同じように走行しておる。これは上から下ってくる「副半奇静脈」と合流して右側の奇静脈に合流するから、奇静脈の枝とされておるんじゃ。

「奇静脈」は胸壁に分布する肋間静脈からの血液を受け、上大静脈に注ぐ血管です。

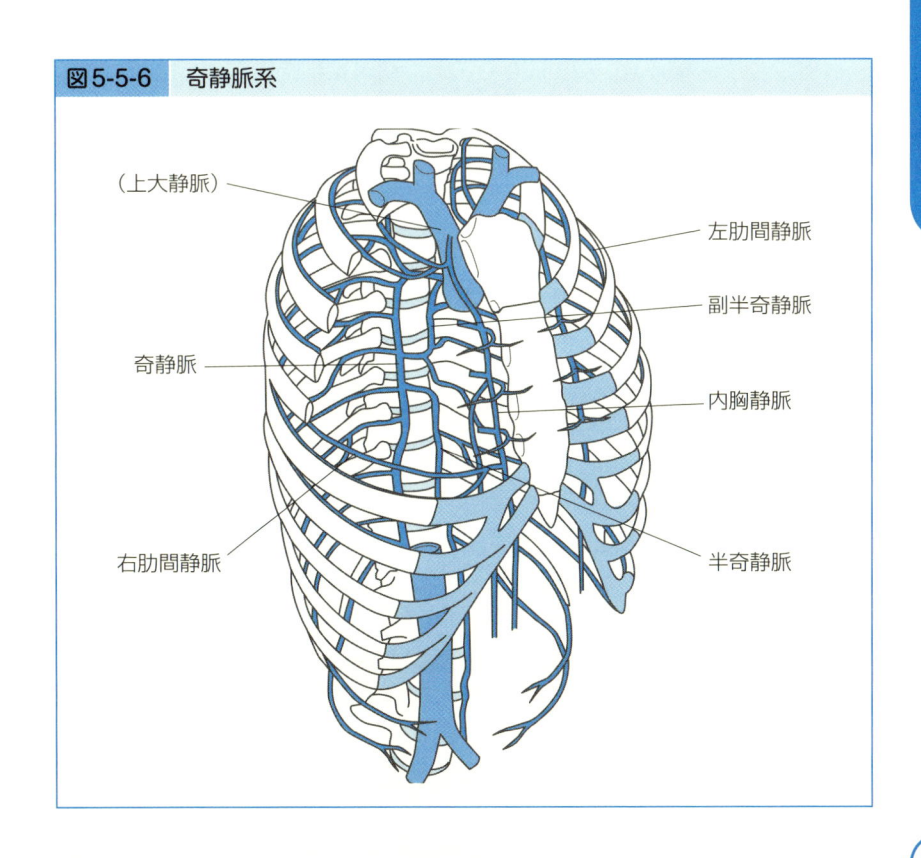

図5-5-6　奇静脈系

（上大静脈）
左肋間静脈
副半奇静脈
奇静脈
内胸静脈
半奇静脈
右肋間静脈

●静脈環流

　静脈では圧が弱いため、血液の流れはゆっくりとしています。特に下半身では、血液を心臓に戻すためには重力に逆らって流れなければいけないので、血液が停留しがちです。しかし、血液は必ず心臓へ戻さなければならないので、静脈系にはいくつかの環流のための補助機構が備わっています。

　1つ目は「筋ポンプ」です。筋の多くは収縮時に横幅が拡大します（力こぶを思い起こしてください）。この時、間を走る血管は圧縮されて、内部の血液が押され、流れが生じます。これにより徐々にですが、血液が環流します。

> **Check Point!**
> 立ち仕事が長いと、足はむくみます。これは静脈の環流が弱いからです。それでも、立つためのバランスをとるために筋が収縮しています。ところが、椅子に長時間座っていると下腿の筋は全く収縮しないので、静脈環流が極めて低下し、むくみがひどくなり、血栓症を起こすことがあります。これがエコノミークラス症候群です。

　2つ目は「呼吸ポンプ」です。呼吸では、吸気時には横隔膜が下降し、胸腔が陰圧になります。これに対して腹腔は横隔膜に押され、陽圧になります。このとき、腹部の静脈から胸部の静脈へ向かって血流が起こります。

●血液の循環経路

　動脈、静脈の話の次は、血液循環の話じゃ。ちなみに、動脈血とは酸素を多く含む血液、静脈血は酸素の少ない血液のことじゃ。

● 体循環（大循環）

全身へ酸素と栄養を供給し、二酸化炭素と老廃物を回収する経路です。

● 肺循環（小循環）

　肺へ静脈血を送り二酸化炭素を排出し、酸素を得て心臓へ戻る経路です。

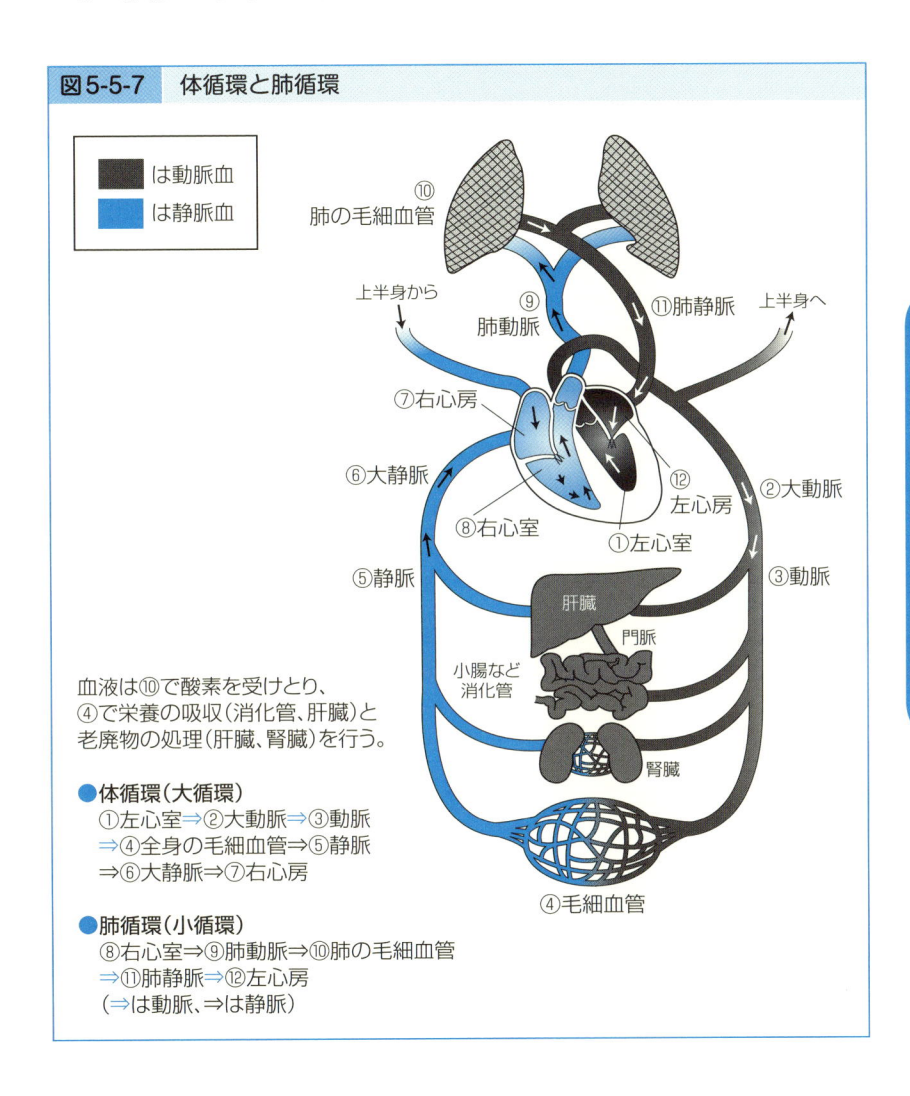

図5-5-7　体循環と肺循環

■は動脈血
■は静脈血

⑩肺の毛細血管
上半身から
⑨肺動脈
⑪肺静脈
上半身へ
⑦右心房
⑥大静脈
⑫左心房
②大動脈
⑧右心室
①左心室
③動脈
⑤静脈
肝臓
門脈
小腸など消化管
腎臓
④毛細血管

血液は⑩で酸素を受けとり、④で栄養の吸収（消化管、肝臓）と老廃物の処理（肝臓、腎臓）を行う。

● 体循環（大循環）
　①左心室⇒②大動脈⇒③動脈
　⇒④全身の毛細血管⇒⑤静脈
　⇒⑥大静脈⇒⑦右心房

● 肺循環（小循環）
　⑧右心室⇒⑨肺動脈⇒⑩肺の毛細血管
　⇒⑪肺静脈⇒⑫左心房
　（⇒は動脈、⇒は静脈）

● 門脈循環

　腸で吸収した栄養を肝臓へ送る経路です（→p.131）。消化管に分布する血管のほとんどが肝臓を経由して心臓に戻ります。

　腸間膜動脈→腸の毛細血管→腸間膜静脈→門脈→肝臓の毛細血管→中心静脈→肝静脈→下大静脈

● **胎児循環**

　胎児期には肺や消化管は機能しておらず、酸素や栄養は胎盤を介して母親から供給されます。このため、胎児循環では成人の循環では見られない胎盤と連絡する血管（臍静脈、臍動脈）や、肺を迂回するための構造（卵円孔、動脈管）などが存在しています。

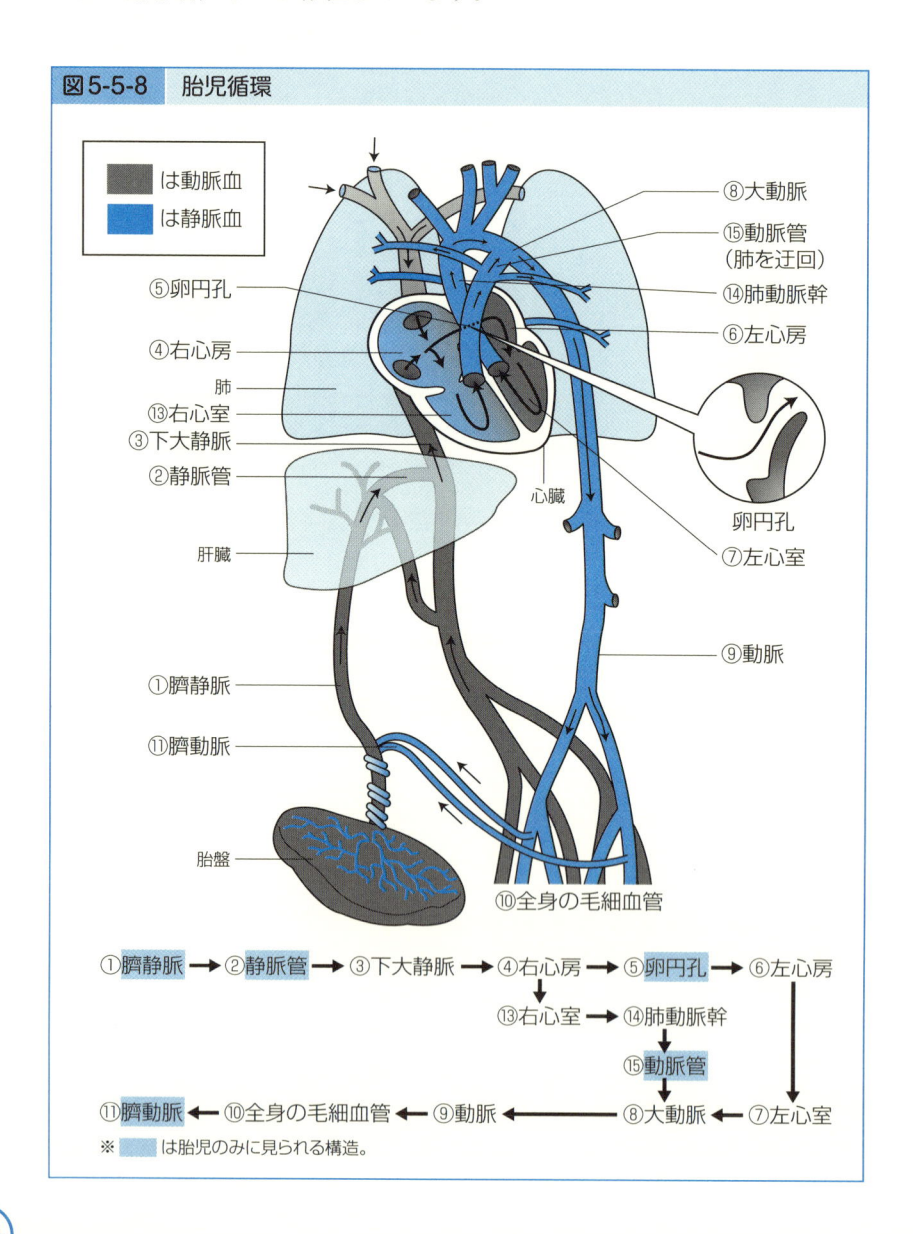

図5-5-8　胎児循環

凡例：
- ■は動脈血
- ■は静脈血

図中の番号：
- ①臍静脈
- ②静脈管
- ③下大静脈
- ④右心房
- ⑤卵円孔
- ⑥左心房
- ⑦左心室
- ⑧大動脈
- ⑨動脈
- ⑩全身の毛細血管
- ⑪臍動脈
- ⑬右心室
- ⑭肺動脈幹
- ⑮動脈管（肺を迂回）

①臍静脈 → ②静脈管 → ③下大静脈 → ④右心房 → ⑤卵円孔 → ⑥左心房
　　　　　　　　　　　　　　　　　　　　⑬右心室 → ⑭肺動脈幹
　　　　　　　　　　　　　　　　　　　　　　　　　　⑮動脈管
⑪臍動脈 ← ⑩全身の毛細血管 ← ⑨動脈 ← ⑧大動脈 ← ⑦左心室

※ ■は胎児のみに見られる構造。

●毛細血管

毛細血管は細動脈と細静脈を結ぶ血管で、全身の組織内に網目状に分布しています。毛細血管には外膜、中膜がなく、内皮細胞のみで構成されており、ところどころに小さな孔が存在します。この孔を介して血液の血漿成分の一部とリンパ球が出入りし、組織への栄養の供給と老廃物の回収（物質交換）を行っています。脳などの一部の毛細血管には孔がありません。

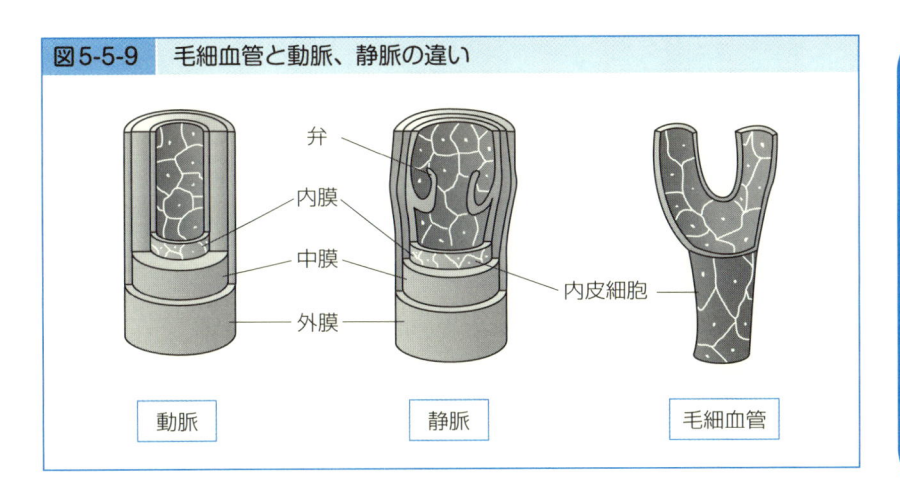

図5-5-9　毛細血管と動脈、静脈の違い

弁
内膜
中膜
内皮細胞
外膜

動脈　　静脈　　毛細血管

Check Point! 毛細血管は全身の組織内に分布するため、その長さは莫大なものがあります。一説によると一人の人間の毛細血管を含めた血管すべてをつなげると、地球を2周半する長さになるそうです。

- 血管はふさがっていると思っていましたけど、血漿やリンパ球が通過できるくらいの小さな孔があいているんですね。

- そういえば、白血球の中でリンパ球が一番小さかったものね。

- 次はそのリンパ球の話じゃよ。

5-6 リンパ系

「リンパ系」はリンパ液の循環を行う器官の集合です。その構成は「リンパ管」「リンパ節」「脾臓」「胸腺」「扁桃」で成り立っています。その役割としては、体を細菌やウイルスから防御する働きと、細胞間にある液体成分を集めて静脈に戻すことが挙げられます。

●リンパ液の構成

「リンパ液」はリンパ管内を流れる液体を指し、「リンパ」とも呼ばれます。淡黄色の透明な液体で、組織液[*1]が毛細リンパ管から入ったものなので、その成分構成は血漿に似ています。主な成分はリンパ球（→p.108）ですが、末梢ではその数は少なく、リンパ節で補給されます。

●リンパ管

リンパ管は全身に分布する管状の器官で、構造的には静脈に類似しています。静脈と同様に「毛細リンパ管」「リンパ管」「リンパ本幹」と進み、最終的に静脈に合流します。

毛細リンパ管は組織内に分布し、組織液の回収を行います。毛細リンパ管が合流してリンパ管となり、リンパ管同士が合流しますが、この合流点には「リンパ節」があり、その後、リンパ管はリンパ本幹に合流します。

腹部にあるリンパ本幹には、「乳ビ槽」と呼ばれる構造が存在します。乳ビ槽は腸で吸収された脂肪を多く含むリンパ液が集合するため、乳白色に見えることで命名された構造です。この流れは胸部へ進み、胸管（左リンパ本幹）となり、左上半身のリンパ液を集め、左静脈角[*2]に注ぎます。右上半身のリンパ管は右リンパ本幹に合流し、右静脈角に注ぎます。

[*1]：動物の細胞間にある液体成分。毛細血管からしみ出た血漿とリンパ球からなり、細胞に栄養分を与え、老廃物を受け取る。
[*2]：内頸静脈と鎖骨下静脈の合流点。

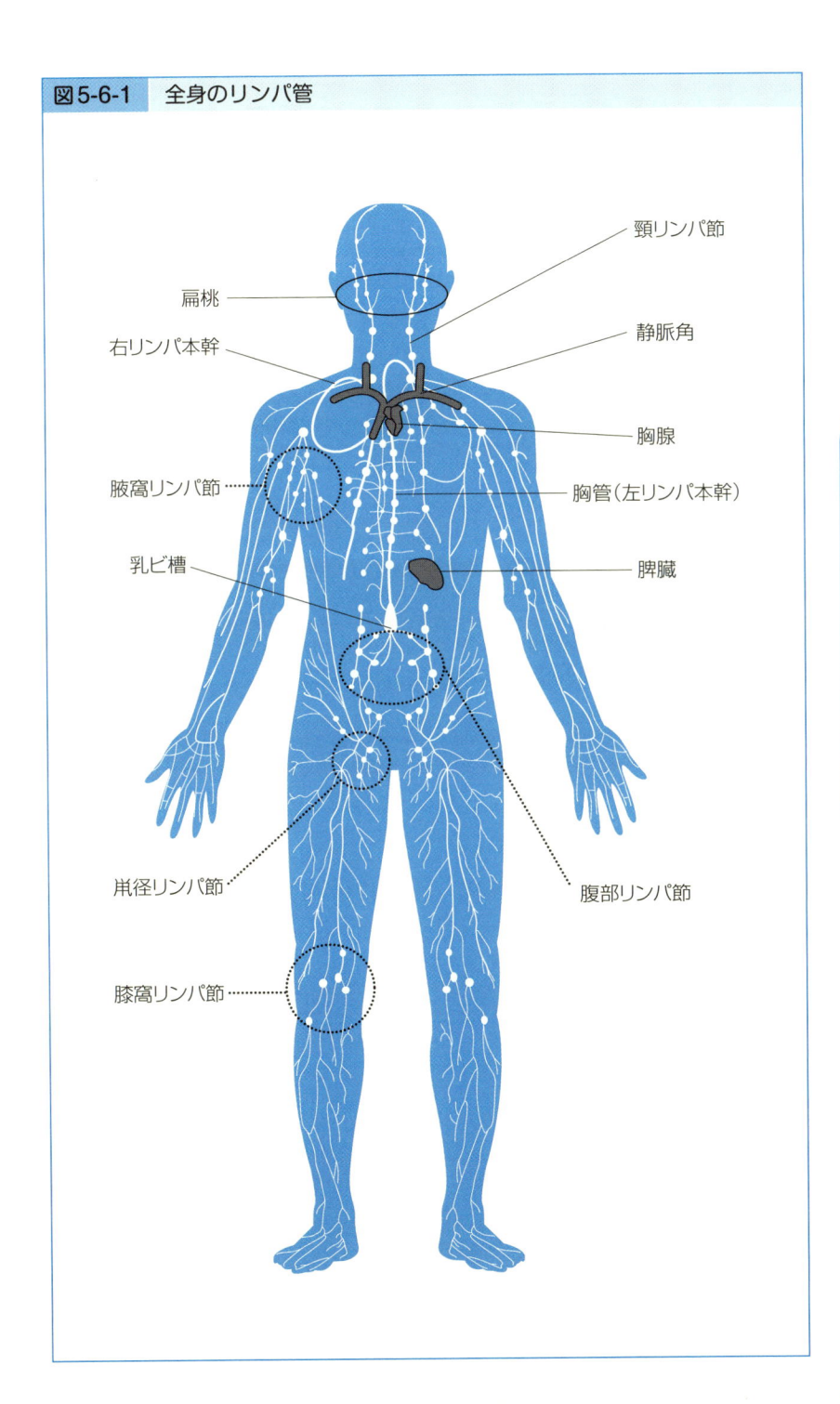

図5-6-1　全身のリンパ管

- 扁桃
- 右リンパ本幹
- 腋窩リンパ節
- 乳ビ槽
- 鼠径リンパ節
- 膝窩リンパ節
- 頸リンパ節
- 静脈角
- 胸腺
- 胸管（左リンパ本幹）
- 脾臓
- 腹部リンパ節

第5章　血液、リンパ、循環器系

●リンパ節は楕円形の器官

　リンパ節は、リンパ管の途中にある米粒大から枝豆大の楕円形の器官です。リンパ管の合流点で、リンパ節内には多数のリンパ球が存在しており、リンパ液に侵入してきた病原体に対抗するので、感染症などにより腫脹することがあります。このため、体表に近い部分に分布するリンパ節は、触診により感染症の有無を確認する指標となります。

　具体的なリンパ節として以下のものがあります。

- 後頭リンパ節　　頭部の炎症などにより腫脹。
- 耳下腺リンパ節　中耳炎や副鼻腔炎などにより腫脹。
- 顎下リンパ節　　上気道の炎症などにより腫脹。
- 腋窩リンパ節　　上肢の炎症や乳がんなどにより腫脹。
- 鼠径リンパ節　　下肢の炎症や外生殖器の疾患などにより腫脹。

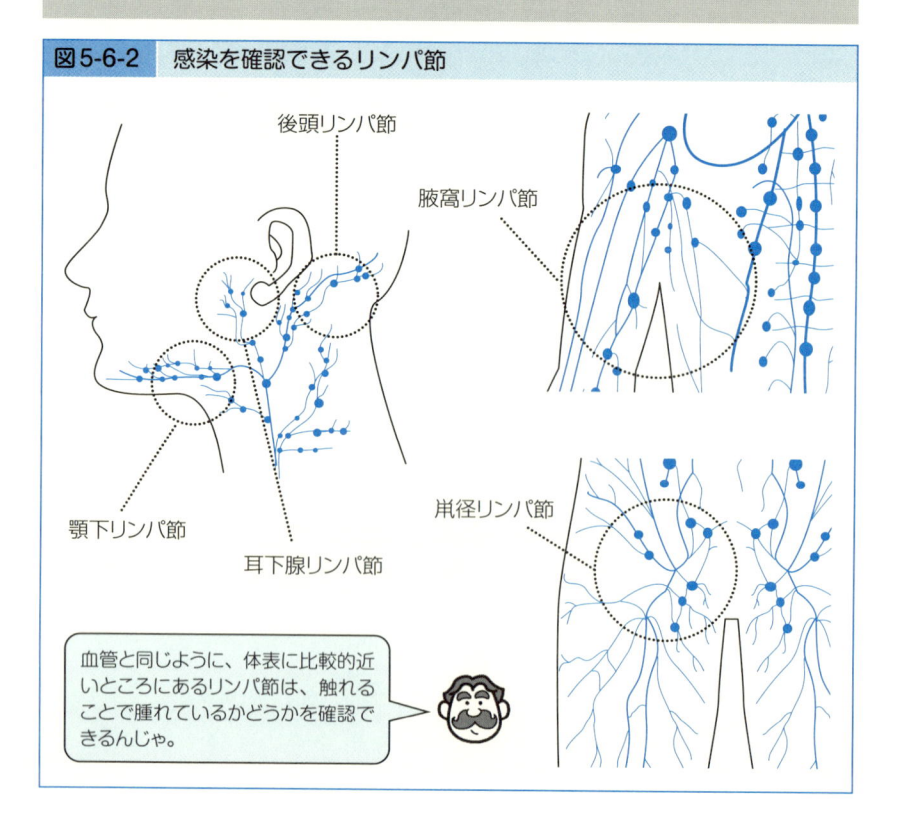

図5-6-2　感染を確認できるリンパ節

後頭リンパ節
腋窩リンパ節
顎下リンパ節
耳下腺リンパ節
鼠径リンパ節

血管と同じように、体表に比較的近いところにあるリンパ節は、触れることで腫れているかどうかを確認できるんじゃ。

●扁桃とリンパ小節

えーと、リンパ液と血液と組織液の関係をもう一度整理すると、"血液"から細胞間にしみ出した血漿とリンパ球が"組織液"になって、それが毛細リンパ管に入ると"リンパ液"になるってことですね？

ふむ、その通りじゃ。

リンパ液の主成分は白血球の1つであるリンパ球。組織液のリンパ球はそれほど多くない……。ということは、リンパ球はリンパ節で補充されるってこと？

正解じゃ。リンパには「細胞間の液体成分を集める役目」と、「リンパ球で体を守る役目」の2つがあるんじゃよ。

　リンパ小節は粘膜下に存在するリンパ組織です。このうち、咽頭周囲の粘膜下に分布するリンパ小節を「扁桃」といいます。これはリンパ小節の存在する粘膜表面の形状がアーモンドの実（扁桃）に似ていることからつけられた名称です。

　扁桃には口蓋扁桃、咽頭扁桃、耳管扁桃、舌扁桃の4種類があり、空気や食物とともに侵入する病原体に対抗する構造です（ワルダイエルの咽頭輪。詳細はp.60）。また、小腸、特に回腸の粘膜下には「孤立リンパ小節」と「集合リンパ小節（パイエル板）」が存在します。これは栄養とともに吸収する異物に対する防御のためです。

●脾臓

　脾臓は上腹部、胃の左側にある実質性の器官です。内部は「赤脾髄」と「白脾髄」とに区分されます。

　赤脾髄は赤血球を多く含み、古くなった赤血球を破壊します。破壊され

た赤血球から出た鉄分は、脾静脈、門脈を経て肝臓へ送られ、再利用されるか、あるいはビリルビン（→p.86）として体外に排泄されます。

白脾髄はリンパ節の集まりで、Ｂリンパ球（→p.108）が生成されます。

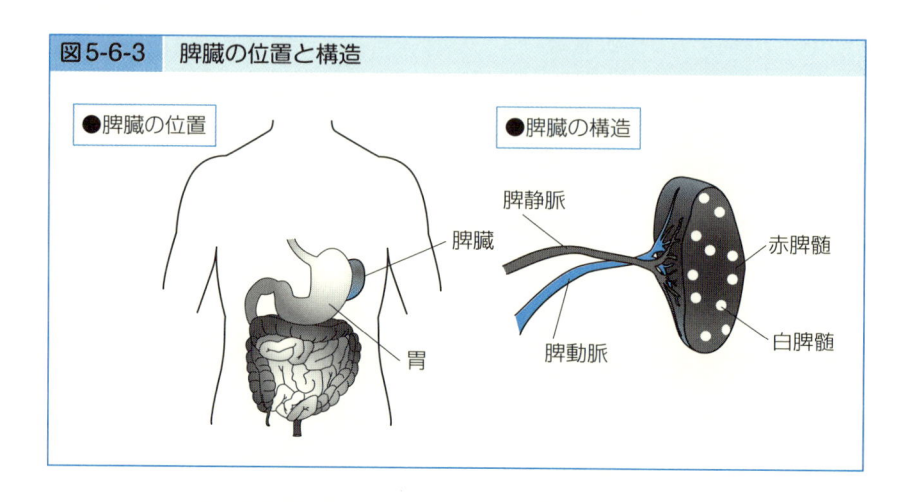

図5-6-3　脾臓の位置と構造

●脾臓の位置
脾臓
胃

●脾臓の構造
脾静脈
脾動脈
赤脾髄
白脾髄

● 胸腺

胸腺は胸腔内の心臓の前にある器官です。幼児期から思春期までは機能しますが、成人になると脂肪化して機能を失います。胸腺は「サイモシン」というホルモンを分泌し、Ｔリンパ球（→p.108）の成熟に関わります。

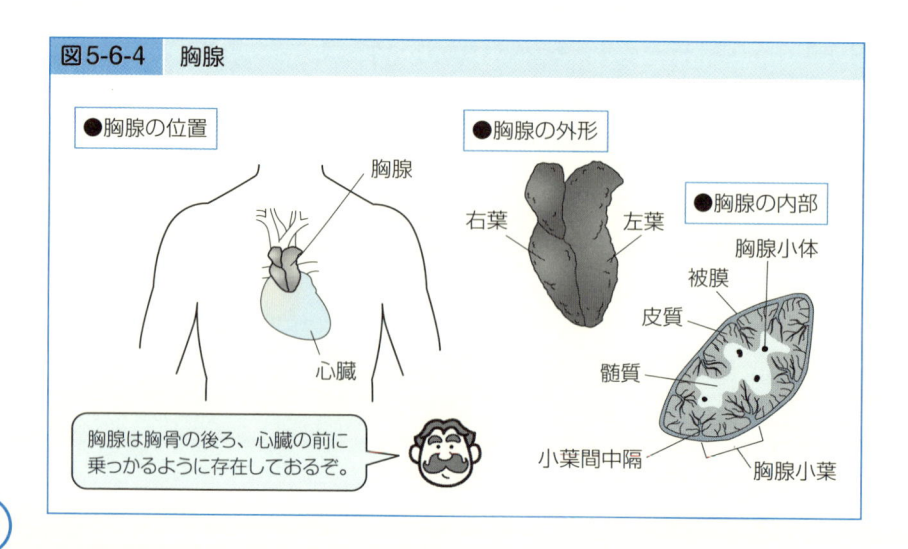

図5-6-4　胸腺

●胸腺の位置
胸腺
心臓

●胸腺の外形
右葉
左葉

●胸腺の内部
胸腺小体
被膜
皮質
髄質
小葉間中隔
胸腺小葉

胸腺は胸骨の後ろ、心臓の前に乗っかるように存在しておるぞ。

第6章
神経系

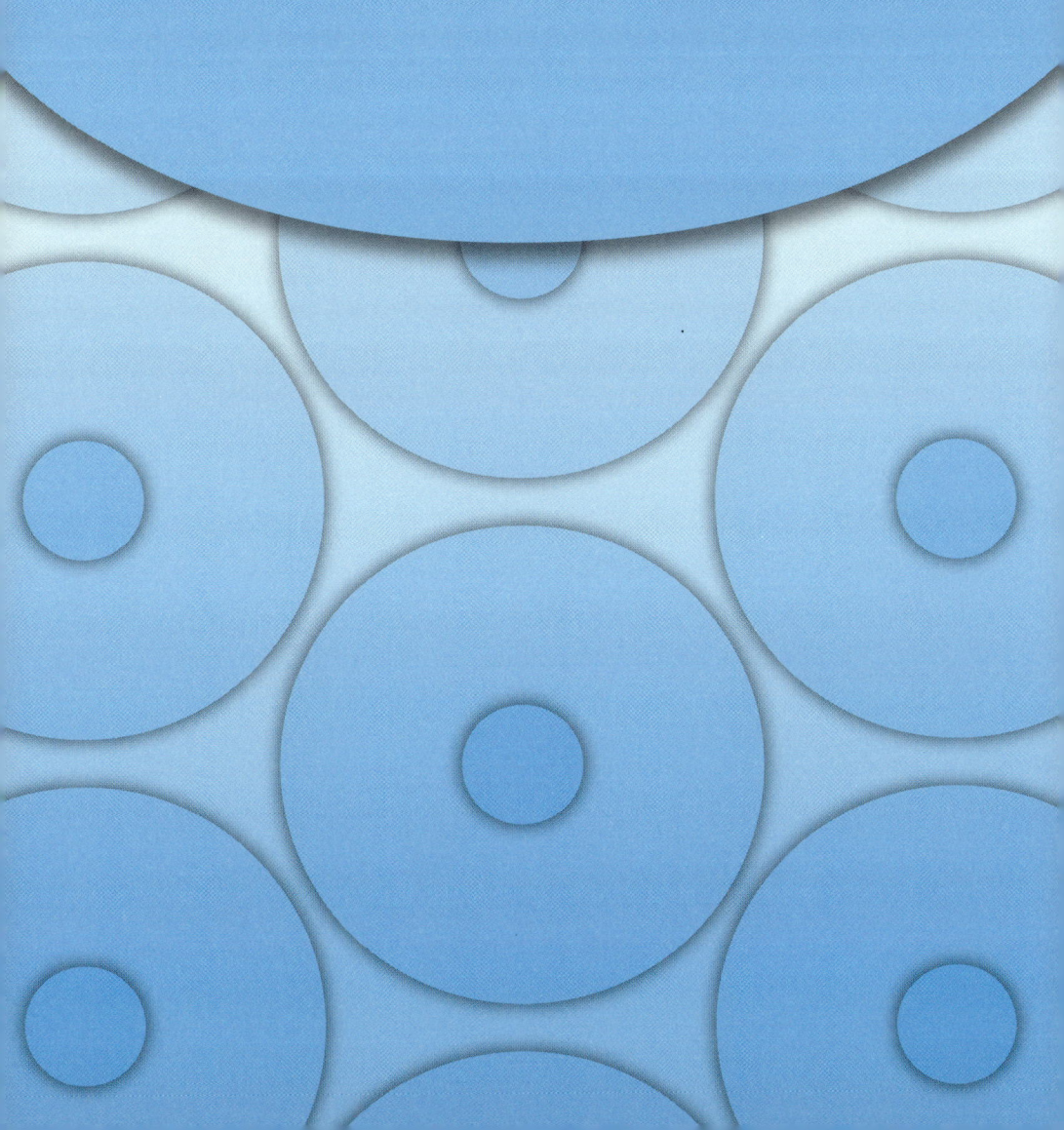

6-1 全身の働きを調節する—神経系

私たちの体は多くの細胞が協調して活動することにより、さまざまな機能が果たされていることは、すでにお話しました。細胞が協調して活動するためには、細胞同士あるいは器官同士で情報のやり取りを行う必要があります。この情報のやり取りに関わるのが神経系、内分泌系、感覚器系です。この章ではまず、神経系について紹介します。

●神経系の基本単位・ニューロン

神経系は全身の各器官に分布し、器官からの情報の伝達と、器官への情報の伝達、各器官から得られた情報の整理・統合を行います。また、統合された情報から新しい興奮（創造）をつくり出します。

神経系の基本的構成単位は「ニューロン」と呼ばれる特殊な細胞です。ニューロンには多数の突起が存在しており、この突起が周囲の細胞との情報伝達を行っています。「樹状突起」は周囲の細胞からの情報の入口となっていますし、「軸索突起（軸索）」は他の細胞への情報の伝達路となっています（ニューロンの構造については p.32 を参照）。

軸索突起の末端は半円形の「神経終末（シナプス運動終板）」となっています。シナプスに電気的な刺激が到達すると、「神経伝達物質（アセチルコリン、アドレナリンなど）」を放出して、次の細胞へ情報を伝達します。軸索突起は長いものでは 60〜70cm に達する構造で、一般的に全身に分布している神経として認識されているものです。

> **Check Point!** 神経伝達物質にはアセチルコリンやアドレナリン以外に、ドーパミン、GABA、エンドルフィンなどがあります。

●神経には中枢と末梢がある

神経系は大きく「中枢神経」と「末梢神経」に区分されます。

中枢神経は「脳」と「脊髄」で構成されており、その構造はニューロンのネットワークであり、情報の整理・統合を行っています。

末梢神経は中枢神経から全身の各組織へ分布するニューロンの軸索突起の集合であり、情報の伝達を行っています。

たとえば、眼から入った映像情報は末梢神経（視神経）を通じて中枢神経（脳）へ送られます。そこで蓄積されている記憶情報と統合されて「過去に見たことがある」という認識が発生します。

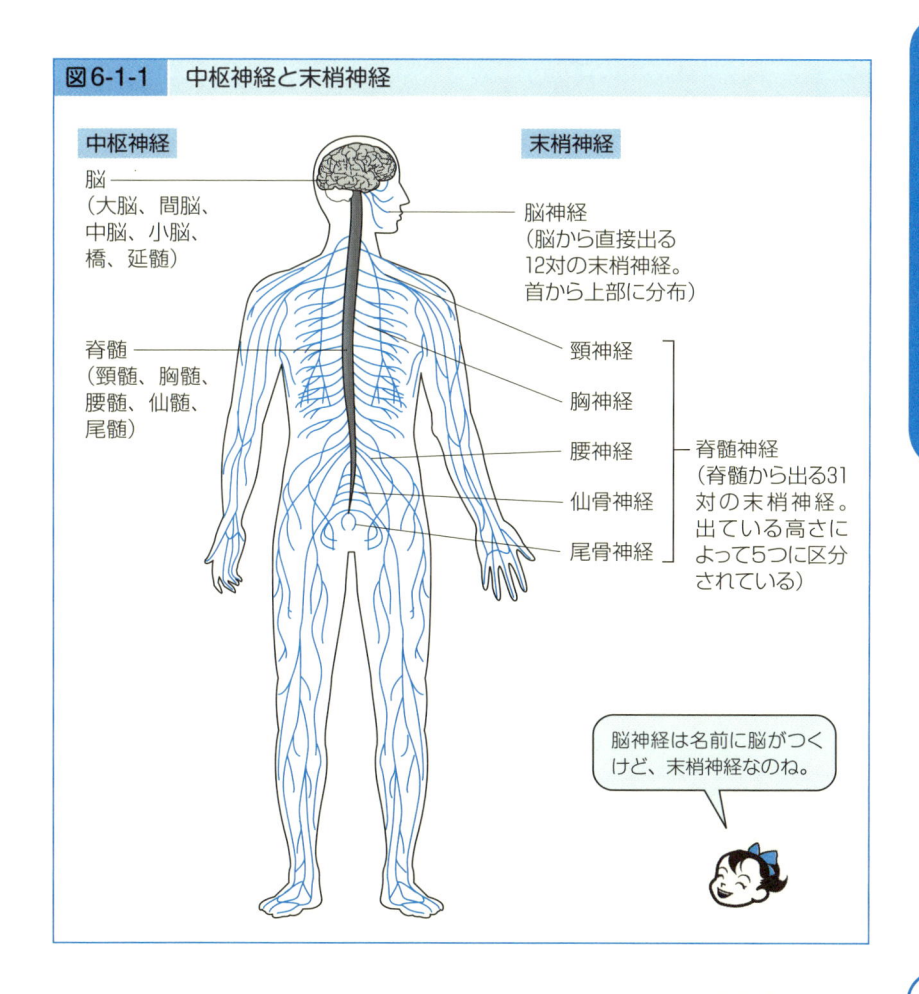

図6-1-1　中枢神経と末梢神経

中枢神経
- 脳（大脳、間脳、中脳、小脳、橋、延髄）
- 脊髄（頸髄、胸髄、腰髄、仙髄、尾髄）

末梢神経
- 脳神経（脳から直接出る12対の末梢神経。首から上部に分布）
- 頸神経
- 胸神経
- 腰神経
- 仙骨神経
- 尾骨神経

脊髄神経（脊髄から出る31対の末梢神経。出ている高さによって5つに区分されている）

> 脳神経は名前に脳がつくけど、末梢神経なのね。

第6章　神経系

6-2 中枢神経① 脳

> 脳は頭蓋内にある、重さ1300〜1500gの軟らかい器官です。脳はさらに「大脳」「間脳」「中脳」「小脳」「橋（きょう）」「延髄」に区分されます。

🧒 脳は神経系に分類されるんですね。神経っていうイメージじゃないけど……。

👨 脳は神経細胞の集まりじゃ。一般に「脳にしわが多いと頭が良い」というじゃろ。これは、しわが多いということはニューロンの数も多く、より多くの回路網を形成できる、ということなんじゃ。

●脳の主要部分―大脳

大脳は脳の中で最も大きく、他の脳をおおっています。大脳の表面には多数のしわ（脳溝（のうこう））が存在し、表面積を拡大しています。これはニューロン数を増加するための構造です。

●左脳と右脳

大脳の中央には縦に走る大きな溝（大脳縦裂）があり、左右に区分されます（大脳半球）。これらを一般的には「左脳」「右脳」と呼んでいます。この2つには機能的な差異があります。

右脳には左半身の筋運動の支配や補助的な言語野があり、左脳には右半身の筋運動の支配や主たる言語野があります。

また、左脳は数学や論理学などの合理的な処理を、右脳は音楽や美術などの情緒的な処理を行うと考えられています。

図6-2-1　大脳の各部位の名称と主な働き

上から見たところ

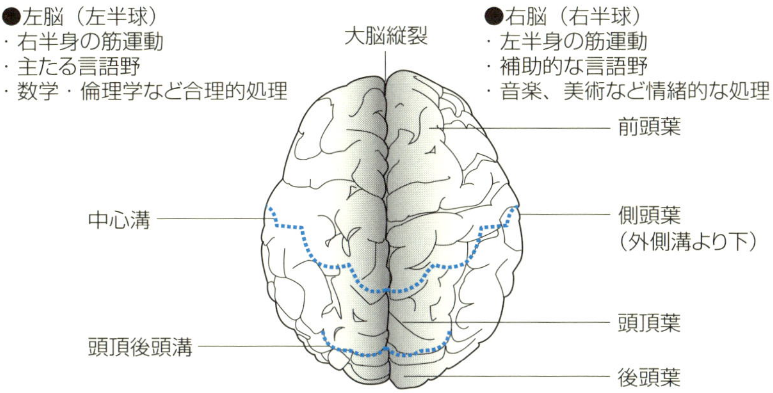

- ●左脳（左半球）
  ・右半身の筋運動
  ・主たる言語野
  ・数学・倫理学など合理的処理

- ●右脳（右半球）
  ・左半身の筋運動
  ・補助的な言語野
  ・音楽、美術など情緒的な処理

（図中ラベル）大脳縦裂／前頭葉／中心溝／側頭葉（外側溝より下）／頭頂後頭溝／頭頂葉／後頭葉

横から見たところ（左脳側面）

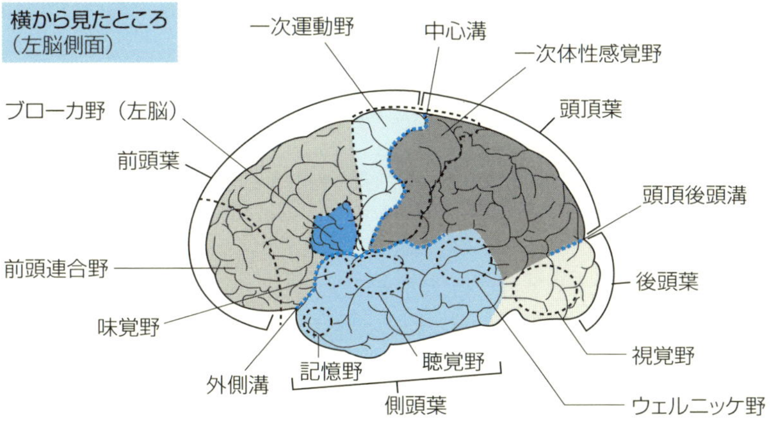

（図中ラベル）一次運動野／中心溝／一次体性感覚野／ブローカ野（左脳）／頭頂葉／前頭葉／頭頂後頭溝／前頭連合野／後頭葉／味覚野／視覚野／外側溝／記憶野／聴覚野／側頭葉／ウェルニッケ野

Check Point!　脳梗塞などで言葉を失った場合、男性に比べて女性のほうが回復率がよいとされています。これは普段、女性が男性より多く右脳を使っており、右脳にある補助的な言語野が活性化されやすいからではないかと考えられています。

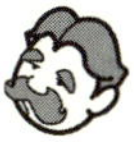

> 男女の考え方の違いも、左脳と右脳の情報処理の差によるという考え方があるんじゃよ。

第6章　神経系

● 大脳の４つの葉

大脳はさらに、「前頭葉」「側頭葉」「後頭葉」「頭頂葉」の４つに区分されます。これらは、それぞれ異なる機能を持っています。

左脳と右脳の違いの次は、部位による機能の違いじゃ。大脳はさらに４つのパートに分けられるぞ。

● 前頭葉

前頭葉は、大脳半球を横に走る比較的大きな溝（中心溝）より前の部分で、全身の筋への運動命令を出す部分（一次運動野）、言葉を話す部分（ブローカ野）、創造や思考を行う部分（前頭連合野）などがあります。特に「前頭連合野」は、大脳の他の部分から送り込まれた情報を統合し、考えをまとめたり、新しい考えを生み出す、最も人間らしい活動を行っている部分です。

● 頭頂葉

頭頂葉は大脳半球の中央頂部にあり、体の各部位の皮膚で捉えた感覚を認識する部分（体性感覚野）があります。

● 側頭葉

側頭葉は、大脳半球の外側にある溝（外側溝）より下の部分で、耳で捉えた音の情報を処理する部分（聴覚野）、聞いた言葉を理解する部分（ウェルニッケ野）、舌で捉えた味の情報を処理する部分（味覚野）、体外から入ってきた情報を保存する部分（記憶野）などがあります。

● 後頭葉

後頭葉は大脳半球の最後部にあり、眼で捉えた光情報を処理する部分（視覚野）があります。

Check Point! 大脳には4つの葉以外に、「辺縁葉(へんえんよう)」という部分があります。大脳下部にあり、表面からは見えません。海馬、扁桃体など系統発生的にかなり古い脳（古皮質）で構成されており、情動などの本能行動に関わっていると考えられています。

図6-2-2　一次運動野と一次体性感覚野の体の各部位の区分図（ホムンクルス）

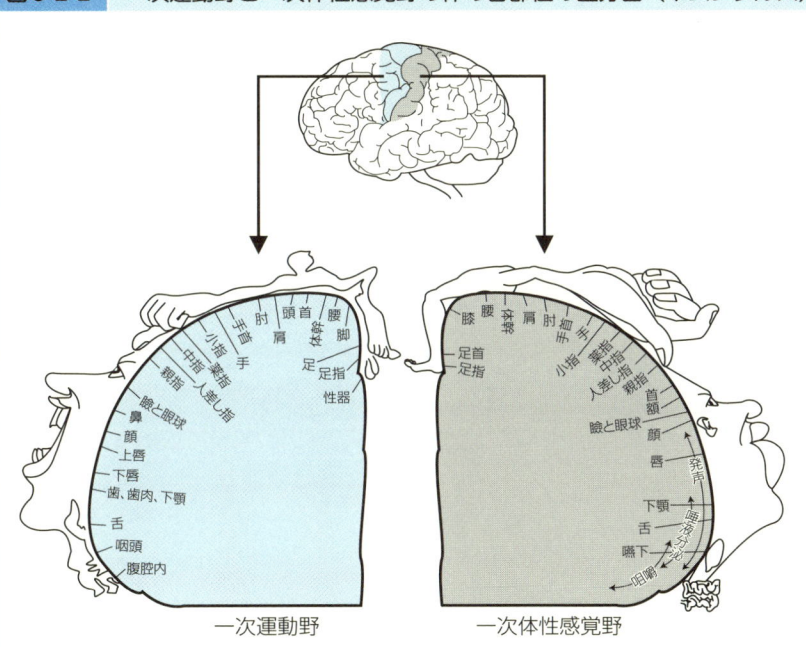

一次運動野の各部位ラベル（上から）：頭首、腰、体幹、脚、足指、性器、肘、肩、手首、小指、薬指、中指、人差し指、親指、手、眼と眼球、鼻、顔、上唇、下唇、歯・歯肉・下顎、舌、咽頭、腹腔内

一次体性感覚野の各部位ラベル（上から）：膝、腰、体幹、肘、肩、手首、手、小指、薬指、中指、人差し指、親指、足首、足指、首、顔、眼と眼球、顔、唇、発声、下顎、舌、嚥下、咀嚼

一次運動野　　　　一次体性感覚野

大脳の体性感覚野と運動野の、体部位との対応関係を示したものがホムンクルスじゃ。ホムンクルスとはラテン語で小人という意味。ヨーロッパには、小人が耳の中などにいて感覚などを司っているという逸話があったので、奇妙な人が描かれるこの図を「小人（ホムンクルス）」と呼んだのじゃよ。

第6章　神経系

●情報処理は表面で行う

さまざまな情報を処理するメインの部分は「機能中枢」と呼ばれます。この機能中枢は大脳の表面（皮質。灰白質ともいう）に分布する神経細胞体[*1]にあり、大脳の内部（髄質。白質ともいう）には、機能中枢に情報を送るコード（神経線維）の集まりがあります。このうち、左右の大脳半球を連絡するコード（交連線維）として「脳梁」、上下の中枢を連絡するコード（投射線維）として「内包」があります。これらの線維を通じて、脳内で常に情報のやりとりが行われています。

また、大脳の中央部付近には「大脳基底核」と呼ばれる神経細胞体の集合体があります。ここには、随意運動[*2]を行う筋の働きを調節する「錐体外路」（運動伝達の経路。詳細はp.172）を中継するニューロンがあります。

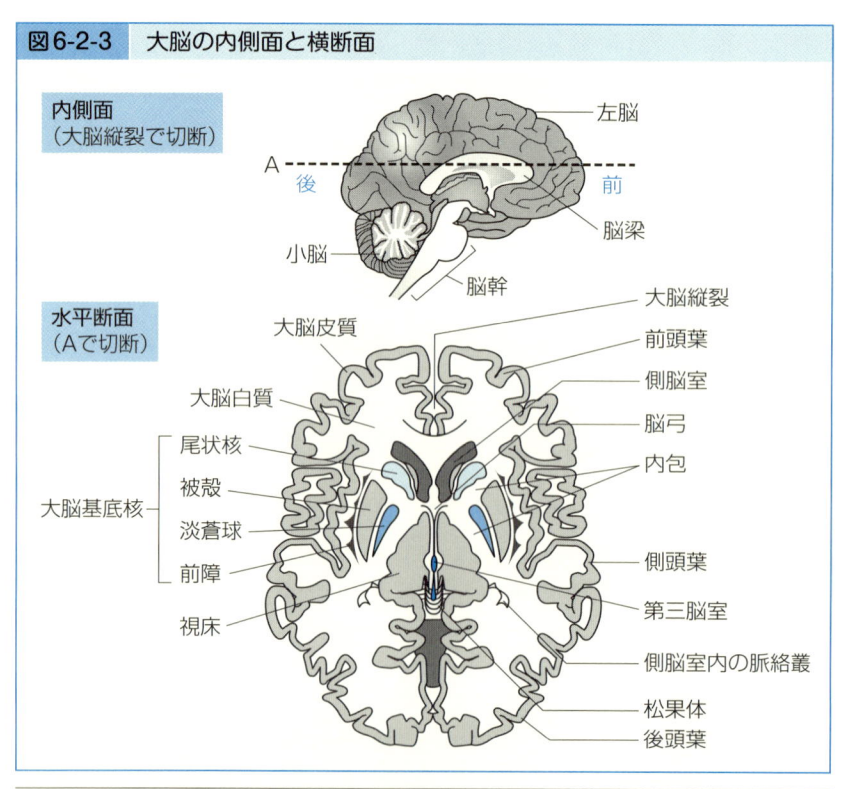

図6-2-3　大脳の内側面と横断面

内側面（大脳縦裂で切断）
- 左脳
- 後　前
- 小脳
- 脳幹
- 脳梁

水平断面（Aで切断）
- 大脳皮質
- 大脳白質
- 大脳基底核
  - 尾状核
  - 被殻
  - 淡蒼球
  - 前障
- 視床
- 大脳縦裂
- 前頭葉
- 側脳室
- 脳弓
- 内包
- 側頭葉
- 第三脳室
- 側脳室内の脈絡叢
- 松果体
- 後頭葉

[*1]：ニューロンの軸索突起と樹状突起以外の本体（p.32参照）。
[*2]：自分の意思によって行われる運動。随意筋が収縮することで起こる。反対に心臓の収縮など、意思に関係なく行われる運動を不随意運動という。

●自律神経の中枢—間脳

間脳は脳のほぼ中央にあり、大脳に完全におおわれています。間脳は「視床」と「視床下部」に区分されます。

視床は下位から感覚情報を伝えてきたニューロンが次のニューロンに乗り換えを行い、大脳皮質の感覚中枢に情報を送る部分です。

視床下部は脳の最も底にあり、「漏斗」という構造で内分泌器官である「脳下垂体（下垂体）」と連絡しています。視床下部には本能行動に関わる自律神経系の中枢が存在します。空腹や満腹の中枢、性行動の中枢、情動の中枢などがあり、さらに内分泌系の最高位の中枢もここにあります。

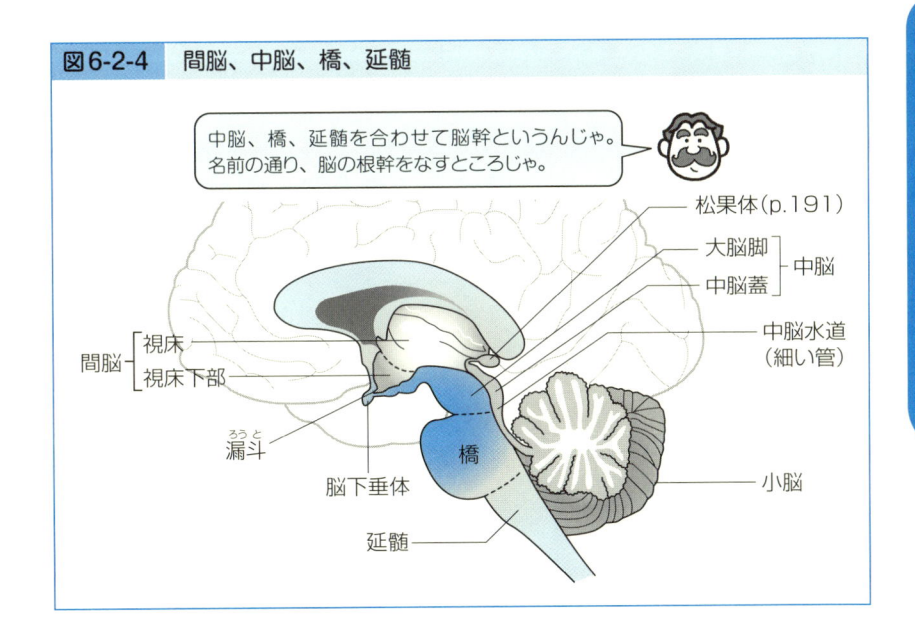

図6-2-4　間脳、中脳、橋、延髄

中脳、橋、延髄を合わせて脳幹というんじゃ。名前の通り、脳の根幹をなすところじゃ。

- 松果体(p.191)
- 大脳脚 ┐中脳
- 中脳蓋 ┘
- 中脳水道（細い管）
- 間脳 ┬ 視床
　　　└ 視床下部
- 漏斗
- 脳下垂体
- 橋
- 小脳
- 延髄

Check Point!　最近の研究で、視床下部にも男女で差があることがわかってきました。性や情動に関わる男女の行動の違いは、視床下部の働きの違いによるもので、そしてそれは生まれる前の胎児期にある程度決まっているようです。

満腹中枢や空腹中枢ってよく聞きますがどういう意味ですか？

食事をして血液中のグルコースが増えたりすると、視床下部の満腹中枢が刺激されて満腹感を感じ、食欲が抑えられる。反対に、空腹で体内の脂肪が分解されて脂肪酸が遊離するなどすると、空腹中枢が刺激されて食欲がわくんじゃよ。

●中脳と橋

　中脳は間脳の後部にあり、「中脳蓋」と「大脳脚」に区分されます。中脳から延髄に続く部分が「橋」で、中脳、橋、延髄を合わせて「脳幹」といいます。中脳にある機能中枢としては、体勢保持の中枢があります。体勢保持の機能とは、たとえば歩行の際、一時的に片足で体重を支えることになりますが、転ぶことはありません。これは下肢の筋全体が緊張してバランスをとっているためです。また、光によって瞳孔が縮小（縮瞳）する対光反射の中枢も中脳にあります。

　橋には排尿の中枢が存在します。さらに、中脳から橋にかけて睡眠・覚醒に関わる網様体*が分布しています。

> **Check Point!**　テレビドラマなどで、臨終の時に医師がペンライトで眼に光をあてますが、あれは対光反射の有無を確認しています。反射がなければ、中脳（脳幹）が機能を失い、脳死状態であることを意味します。

●運動調節や平衡感覚の中枢―小脳

　小脳は大脳の後下部にあり、大脳の次に大きい脳です。

　小脳には、運動調節の中枢があります。運動調節は、随意運動で動く複数の筋の運動を調節する機構で、スポーツなどで活用する機能です。また、平衡感覚や深部感覚の中枢などもあります。

---

*中脳から延髄にかけて見られる構造で、神経線維の網に神経細胞が散在している。

●生命の維持機能の中枢―延髄

延髄は脳の最後部にあたる部分で、その先は脊髄となります。延髄の下部には「錐体（すいたい）」と呼ばれる部分があり、ここで左右の神経線維がクロスして反対側に移動します。このため、左脳は右半身を、右脳は左半身を支配しています。

延髄は生命の維持に関わるさまざまな機能の中枢が存在するため、生命中枢といわれています。心臓の拍動や血管の収縮に関わる中枢（循環中枢）、呼吸筋の運動に関わる中枢（呼吸中枢）、咽頭周囲の筋の運動に関わる中枢（嚥下中枢）、異物の吐き出し（嘔吐中枢）などの中枢が存在しています。

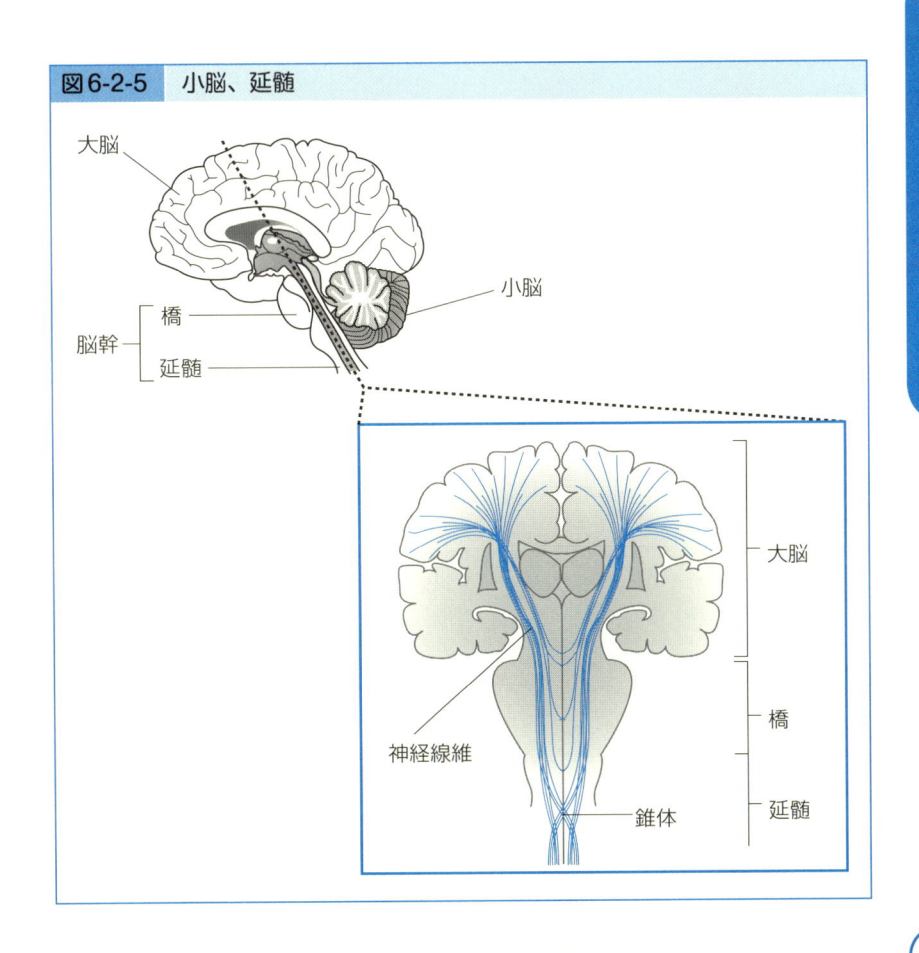

図6-2-5　小脳、延髄

6-3 中枢神経②
脊髄

> 脳とともに中枢神経を担っているのが脊髄です。脊髄は背骨（脊柱）の中心の管（脊柱管）内にある、全長約45cmの細長い器官です。上部は延髄に続いており、下部は脊髄自体が第1腰椎の高さで終わっており、その先は脊髄神経の束で構成される「馬尾」となっています。

- 脊髄も、脳と同じくらい重要な部分なんじゃよ。

- 脊髄って、背骨の中を通っている神経の束ですね。

- 脊髄は，脳から下降してきたニューロンが、末梢神経に乗換える場所なんじゃ。だから脊髄を損傷すると、脳や末梢に問題がなくても、神経の伝達が断たれてしまうんじゃ。

● 2つの膨らみは末梢神経の細胞体の集まり

　脊髄の外観を見ると、2つの膨らみが見てとれます。これらの膨らみを「頸膨大」と「腰膨大」といいます。

　頸膨大には上肢に分布する多数の末梢神経の細胞体が、腰膨大には下肢に分布する多数の末梢神経の細胞体があります。この部分が膨らんでいるのは、ちょうど乗り換え線の多い駅が大きいのと同じことです。

　脊髄は上から「頸髄」「胸髄」「腰髄」「仙髄」「尾髄」に区分されます。脊髄の断面は楕円形で、その中央にH形の「灰白質」が存在し、その外側に「白質」が存在します。この配置は脳とは逆になっています。

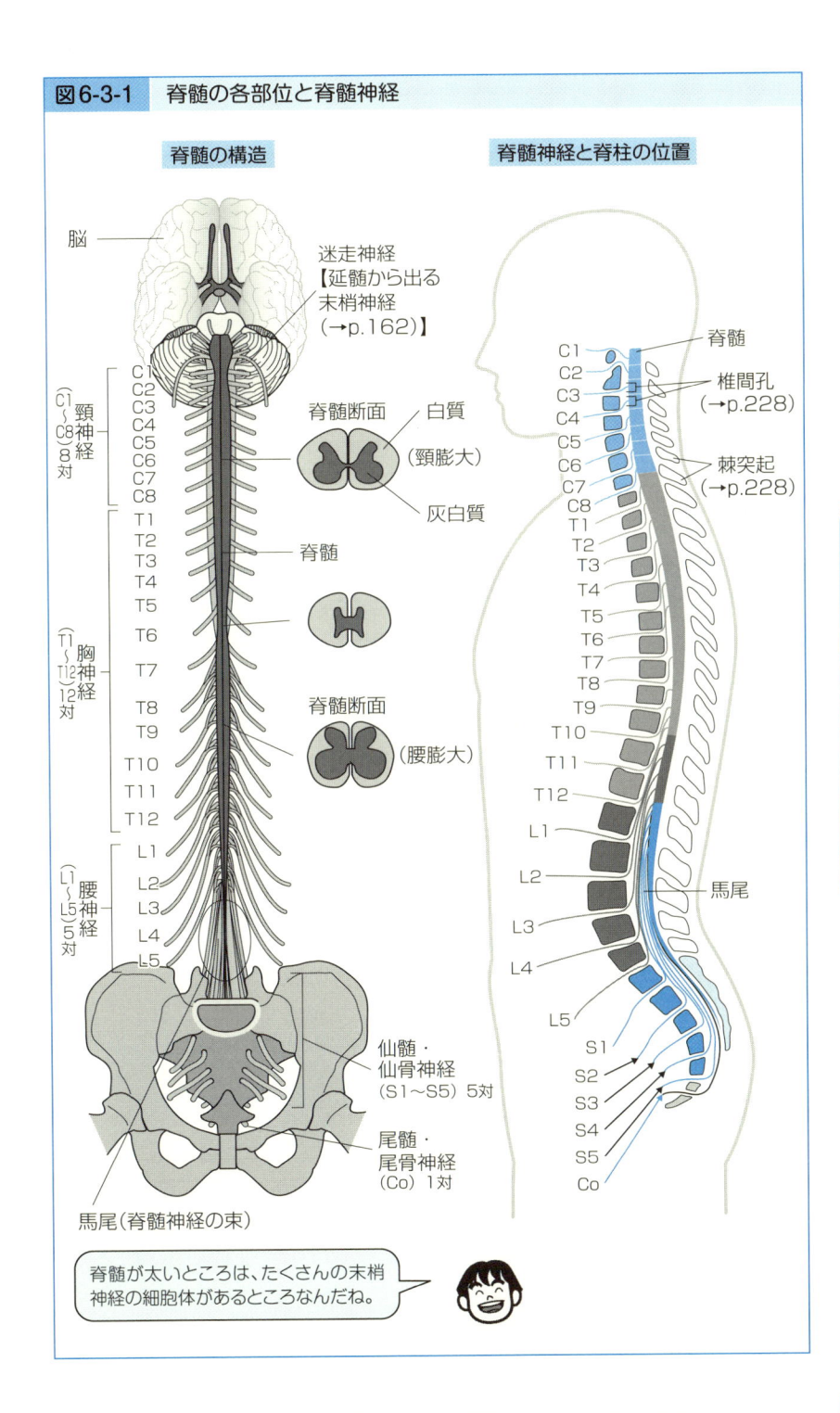

図6-3-1　脊髄の各部位と脊髄神経

脊髄の構造

- 脳
- 迷走神経【延髄から出る末梢神経（→p.162）】
- 頸神経（C1～C8）8対：C1, C2, C3, C4, C5, C6, C7, C8
- 胸神経（T1～T12）12対：T1, T2, T3, T4, T5, T6, T7, T8, T9, T10, T11, T12
- 腰神経（L1～L5）5対：L1, L2, L3, L4, L5
- 仙髄・仙骨神経（S1～S5）5対
- 尾髄・尾骨神経（Co）1対
- 馬尾（脊髄神経の束）

脊髄断面：白質（頸膨大）、灰白質

脊髄断面：（腰膨大）

脊髄神経と脊柱の位置

- 脊髄
- 椎間孔（→p.228）
- 棘突起（→p.228）
- C1, C2, C3, C4, C5, C6, C7, C8
- T1, T2, T3, T4, T5, T6, T7, T8, T9, T10, T11, T12
- L1, L2, L3, L4, L5
- 馬尾
- S1, S2, S3, S4, S5, Co

> 脊髄が太いところは、たくさんの末梢神経の細胞体があるところなんだね。

第6章　神経系

●灰白質は中枢神経と末梢神経の乗り換え口

　灰白質には「前角」「側角」「後角」があります。

　前角は、脳から下行してきたニューロンが、末梢神経の運動ニューロンに乗り換える部分で、運動ニューロンの細胞体が存在します。この運動ニューロンの軸索突起が、脊髄から離れて全身へ分布します（前根）。

　後角は末梢の受容器から情報を運んできた感覚ニューロンの神経線維（後根）がニューロンを乗り換えて脳へ上行していきます。

　この前角と後角にあるニューロンの軸索突起の束（前根と後根）が合流したものを「脊髄神経」といいます。

　側角には、反射に関わる自律神経ニューロンの細胞体があります。

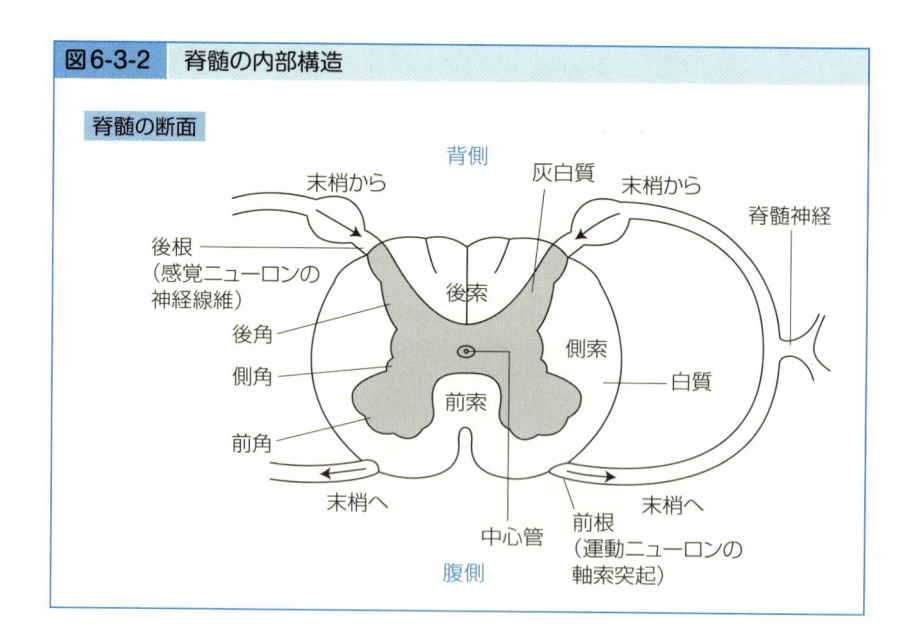

図6-3-2　脊髄の内部構造

●白質は連絡コード

　白質は神経線維の集合で、「前索」「側索」「後索」に区分されます。ここは灰白質の前角や後角にあるニューロンと、上位の中枢にあるニューロンを連絡するコード（神経線維）が存在する部分です。

たとえば側索には、大脳の運動中枢からの命令を末梢の筋へ伝える神経線維が通ります。また、後索には、皮膚からの感覚を中枢に伝える神経線維が通ります。

●反射の中枢は脊髄にある

さらに、脊髄には前角と後角を結ぶ経路があります。この経路は後角にもたらされた情報を短時間で前角にある運動ニューロンに渡し、素早い筋収縮を行うためのものです。これは、いわゆる「反射経路」です。

脊髄にはさまざまな反射の中枢があります。たとえば、指先に針や刺（とげ）が当たったときに腕を引く（屈曲反射）、膝の下の腱をハンマーで叩くと、下腿が持ち上がる（伸展反射）などの処理は脊髄で行われます。反射は脊髄で対応するので、誰がやっても個人差はなく、同じ反応になります。

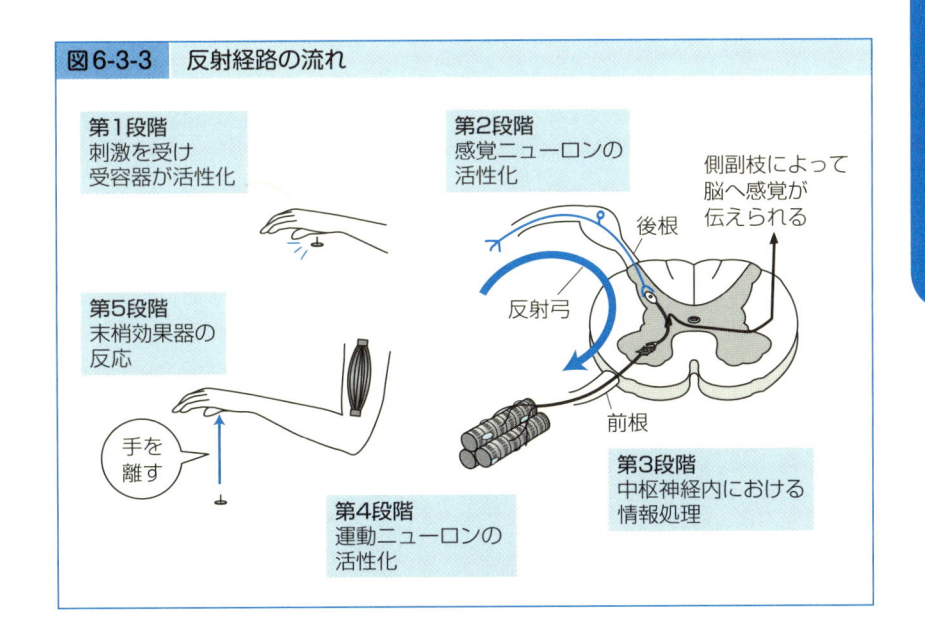

図6-3-3　反射経路の流れ

第1段階　刺激を受け受容器が活性化
第2段階　感覚ニューロンの活性化
第3段階　中枢神経内における情報処理
第4段階　運動ニューロンの活性化
第5段階　末梢効果器の反応

側副枝によって脳へ感覚が伝えられる
後根
反射弓
前根
手を離す

Check Point!　ポリオ（小児麻痺）という病気は、ウイルスによって脊髄前角が炎症を起こす病気で、運動ニューロンが障害され、筋麻痺を起こします。

第6章　神経系

6-4 脳脊髄液と髄膜

[脳と脊髄は、「神経管」と呼ばれる管状の構造から発達しています。
したがって、断面を見ると、中心付近に空洞状の構造が見られます。]

● 脳脊髄液は脳室でつくられる

脳に見られる空洞を「脳室（側脳室、第3脳室、第4脳室、中脳水道）」、脊髄に見られる空洞を「中心管」（→p.156、図6-3-2）といいます。

脳室には、「脈絡叢」と呼ばれる豊富な血管と上衣細胞*で構成される構造があり、脳脊髄液を産生しています。

Check Point! 脳室は加齢によって拡大することがあります。これは脳が萎縮することによって起こる現象で、認知症やアルツハイマー病を診断する指標の1つとなります。

● 脳は脳脊髄液に浮かんでいる

脳脊髄液は脳室と中心管を充たした後、小さな孔（マジャンディ孔、ルシュカ孔）から「クモ膜下腔」に流れ込みます。

クモ膜下腔は中枢神経をおおう「髄膜（→p.160）」に見られる構造なので、脳と脊髄は脳脊髄液の中に浮遊した状態となっています。これはとても重要なことで、外部からの衝撃に対し、脳脊髄液がクッションとなり、脳や脊髄にダメージが及ばないようになっています。

脳脊髄液はその後、硬膜静脈洞内（→p.132）に突出したクモ膜顆粒から静脈へと排出されます。脳脊髄液の排出が低下すると脳圧が高まり、機能障害を起こします（水頭症）。逆に、硬膜が損傷し、脳脊髄液が漏れると神経が沈下し、他の構造物と接触するため、やはり機能障害を起こします。

*脳室の壁（上衣）を構成する細胞。形態は部位により異なるが、表面に多数の繊毛が生えている。

図6-4-1　脳室と脳脊髄液の流れ

■ 脳脊髄液に満たされている部分

- 側脳室（左右の大脳半球内部に対称的に1個ずつある。1、2脳室に相当するがそう呼ばない）
- 脈絡叢（第3脳室脈絡叢）（各脳室にあり、脳脊髄液を産出）
- クモ膜顆粒（脳脊髄液を静脈へ排出）
- 大脳
- 硬膜 ┐
- クモ膜 ├髄膜
- 軟膜 ┘
- クモ膜下腔
- 硬膜静脈洞
- 小脳
- 第3脳室
- 中脳水道
- 第4脳室
- 脈絡叢（第4脳室脈絡叢）
- 中心管へ
- マジャンディ孔／ルシュカ孔（脳室からクモ膜下腔に脳脊髄液が流れ出る孔）

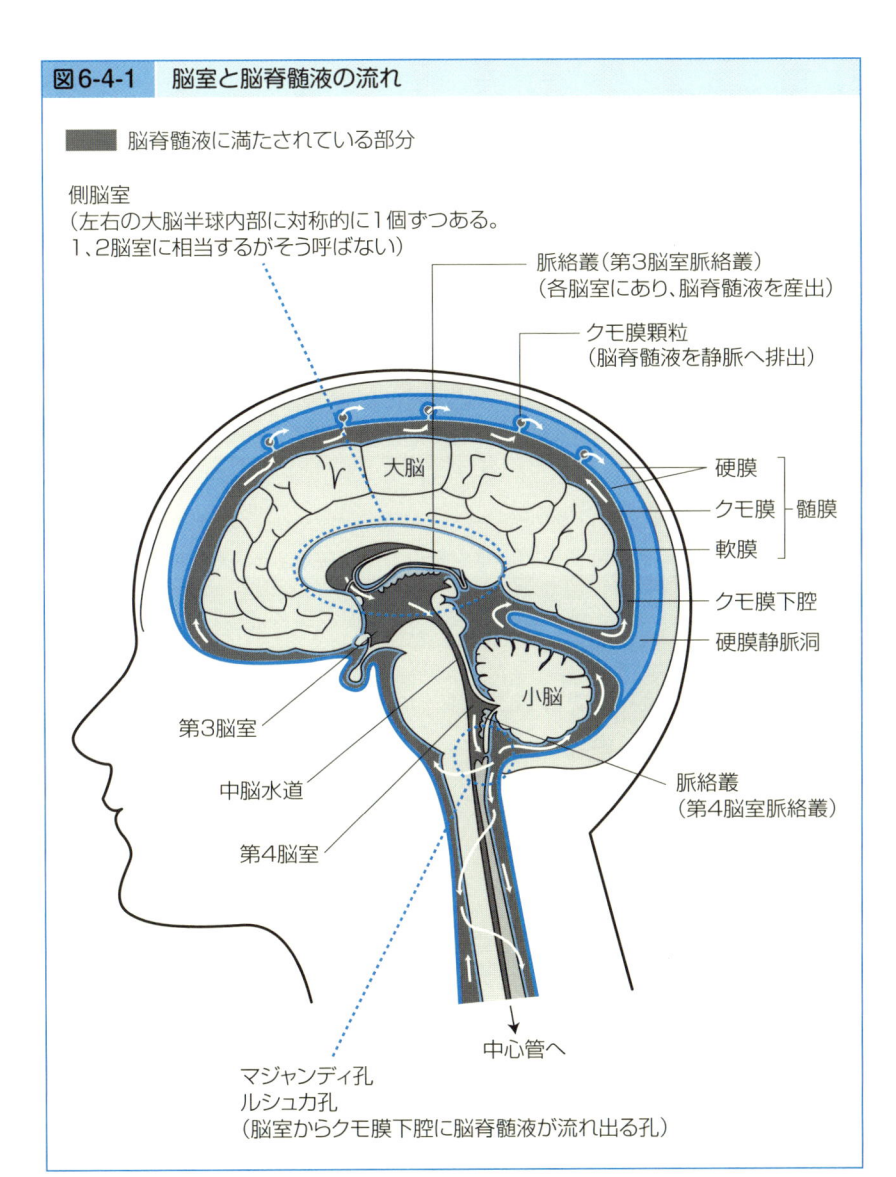

第6章　神経系

Check Point!　脳脊髄液の検査には、腰椎穿刺（せんし）が行われます。腰椎穿刺は第3腰椎の高さで硬膜下に針を刺します。この高さでは脊髄がなく、馬尾のみが存在するので、針によって神経を損傷することなく、脳脊髄液を採取することができます。

●脳と脊髄を包む髄膜

　脳と脊髄は3種類の膜でおおわれています。外側から「硬膜」「クモ膜」「軟膜」です。3種類の膜を合わせて「髄膜」といいます。

　硬膜は一番外側をおおう膜で最も厚く、硬い構造をしており、内部に硬膜静脈洞が存在します。クモ膜は上衣細胞と結合組織性線維で構成されます。線維は網目構造をしており、空間が形成されます。この空間を「クモ膜下腔」といい、脳脊髄液で満たされており、豊富な血管が存在します。軟膜は脳や脊髄の表面に密着する薄い膜です。

> **Check Point!**　脳には感覚神経は分布していません。したがって、脳は痛みを感じません。しかし、頭痛は起こります。頭痛は硬膜に分布する感覚神経によって伝えられるのです。

　頭痛ってよく起こるのに、脳そのものに感覚神経が分布していないなんて意外だなぁ。

　頭痛のほとんどは脳ではなく、頭蓋骨の外にある血管や筋肉によるものと考えられておる。目や鼻の炎症を、頭痛として感じることもあるんじゃよ。

　クモ膜下出血は別ですよね。出血した血液が硬膜にある感覚神経を刺激することで、激しい痛みがあるそうよ。

　突然死の約7％は、クモ膜下出血が原因とみられておる。一度起こると再発しやすいので、注意が必要じゃ。

　クモ膜下出血は女性がなりやすいって聞きましたけど……。

　そうなんじゃ。ただ、その理由はよくわかっていないんじゃよ。

6-5 末梢神経

[末梢神経は中枢神経から出て、全身の各組織に分布するコード状の構造で、情報の輸送・伝達を行います。]

● 神経系の講義が難しい理由

多くの末梢神経は、その行き先がほぼ特定の領域の構造に限定されています。そして、それらの末梢神経は、解剖のときに肉眼的に細いコード状の構造として確認できるので、それぞれを区別するために固有の名称がつけられています。よって、人体の構造と機能を理解するためには、数多くある神経の"固有名称と働き"をセットとして覚える必要があります。よく「神経系の講義が覚えられない」と耳にしますが、それはこれが理由なのかもしれません。

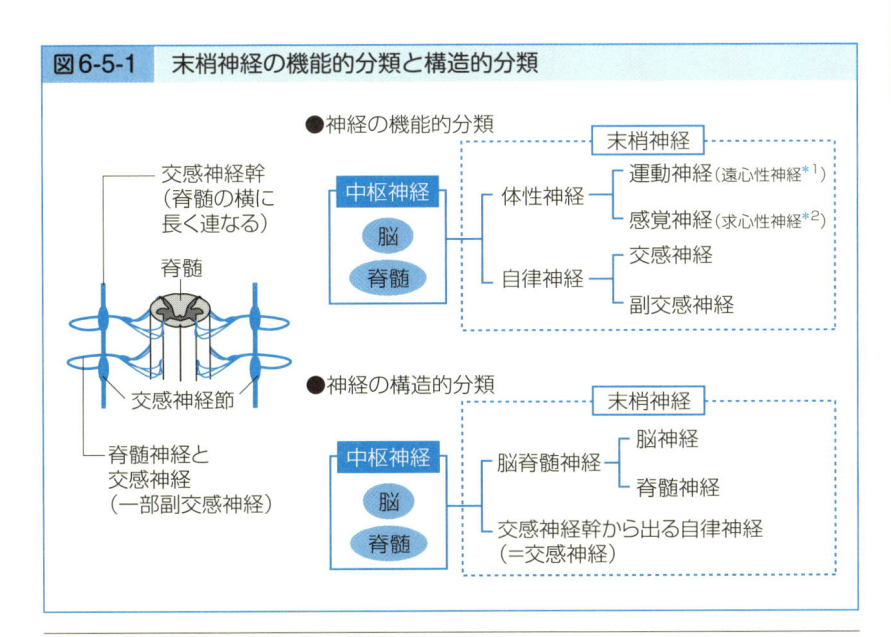

図6-5-1　末梢神経の機能的分類と構造的分類

● 神経の機能的分類

- 中枢神経（脳、脊髄）
- 末梢神経
  - 体性神経
    - 運動神経（遠心性神経[*1]）
    - 感覚神経（求心性神経[*2]）
  - 自律神経
    - 交感神経
    - 副交感神経

● 神経の構造的分類

- 中枢神経（脳、脊髄）
- 末梢神経
  - 脳脊髄神経
    - 脳神経
    - 脊髄神経
  - 交感神経幹から出る自律神経（＝交感神経）

（図左側の図示）
- 交感神経幹（脊髄の横に長く連なる）
- 脊髄
- 交感神経節
- 脊髄神経と交感神経（一部副交感神経）

[*1]：中枢からの興奮を末梢へ伝える神経。
[*2]：末梢からの刺激や興奮を中枢へ伝える神経。

● 交感神経は交感神経幹から出る

末梢神経は、構造的には、脳や脊髄から出る「脳脊髄神経」と「交感神経幹*から出る自律神経（＝交感神経）」に区分されます。また、機能的には、運動・感覚の情報を伝える「体性神経」と、器官の無意識な調節を行う「自律神経」とに区分されます。

体性神経はさらに「運動神経（遠心性神経）」と「感覚神経（求心性神経）」に区分され、自律神経は「交感神経」と「副交感神経」とに区分されます。

● 脳脊髄神経

脳脊髄神経は、さらに「脳神経」と「脊髄神経」に区分されます。

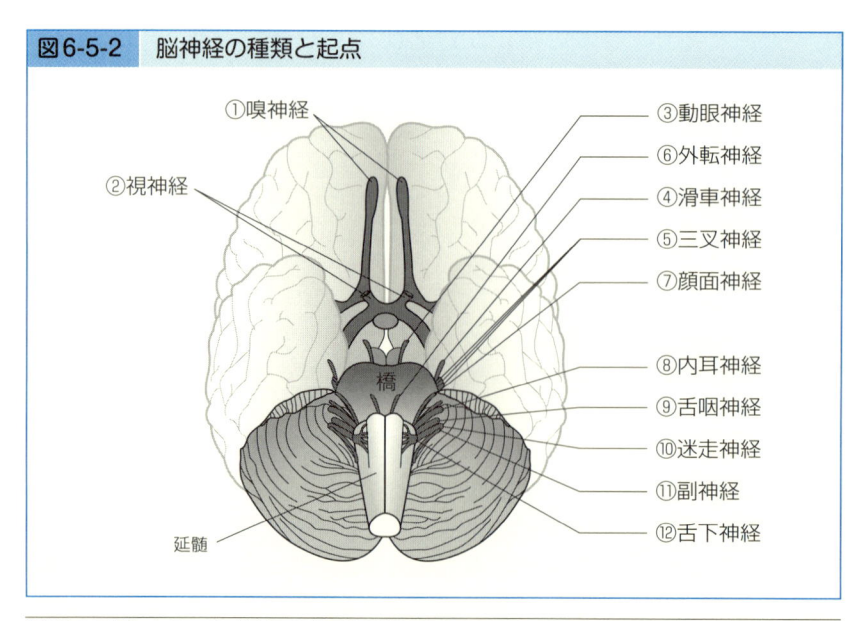

● 12対の脳神経

脳神経は、脳から直接出ている末梢神経で、全部で12対存在します。脳神経は主に首から上の機能に関わる神経です。その詳細は表6-5-3の通りです。

図6-5-2　脳神経の種類と起点

①嗅神経
②視神経
③動眼神経
⑥外転神経
④滑車神経
⑤三叉神経
⑦顔面神経
⑧内耳神経
⑨舌咽神経
⑩迷走神経
⑪副神経
⑫舌下神経
橋
延髄

*脊髄の両側にある、交感神経の神経節（神経細胞の集まった部分）が幹のように長くつながったもの。頭蓋骨の底部から尾骨まで、左右に1本ずつある。

表6-5-3　12対の脳神経の名称と機能

順番	名称	分類	機能
第1脳神経	嗅神経	感覚性	嗅上皮からの嗅覚情報を伝える。
第2脳神経	視神経	感覚性	網膜からの視覚情報を伝える。視交叉で半交叉する。
第3脳神経	動眼神経	混合性	運動性：眼筋（上斜筋、外側直筋を除く）へ運動命令を伝える。 副交感性：瞳孔括約筋を支配し、縮瞳を行う（対光反射）。 副交感性：毛様体筋を支配し、遠近調節を行う。
第4脳神経	滑車神経	運動性	上斜筋へ運動命令を伝える。
第5脳神経	三叉神経	混合性	眼神経、上顎神経、下顎神経の3本に枝分かれする。 感覚性：前頭部、上眼瞼からの感覚情報を伝える（眼神経）。下眼瞼、鼻背、上歯、口蓋、鼻腔からの感覚情報を伝える（上顎神経）。頬部、オトガイ、下歯、舌の前2/3からの感覚情報を伝える。（下顎神経）。 運動性：咀嚼筋へ運動命令を伝える（下顎神経）。
第6脳神経	外転神経	運動性	眼筋（外側直筋）へ運動命令を伝える。
第7脳神経	顔面神経	混合性	感覚性：舌の前2/3からの味覚情報を伝える。 運動性：表情筋に運動命令を伝える。 副交感性：涙腺、唾液腺の分泌。
第8脳神経	内耳神経	混合性	蝸牛神経と前庭神経に区分される。 感覚性：コルチ器官からの聴覚情報を伝える（蝸牛神経）。三半規管などからの平衡感覚情報を伝える（前庭神経）。
第9脳神経	舌咽神経	混合性	迷走神経と咽頭神経叢を形成する。 感覚性：舌の後1/3からの味覚と感覚情報を伝える。咽頭粘膜からの感覚情報を伝える。 運動性：嚥下筋（咽頭挙筋、咽頭収縮筋）へ運動命令を伝える。 副交感性：唾液腺（耳下腺）の分泌。頸動脈小体からの血圧情報を伝える（内臓感覚）。
第10脳神経	迷走神経	混合性	脳神経中、最も長い経過をたどる。 感覚性：硬膜からの感覚情報を伝える（頭痛）。舌根および喉頭粘膜からの感覚情報を伝える。 運動性：発声筋（喉頭筋）と嚥下筋（口蓋筋）へ運動命令を伝える。 副交感性：心臓、気管、肺、胃、腸などの機能を調節する。
第11脳神経	副神経	運動性	僧帽筋と胸鎖乳突筋へ運動命令を伝える。
第12脳神経	舌下神経	運動性	舌筋へ運動命令を伝える。

この表を見てわかるように、構造的分類（見た目による分類）による脳神経には、単一の機能を行う神経と、混合の機能を行う神経があります。

たとえば、視神経は視覚（感覚機能）のみを伝えますが、動眼神経は眼筋の運動（運動機能）と瞳孔の収縮（副交感性機能）の混合機能を伝えます。これはちょうど東名高速（構造的名称）が自動車専用（単一機能）の道路である一方、明治通り（構造的名称）は自動車・歩行者共用（混合機能）の道路であるようなものです。

> **Check Point!**
> 脳神経は脳のさまざまな機能を反映します。事故などで頭を打った場合は、脳神経に由来する眼球運動、表情運動、味覚などの検査を行い、脳に損傷がないかをチェックします。

● 31対の脊髄神経

脊髄神経は、脊髄から出ている31対の末梢神経です。そのほとんどは、首から下の筋や皮膚に分布する体性神経に交感神経幹から出ている交感神経が加わったもので、一部、副交感神経線維が混じっています。脊髄神経は、出る脊髄の高さによって「頸神経」（8対）、「胸神経」（12対）、「腰神経」（5対）、「仙骨神経」（5対）、「尾骨神経」（1対）に区分されます（→p.155）。また、それぞれの神経は英語の頭文字をとってC（= cervical nerve：頸神経）、T（= thoracic nerve：胸神経）、L（=lumbar nerve：腰神経）、S（= sacral nerve：仙骨神経）、Co（= coccygeal nerve：尾骨神経）と表記されます。

脊髄神経① 頸神経

頸神経の枝のうち、上位4対（C1～C4）は首から後頭部にかけての筋や皮膚を支配します。下位4対（C5～C8）は胸神経のT1と合流し、「腕神経叢*」を形成します。腕神経叢から出る枝のほとんどは上肢に分布します。手の動きは、日常生活に直結するので、支配している神経について知ることは極めて重要です。腕神経叢から出る主要な神経は表6-5-4の通りです。

---

*神経叢：末梢神経の基部や末端で、多数の神経細胞などが枝分かれして網目状になっている部分。

表6-5-4　腕神経叢から出る主な神経

名称	分布する位置	支配する主な筋と感覚	麻痺による症状
腋窩神経	肩	三角筋、棘上筋	肩が上がらない
筋皮神経	上腕の前面	上腕二頭筋、上腕筋[*1]	肘が曲がらない
正中神経	前腕の前面と手掌の母指側	浅指屈筋[*2]、円回内筋[*3]、手掌の皮膚感覚	第2、3指の屈曲不全（猿手）、第2指の先端の感覚消失
橈骨神経	上肢の後面全体	上腕三頭筋、総指伸筋[*4]、橈側手根伸筋[*5]、手の甲の親指側の皮膚感覚	手首、指の伸展不全、橈側手根（指や手首を背屈できなくなる：下垂手）
尺骨神経	手の小さな筋と小指側の尺骨に沿った皮膚	母指内転筋、小指対立筋	指を揃えることができない（鷲手）

肘を不意にぶつけたとき、電気が走ったようにビリビリすることがあるじゃろ。

あります、あります。よくやります。

あれは、肘のあたりの、比較的表面に近いところを走っている尺骨神経を刺激したことによる痛みなんじゃよ。

脊髄神経② 胸神経

胸神経は12対存在し、そのほとんどが胸壁に分布する肋間神経です。肋間神経は肋間筋（→p.242）と胸壁の皮膚に分布します。

[*1]：上腕にあり、上腕二頭筋より深部の、肘に近い部分にある筋。
[*2]：尺骨と橈骨の間にある筋。
[*3]：肘に内側にある、上腕骨と尺骨、橈骨をつなぐ筋。
[*4]：肘から手首まである、2〜5指の腱につながる筋。
[*5]：上腕骨の外側上顆と第2〜3中手骨底の掌面をつなぐ筋。
上肢の筋の部位についてはp.247〜249を参照。

脊髄神経③　腰神経

腰神経は5対存在し、仙骨神経の5対とともに「腰仙骨神経叢」を形成します。このうち、腰神経に由来するものは下腹部の皮膚（腸骨鼠径神経）や大腿部の前面（大腿神経、閉鎖神経）に分布します。

脊髄神経④　仙骨神経

仙骨神経も腰仙骨神経叢を形成したのち、殿部の皮膚や筋（下殿神経）、大腿の後面と下腿（坐骨神経）、骨盤臓器（陰部神経）に分布します。

表6-5-5　腰仙骨神経叢から出る主な神経

名称	分布する位置	支配する主な筋と感覚
大腿神経	大腿の前面	大腿四頭筋（→p.250）の運動や大腿前面の皮膚感覚
閉鎖神経	大腿の内側面	内転筋群（→p.250）の運動や皮膚感覚
下殿神経	殿部	大殿筋（→p.250）の運動
坐骨神経（末梢神経では最も太く1.0～1.5cm）	大腿の後面～下腿全体（途中で総腓骨神経と脛骨神経に分かれる）	ハムストリング（→p.250）や下腿三頭筋（→p.252）の運動や下腿の皮膚感覚
骨盤内臓神経	直腸、膀胱、生殖器などの骨盤内臓（副交感神経の線維が含まれる）	骨盤底筋の運動、外陰部の皮膚感覚

Check Point!　坐骨神経は殿部の筋肉注射のときに注意が必要な神経です。この神経は太く、注射針により、損傷されるリスクが高いからです。このため、注射は大殿筋の外上方の中殿筋部位に針を刺すようにします。

脊髄神経⑤　尾骨神経

尾骨神経は1対存在し、肛門周囲に分布します。

●無意識のうちに調整を行う自律神経

　自律神経は、無意識のうちに体の機能を調節する神経です。たとえば、運動を行うときや夏の暑いときは、自然と汗が出てきます。これは、暑さや運動によって生じる体温上昇を抑えるためのもので、無意識のうちに機能しています。この機能は自律神経によってもたらされます。

　自律神経はさらに「交感神経」と「副交感神経」に区分されます。

● 防御反応の働きをする交感神経

　交感神経の機能は、体に危害が及ぶことに対する防御反応です（闘争‐逃避反応）。各器官にみられる効果は、表6-5-6を参照してください。

　交感神経は、その中枢が脊髄（胸髄と腰髄）にあります。このため「胸腰髄出力」ともいわれます。

　交感神経は脊髄を出た後、脊髄の近くにある神経節（交感神経節）でニューロンを乗り換え、目的とする器官に到達します。この際の神経伝達物質はアドレナリンまたはノルアドレナリンです（アドレナリン作動性）。

表6-5-6　交感神経と副交感神経の作用

効果器	交感神経の作用	副交感神経の作用
心臓	拍動促進	拍動抑制
気管	拡張	縮小
肝臓	グリコーゲンの分解	グリコーゲンの合成
副腎	カテコールアミン分泌	―
胃・腸	抑制	促進
直腸	括約筋収縮	括約筋弛緩（排便）
膀胱	括約筋収縮	括約筋弛緩（排尿）
瞳孔	散大	縮小
血管	収縮	なし
汗腺	分泌	なし
立毛筋	収縮	なし

> **Check Point!**　交感神経の機能は重要です。しかし、個々の器官の効果を覚えるのは結構大変なので、自分がコンサートやスポーツ観戦で興奮したときのことを思い出すといいでしょう。胸はドキドキ（心拍促進）、空腹を忘れ（消化管抑制）、息が荒く（気管拡張）、目がらんらん（瞳孔散大）、手に汗にぎり（汗腺分泌）、鳥肌が立つ（立毛筋収縮）。

● 安静時に働く副交感神経

　副交感神経は安静時に優位に作用する（摂食－生殖反応）といわれており、中枢は脳幹と脊髄の仙髄にあります。このため、副交感神経は「脳幹仙髄出力」ともいわれます。

　脳幹から出る命令は、4つの脳神経に乗って効果器に到達します。

　仙髄から出る命令は、脊髄神経の1つである骨盤内臓神経に乗って効果器に到達します。

　多くの器官は、交感神経と副交感神経の2重の支配を受けます。たとえば、心臓は交感神経により拍動が促進し、副交感神経により拍動が抑制されます。このように2つの神経は拮抗的に作用し、器官の働きを調節します。ただし、血管には交感神経しか分布していません。この場合は、交感神経が作用すると血管は収縮し、作用がなくなると血管は元へ戻ります。

　末梢神経では、いろいろな名前や分類が出てきたなぁ。かなり混乱ぎみです。

　まず、どのような信号を伝えるかで分類するのよ。器官の無意識な調整を行うのは「自律神経」。運動の指令や、感覚情報を伝えるのは「体性神経」ね。

　それとは別に、どの中枢神経と接続しているかという構造的な分類で、脊髄神経と脳神経に分けることができるんじゃ。では次に、神経の伝達の経路をたどってみようか。

6-6 神経のルートマップ―伝導路

> 「伝導路」とは、神経を流れる情報が、どのような道筋をたどるかというルートマップです。たとえば東京から大阪に行くには、東京駅から新幹線（下り）に乗り、新大阪で下車し、在来線に乗り換えて大阪で降りるのと同じようなものです。伝導路も「どこから出発し」「どのコースを通り」「どこで乗り換えるか」が決まっています。

伝導路には、末梢から感覚情報を中枢に伝える「上行路」と、中枢から運動命令を末梢に伝える「下行路」があります。

> 神経系の最後は、神経のルートマップじゃ。鉄道の路線図のような感覚で見ると、なかなかおもしろいぞ。

> だいぶ把握してきました。おおまかに分けると、脊髄を経由するかしないかではないですか？　下り線でいうと、脳を出発した後に脊髄を経由して末梢神経に乗り換えるパターンと、脊髄を経由せずに脳から直接末梢神経が出るパターンがありますよね。

> 脳から直接、というのが脳神経の経路ね。

> そうじゃ。ただし、反射と交感神経の経路は、上下ともに脳まで行かず、脊髄で折り返しておるぞ。

●上行路

上行路は、末梢の感覚受容器から中枢へ感覚情報を伝える経路で、「特殊感覚路」と「体性感覚路」があります。特殊感覚とは視覚、聴覚、嗅

覚、味覚などのことです。体性感覚とは触覚、痛覚、温度覚、振動覚など、全身で受ける感覚です。

● 視覚路

眼球で受けた光情報を脳へ送る経路です。眼球網膜の視細胞で受けた情報は、視神経に渡され、間脳の視床にある外側膝状体[*1]を経由して視覚中枢（大脳皮質後頭葉）に送られます。

● 聴覚路

内耳で受けた音情報を脳へ送る経路です。内耳のコルチ器（→p.209）で受けた情報は、蝸牛神経（内耳神経）に渡され、間脳の視床にある内側膝状体[*2]を経由して聴覚中枢（大脳皮質側頭葉）に送られます。

● 味覚路

舌で受けた味情報を脳へ伝える経路です。舌の味蕾（→p.213）で受けた情報は、顔面神経と舌咽神経に渡され、延髄、間脳の視床を経由して味覚中枢（大脳皮質側頭葉）に送られます。

● 脊髄視床路

皮膚で受けた体性感覚情報（痛覚、圧覚、温度覚）を脳へ送る経路です。皮膚の感覚受容器で受けた体性感覚情報は、脊髄神経に渡され、脊髄、間脳の視床を経由して体性感覚中枢（大脳皮質頭頂葉）に送られます。

● 下行路

下行路は、大脳皮質の前頭葉にある随意運動中枢から出た筋収縮命令の通路で、「錐体路」と「錐体外路」に区分されます。

● 錐体路（皮質脊髄路）

随意運動中枢から出た神経線維は、大脳内のほぼ中央にある内包（→

[*1]：視床後部にあり、視神経とつながっている部分。外側膝状核ともいう。
[*2]：視床後部にあり、内耳神経とつながっている部分。内側膝状核ともいう。

図6-6-1　上行路（末梢の感覚受容器から中枢へ感覚情報を伝える経路）

特殊感覚路

●視覚路

眼球（光情報）

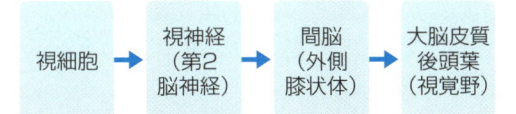

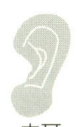

視細胞 → 視神経（第2脳神経） → 間脳（外側膝状体） → 大脳皮質後頭葉（視覚野）

●聴覚路

内耳（音情報）

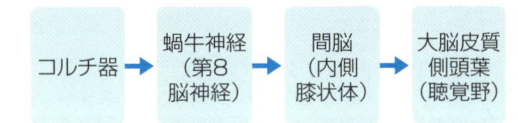

コルチ器 → 蝸牛神経（第8脳神経） → 間脳（内側膝状体） → 大脳皮質側頭葉（聴覚野）

●味覚路

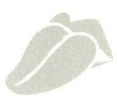

舌（味情報）

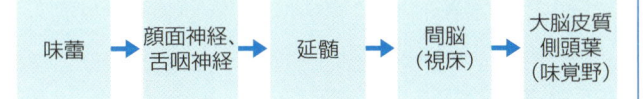

味蕾 → 顔面神経、舌咽神経 → 延髄 → 間脳（視床） → 大脳皮質側頭葉（味覚野）

体性感覚路

●脊髄視床路

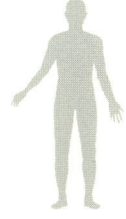

全身の皮膚（痛覚、圧覚、温度覚）

各感覚受容器 → 脊髄神経 → 脊髄 → 間脳（視床） → 大脳皮質頭頂葉（体性感覚野）

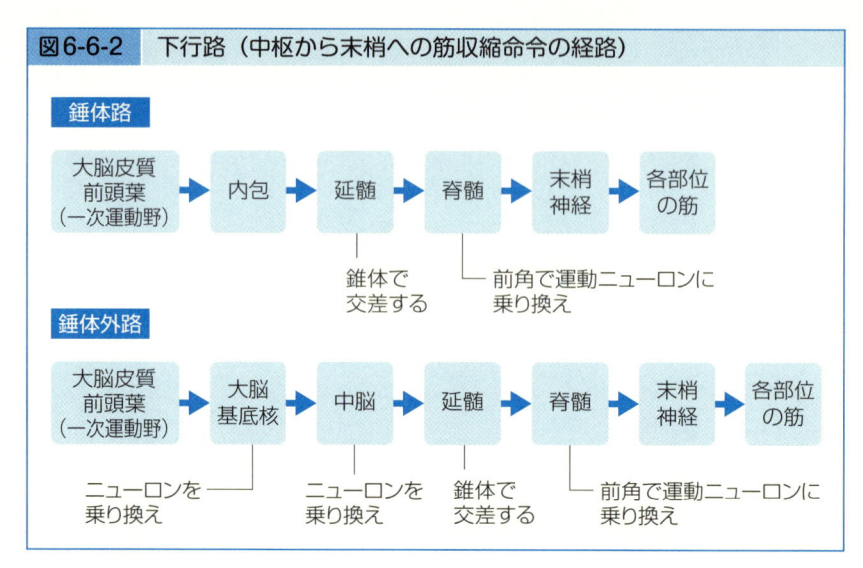

図6-6-2　下行路（中枢から末梢への筋収縮命令の経路）

錘体路

大脳皮質前頭葉（一次運動野）→ 内包 → 延髄 → 脊髄 → 末梢神経 → 各部位の筋

- 延髄：錐体で交差する
- 脊髄：前角で運動ニューロンに乗り換え

錘体外路

大脳皮質前頭葉（一次運動野）→ 大脳基底核 → 中脳 → 延髄 → 脊髄 → 末梢神経 → 各部位の筋

- 大脳基底核：ニューロンを乗り換え
- 中脳：ニューロンを乗り換え
- 延髄：錐体で交差する
- 脊髄：前角で運動ニューロンに乗り換え

---

p.150）を通り、下位中枢に向かって下降します。下降してきた神経線維は延髄の錐体（→p.153）で反対側に交叉し、さらに脊髄の外側（側索）を下降し、脊髄前角に到達し、前角にある運動ニューロンに乗り換えます。この経路を錘体路といいます。この後、乗り換えた運動ニューロンは前根を通り、脊髄を離れ、脊髄神経となって効果器である筋に到達します。

● 錘体外路

　錘体外路では、錘体路と同様に随意運動中枢から出ますが、途中、大脳基底核でニューロンを乗り換え、さらに中脳でニューロンを乗り換えた後、脊髄を下降します。錘体外路系は、ある運動に際し複数の筋が調節して機能するときに作用します。

Check Point!　「手の指が曲がらない」。何が原因でしょう？　考えられるのは、以下のような伝導路あるいは筋の障害です。

- ◆ 随意運動中枢の障害：脳内出血、血腫
- ◆ 脳内の伝導路（内包）の障害
- ◆ 頸髄の障害：脊髄損傷、側索硬化症、脊髄前角炎
- ◆ 末梢神経の損傷
- ◆ 腱の断裂

第7章
内分泌系

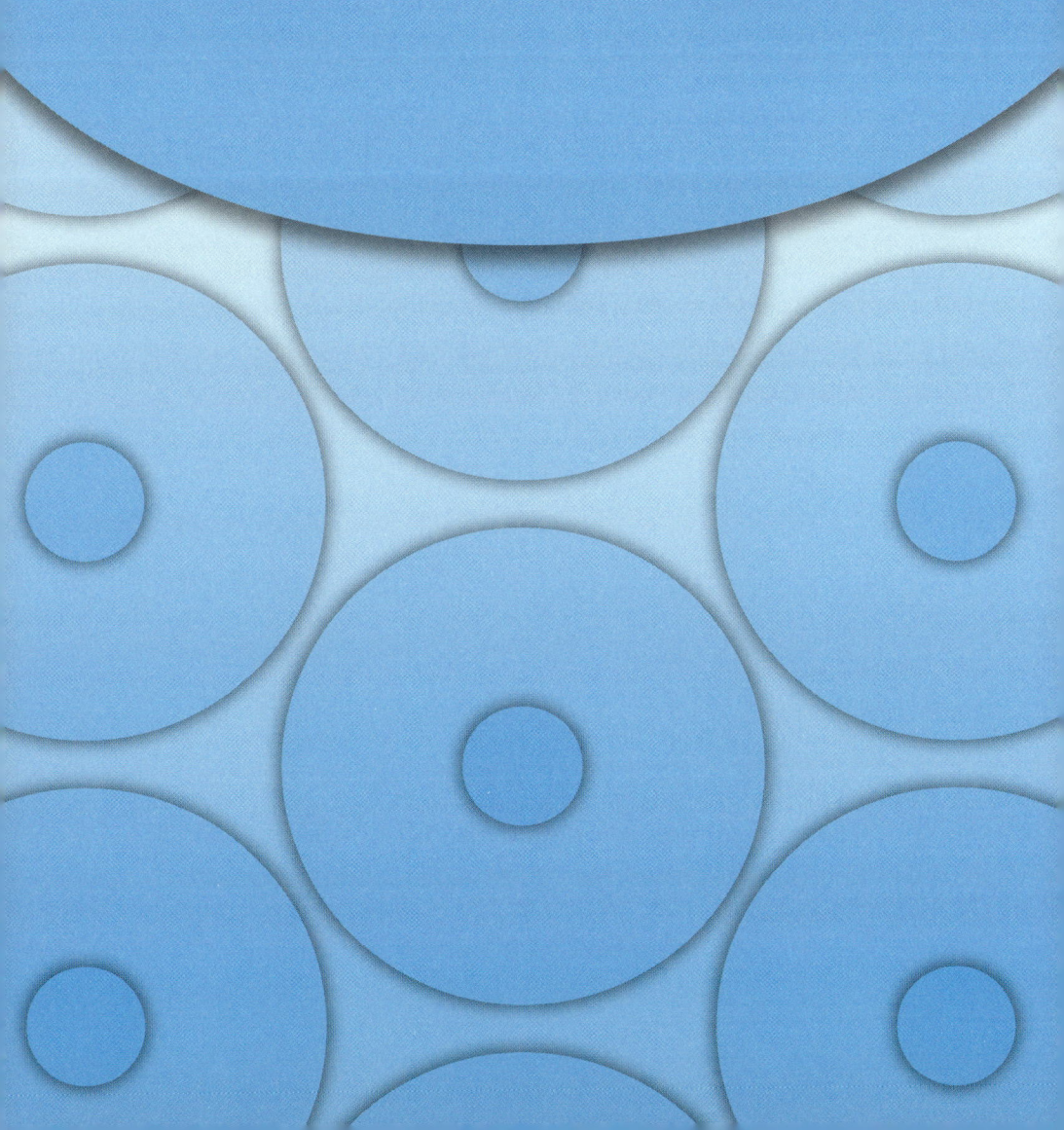

7-1 ホルモンによる調節―内分泌系

> 「ホルモン」と聞くと、焼肉屋にあるホルモンを思い浮かべる方も多いのではないでしょうか。しかし、ここで登場するホルモンは生体でつくられる小さな化学物質です。内分泌系は、このホルモンを分泌する器官系です。

😀 ホルモンっておいしいですよね～。超好きですよ。

🧓 ……ここでいうホルモンは、焼き肉のやつと違うぞ。

😮 え!? ではなぜ内臓系の焼き肉をホルモンっていうの？

🧔 諸説あるらしいが、ホルモンを活力の源としてとらえて、内臓を食べるとスタミナがつく、ということからホルモンと呼ばれるようになったらしいぞ。実は、わしも超好きじゃ!!

● ホルモンは3種類に分けられる

　ホルモンは細胞でつくられる化学物質で、微量で各器官の働きを調節します。構成する物質の性質により、「ペプチドホルモン」「ステロイドホルモン」「アミノ酸誘導体ホルモン」に大別されます。これら3種類のホルモンは、作用機序[*]が異なります。

　ホルモンは、学校用プールに耳かき1杯程度のごくわずかな量で体の機能を調節します。このため、分泌量の変化は各器官の機能に多大な影響を与え、疾患の原因となることがあります。具体的な症例は、個々のホルモンの項で紹介します。

---

[*]作用するしくみ、メカニズムのこと。

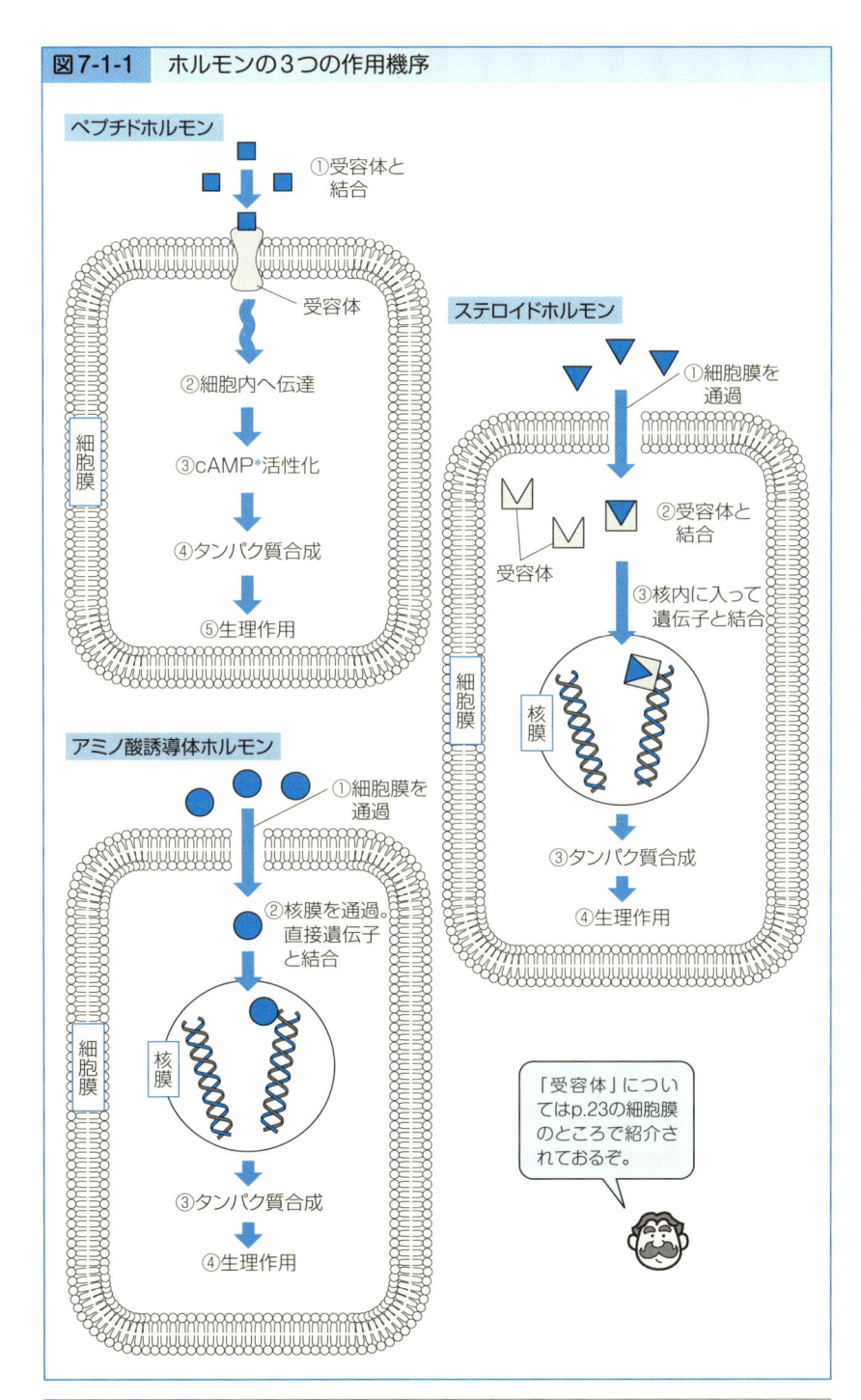

図7-1-1　ホルモンの3つの作用機序

ペプチドホルモン
- ①受容体と結合
- 受容体
- ②細胞内へ伝達
- ③cAMP*活性化
- ④タンパク質合成
- ⑤生理作用
- 細胞膜

ステロイドホルモン
- ①細胞膜を通過
- ②受容体と結合
- 受容体
- ③核内に入って遺伝子と結合
- 核膜
- 細胞膜
- ③タンパク質合成
- ④生理作用

アミノ酸誘導体ホルモン
- ①細胞膜を通過
- ②核膜を通過。直接遺伝子と結合
- 細胞膜
- 核膜
- ③タンパク質合成
- ④生理作用

「受容体」についてはp.23の細胞膜のところで紹介されておるぞ。

第7章　内分泌系

*環状アデノシンーリン酸（cyclic AMP）。ATP（アデノシン三リン酸）から、アデニル酸シクラーゼ（酵素）の作用によってつくられる。

● ペプチドホルモン

　ペプチドを成分とするホルモンで、ターゲットとなる細胞の膜表面にある受容体に結合し、細胞内にあるcAMPを活性化して、タンパク質合成などの機能を果たします。副腎皮質刺激ホルモン、プロラクチン、抗利尿ホルモン、インスリンなどがあります。

● ステロイドホルモン

　ステロイドを成分とするホルモンで、ターゲットとなる細胞の膜を通過し、細胞質内にある受容体と結合し、さらに核内に入り、遺伝子に結合することにより、機能を果たします。性ホルモン、副腎皮質ホルモンなどが代表的なものです。

● アミノ酸誘導体ホルモン

　アミノ酸誘導体を成分とするホルモンで、ターゲットとなる細胞の細胞膜、核膜を通過し、直接遺伝子に結合して、機能発現を促します。甲状腺ホルモン、副腎髄質ホルモンなどが挙げられます。

> **チェックポイント Check Point!**
>
> 「環境ホルモン」という言葉があります。環境ホルモンとは自然界あるいは人工的につくられた物質で、摂取することにより生体内においてある特定のホルモンに類似する効果を発揮するものです。たとえば、大豆に含まれるイソフラボンは女性ホルモンに類似する作用があるとされています。

7-2 視床下部と下垂体

> ここからは、ホルモンを分泌する部位ごとに紹介していきます。「視床下部」は本来、間脳に属する神経系ですが、ここにあるニューロンの一部はホルモンを分泌して、「下垂体（脳下垂体）」の働きを調節しています。下垂体は脳の下部にある枝豆大の器官で、漏斗という構造で、視床下部とつながっています（→p.151）。

● 内分泌系の最高中枢―視床下部

視床下部は下垂体の働きを調整する機能を持っており、その分泌が最終的な標的である器官へ与える効果を感知して、分泌量を調節する「フィードバック機構」が存在しています。このため、内分泌系の最高中枢といわれています。

視床下部から放出される主なホルモンとしては、「甲状腺刺激ホルモン放出ホルモン（以下TRH）」「副腎皮質刺激ホルモン放出ホルモン（以下CRH）」「ゴナドトロピン放出ホルモン（性腺刺激ホルモン放出ホルモン、以下Gn-RH）」「成長ホルモン刺激ホルモン（以下GRH）」「成長ホルモン抑制ホルモン（以下GIH）」などがあります。また、「バソプレシン」「オキシトシン」は視床下部でつくられ、下垂体後葉から放出されます。

TRHやCRHは、その名の通り、「甲状腺刺激ホルモン（または副腎皮質刺激ホルモン）を放出すること」を下垂体に命令するホルモンです。

● 視床下部に調節される下垂体ホルモン

下垂体は、由来の異なる前葉（腺性下垂体）と後葉（神経下垂体）で構成されています。また、人間には痕跡的な中葉があり、メラニン細胞を刺激する「メラニン細胞刺激ホルモン」が分泌されます。

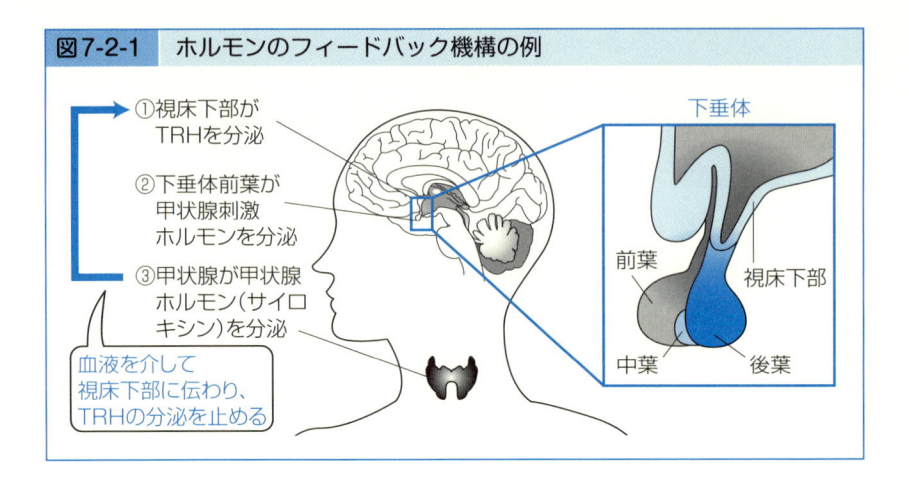

図7-2-1　ホルモンのフィードバック機構の例

①視床下部が
　TRHを分泌

②下垂体前葉が
　甲状腺刺激
　ホルモンを分泌

③甲状腺が甲状腺
　ホルモン(サイロ
　キシン)を分泌

血液を介して
視床下部に伝わり、
TRHの分泌を止める

下垂体
前葉
中葉
後葉
視床下部

●下垂体前葉ホルモン

前葉は上皮に由来する部分で、6種類のペプチドホルモンが合成されます。

● 成長ホルモン（GH）

成長期に活躍するホルモンで、骨の伸長や器官の増殖、肥大に関わっています。分泌亢進は巨人症や末端肥大症の原因となり、分泌不全は小人症の原因となります。

● 甲状腺刺激ホルモン（TSH）

甲状腺濾胞細胞に作用して、甲状腺ホルモン（→p.180）の産生と分泌を促します。

● 副腎皮質刺激ホルモン（ACTH）

副腎皮質に作用して、副腎皮質ホルモン（→p.184）、特に糖質コルチコイドの産生と分泌を促します。

● 卵胞刺激ホルモン（FSH）

卵巣の卵胞に作用して、卵胞の成熟と女性ホルモン（エストロゲン→p.187）の分泌を促します。また、男性では精巣の間質細胞（→p.264）に作用して、男性ホルモンの産生と分泌を促します。

● 黄体形成ホルモン（LH）

黄体形成ホルモンは視床下部からのGn-RHの刺激により、大量に分泌され（この大量放出を「LHサージ（surge）」といいます）、卵巣の成熟卵胞に作用し、排卵を誘発します。

● プロラクチン

プロラクチンは乳腺に作用して、乳汁の合成を促進します。また、母性行動の発現にも関わっているといわれています。男性での機能は不明確です。

下垂体前葉ホルモンの多くは、視床下部から出るホルモンによって調節されています。たとえば、甲状腺刺激ホルモンは、視床下部から出るTRH（甲状腺刺激ホルモン放出ホルモン）の分泌を受けて放出されます。そして甲状腺に作用し、甲状腺ホルモンであるサイロキシンが出ると、その情報は血流を介して視床下部に伝えられ、TRHの分泌が止まります。この一連の流れを「フィードバック機構」といいます。

● 下垂体後葉ホルモン

下垂体後葉からは2種類のホルモンが放出されます。ただし、これらのホルモンは視床下部にある神経細胞で形成され、軸索突起を通して後葉に運ばれ、そこで血管に放出されます。

● バソプレシン（抗利尿ホルモン、ADH）

腎臓の集合管に作用して、ナトリウム（Na）の再吸収を促進します。Naとともに水分も再吸収されるため、結果として血流量が増大し、血圧の上昇と抗利尿効果があります。

● オキシトシン

子宮の筋層に作用して収縮を促進します（分娩）。また、乳腺の筋上皮細胞に作用し、乳汁の放出を促進します（射乳反射）。

7-3 甲状腺と上皮小体

「甲状腺」は頸部の前面、甲状軟骨の下部にある蝶形をした器官です。微細構造的には多数の濾胞細胞[*1]と少数のC細胞[*2]で構成されています。濾胞細胞からは「甲状腺ホルモン（サイロキシン、トリヨードサイロニン）」が、C細胞からは「カルシトニン」が分泌されます。「上皮小体」は副甲状腺とも呼ばれ、甲状腺の後面にある左右2対の米粒大の器官です。「パラソルモン」を分泌します。

> 甲状腺は首の真ん中よりやや下、喉仏の下にある。普通は外から見ても分からないが、腫れると外からでも蝶のような形が分かることがあるぞ。

●基礎代謝を高める甲状腺ホルモン

「サイロキシン（T_4、チロキシンとも呼ばれる）」は、アミノ酸のチロシンにヨウ素（ヨード）が4個結合したホルモンで、「トリヨードサイロニン（T_3）」は、ヨウ素が3個結合したホルモンです。

この2つのホルモンの作用は同様ですが、トリヨードサイロニンのほうが活性は高くなっています。その機能は全身の細胞に作用し、脂肪やグリコーゲンの分解を進め、エネルギー代謝を促進し、基礎代謝の亢進を行います。また、神経機能の維持にも作用しています。さらに体の成長や脳の発育にも関わっていることが知られています。

甲状腺ホルモンの分泌亢進はバセドー病の原因となります。この病気は基礎代謝の増大、眼球突出、神経機能亢進を特徴とする疾患です。また、先天的な分泌不全は成長や知能の発育不全を伴うクレチン病となります。

[*1]：甲状腺には多数の細胞からなる袋状の構造（＝濾胞）が見られ、濾胞の壁面に並ぶ細胞を濾胞細胞（または濾胞上皮細胞）という。
[*2]：濾胞傍細胞（parafollicular cell）ともいい、濾胞の外側にまばらにある細胞。

図7-3-1　甲状腺と上皮小体

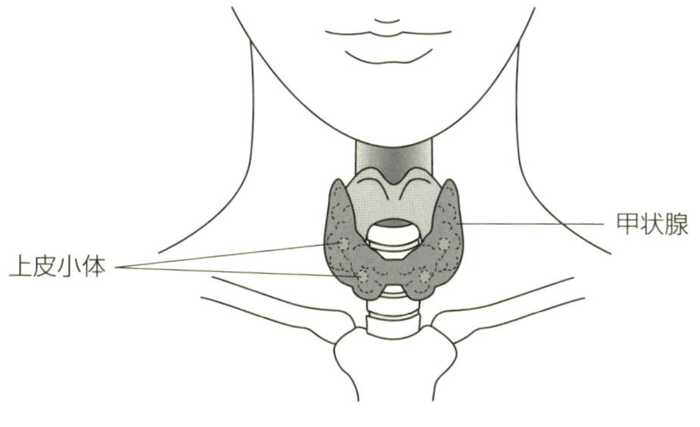

上皮小体
甲状腺

> **Check Point!**　甲状腺ホルモンの原料となるヨウ素は、飲食により自然界から供給されます。原発事故で問題となったように、ヨウ素には放射性同位体が存在し、これが体内に侵入し、甲状腺に取り込まれると甲状腺ガンなどの原因となります。

●血中のカルシウム（Ca）濃度を抑えるカルシトニン

　カルシトニンは血中Ca濃度の上昇が刺激となり、甲状腺C細胞から分泌されます。その機能は骨芽細胞（→p.220）に作用し、骨基質にCaの沈着を促進します。また、腎臓へ作用し、Caの排出を促進します。この結果、血中のCa濃度は低下します。

●血中のカルシウム濃度を高めるパラソルモン

　パラソルモンは血中Ca濃度の低下が刺激となり、上皮小体から分泌されます。その機能は破骨細胞（→p.220）に作用し、骨基質からのCaの溶出（骨吸収）を促進するとともに、腎臓でのCaの排出を抑制します。
　さらにビタミンDを活性化して腸でのCa吸収を促進します。その結果、血中のCa濃度が上昇します。パラソルモンの分泌不全は骨格筋の不随意的収縮を引き起こします（テタニー）。

第7章　内分泌系

7-4 膵臓―ランゲルハンス島

> 膵臓の「ランゲルハンス島」からは、3種類のホルモンが分泌されます。ランゲルハンス島にはα細胞（アルファ）、β細胞（ベータ）、δ細胞（デルタ）の3種類の細胞があり、それぞれ分泌するホルモンが異なります。いずれも血糖値に関係するホルモンです。

●血糖値を低下させるインスリン

　インスリンは血糖値の上昇が刺激となり、ランゲルハンス島のβ細胞から分泌され、全身の筋細胞などに作用し、血液からのグルコースの吸収を促進します。また、肝細胞に作用し、吸収されたグルコースのグリコーゲンへの変換を促進します。その結果、血糖値は低下します。図7-4-2でもわかるように、血糖値を下げる働きをするホルモンはインスリン以外にありません。

　インスリンの先天的な分泌不全はⅠ型糖尿病[*1]の原因です。また、成人になってからインスリンの分泌不足や各細胞のインスリンへの感受性が低下すると、Ⅱ型糖尿病[*2]となります。

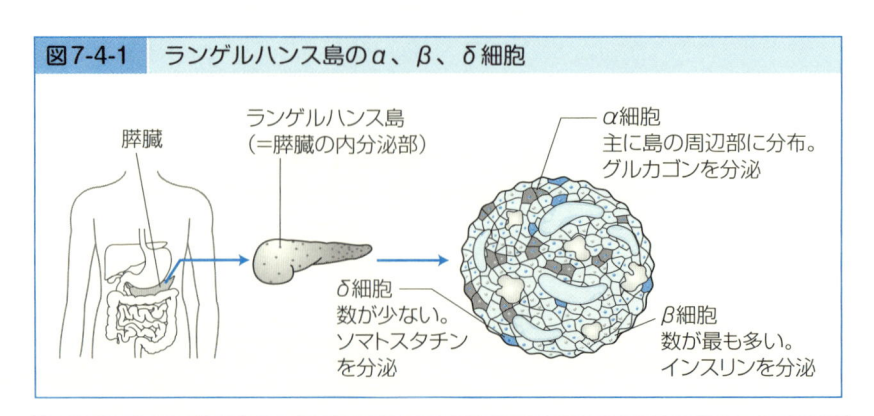

図7-4-1　ランゲルハンス島のα、β、δ細胞

- 膵臓
- ランゲルハンス島（＝膵臓の内分泌部）
- α細胞　主に島の周辺部に分布。グルカゴンを分泌
- δ細胞　数が少ない。ソマトスタチンを分泌
- β細胞　数が最も多い。インスリンを分泌

[*1]：膵臓のβ細胞が何らかの理由で死滅し、インスリンが分泌されずに起こる糖尿病。
[*2]：インスリンの分泌不足や筋や肝臓がインスリンの作用をあまり感じなくなることで起こる糖尿病。

●血糖値を上昇させるグルカゴン

　グルカゴンは血糖値の低下が刺激となり、α細胞から分泌され、肝細胞に作用し、貯蔵していたグリコーゲンをグルコースに分解して血液に供給します。その結果、血糖値は上昇します。

●インスリン、グルカゴンの分泌を抑制するソマトスタチン

　ソマトスタチンはδ細胞から分泌され、インスリン、グルカゴンの分泌を抑制します。

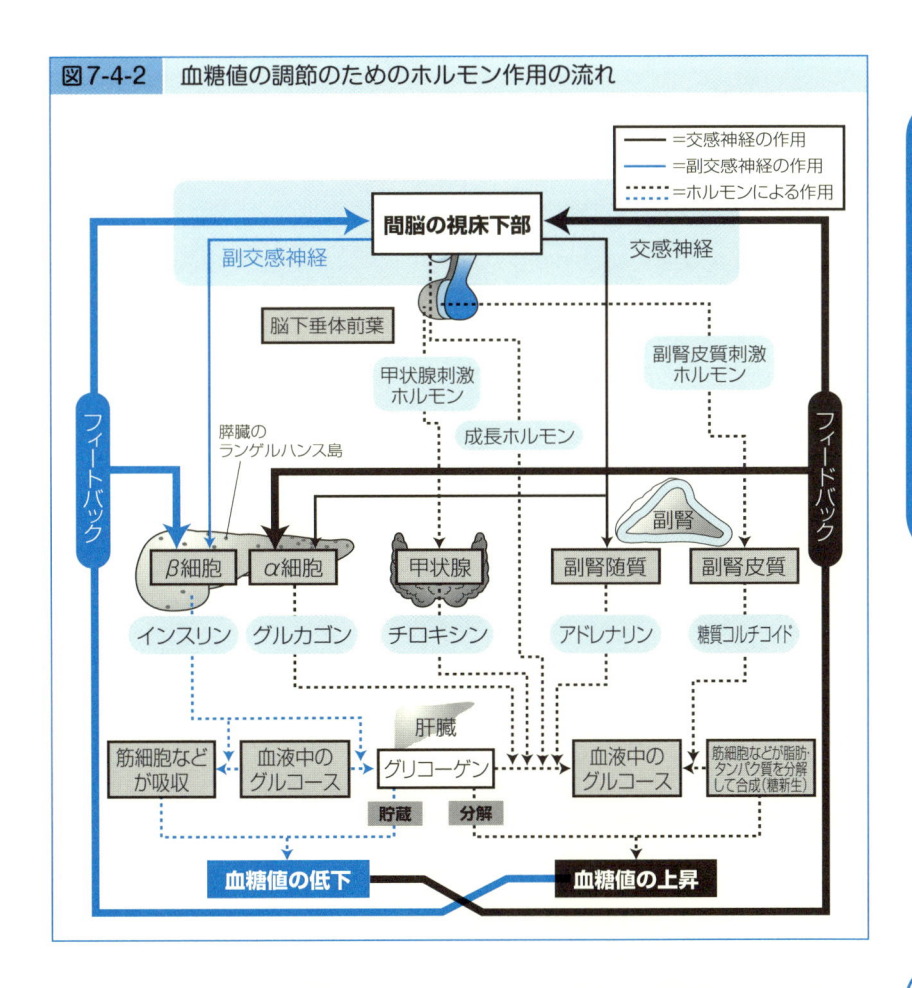

図7-4-2　血糖値の調節のためのホルモン作用の流れ

7-5 副腎

［「副腎」は腎臓の上部にある三角形をした扁平な器官で、皮質と髄質に区分されます。皮質はさらに、内側から「網状帯」「束状帯」「球状帯」に分かれます。］

●ステロイドを合成する副腎皮質

　副腎皮質からは、ステロイドホルモンである「糖質コルチコイド」と「鉱質コルチコイド」、そしてわずかですが性ホルモンが分泌されます。

図7-5-1　副腎。髄質と皮質

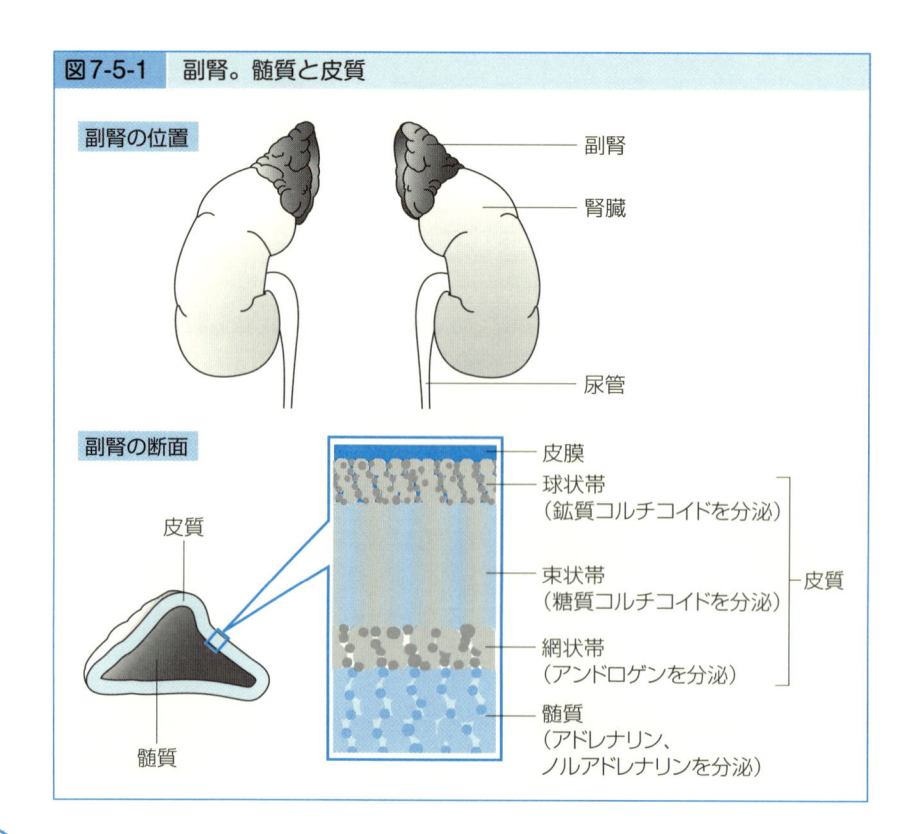

副腎の位置
- 副腎
- 腎臓
- 尿管

副腎の断面
- 皮質
- 髄質
- 皮膜
- 球状帯（鉱質コルチコイドを分泌）
- 束状帯（糖質コルチコイドを分泌）
- 網状帯（アンドロゲンを分泌）
- 皮質
- 髄質（アドレナリン、ノルアドレナリンを分泌）

●ストレスに対抗して分泌される糖質コルチコイド

　糖質コルチコイドは下垂体から分泌されるACTH（→p.178）の作用により、皮質の束状帯から分泌されるホルモンで、「コルチゾル」や「コルチコステロン」などがあります。

　これらのホルモンの機能は、骨格筋、皮膚の細胞に作用し、タンパク質や脂肪を分解して糖を合成します（糖新生）。また、肥満細胞（→p.30）に作用して、ヒスタミンの放出を抑制します（抗炎症作用）。さらに、好中球やマクロファージ（→p.107）の機能を抑制し、リンパ球を減少させるので免疫力が低下します（抗免疫作用）。

　このほかに、糖質コルチコイドは脳に作用し、情動の調節やストレスを抑制することが知られています。糖質コルチコイドの分泌亢進は「クッシング症候群」を起こします。症状として中心性肥満、ムーンフェイス、高血圧、筋力低下などがあります。

> **チェックポイント Check Point!**
> 糖質コルチコイドは抗炎症作用や抗免疫作用があるので消炎剤や免疫抑制剤の成分として利用されています。

　糖質コルチコイドは、あらゆるストレスに対抗して分泌されるんじゃ。だから、血中や尿中の糖質コルチコイドの量を計ることで、ストレスの度合いを確認することができるんじゃよ。

　抗炎症作用もあるってことは、アレルギーに使うステロイド剤と同じってことかしら？

　その通りじゃ。ステロイド剤として使われる副腎皮質ホルモンというのは、この糖質コルチコイドのことなんじゃ。

第7章　内分泌系

● ナトリウム（Na）と水分の吸収を促す鉱質コルチコイド（アルドステロン）

鉱質コルチコイドの代表格である「アルドステロン」は、血漿のイオンバランスの変化や、血圧の低下が刺激となって腎臓から分泌されるレニン（→p.190）の作用を受けて、皮質の球状帯から分泌され、腎臓に作用して水分とNaの再吸収を促進します。水分の再吸収は血液量を増大し、血圧を上昇させます（レニン―アンギオテンシン―アルドステロン系）。

● アンドロゲン（男性ホルモン）

副腎皮質の網状帯からは、アンドロゲンが、わずかですが分泌されます。
アンドロゲンは男性ホルモンの総称で、ステロイドホルモンの一種です。副腎皮質からは男女ともに数種類のアンドロゲンが少量分泌されます。

◆

副腎皮質から出るこれらのステロイドホルモンの分泌量が低下すると、「アジソン病」を起こします。この病気の症状は、筋力低下、倦怠感、低血糖、高カリウム血漿、精神不安定などがあげられます。逆に、分泌亢進となると、クッシング症候群（→p.185）を起こします。

● 交感神経の一部が変化した副腎髄質

副腎髄質は交感神経（→p.167）の一部が独自に変化してできたものと考えられており、「アドレナリン（エピネフリン）」と「ノルアドレナリン（ノルエピネフリン）」が分泌されます。この2つは神経伝達物質であるドーパミンなどと同じカテコールアミン*に属する物質で、交感神経系の神経伝達物質としても機能しています。これらのホルモンの機能は、交感神経とほぼ同様です。

> **Check Point！**　「火事場のバカ力」という言葉があります。これは緊急時になるとアドレナリンが放出され、普段では考えられない強力な力が発揮されることです。

---

*カテコール（$C_6H_6O_2$）を分子内に持つ生体アミン（アンモニアNH_3の水素原子を炭化水素基で置換した化合物）の総称。主な神経伝達物質の基本骨格となっている。

7-6 性腺

[性腺からはステロイドホルモンである数種類の性ホルモンが分泌されます。その構造と機能は男女で異なります。]

　男性ホルモンは男性、女性ホルモンは女性だけ分泌するんですか？

　そんなことはない。女性でも筋肉が発達するじゃろ。実は、女性では卵巣で男性ホルモンがつくられる。男性ではコレステロールから女性ホルモンがつくられるぞい。

● 男性性腺（精巣）

● 第二次性徴に作用するテストステロン

　男性ホルモンの1つで、精巣の間質にある間質細胞（ライディヒ細胞。→p.264）から分泌され、精子の成熟を促進します。また、思春期には男性の第二次性徴（筋肉増強、髭の発生、声変わりなど）に作用します。

● 女性性腺（卵巣）

● 女性らしい体をつくるエストロゲン（卵胞ホルモン）

　エストロゲンは卵巣の卵胞上皮細胞（顆粒膜細胞）（→p.269）から分泌されるホルモンの総称で、「卵胞ホルモン」ともいいます。「エストリオール」「エストラジオール」「エストロン」に区分されます。

　これらのホルモンは、卵胞の成熟、子宮内膜の増殖を促します。また、エストロゲンの血中濃度の上昇は視床下部からのGn-RHの分泌も促します。

　思春期には女性の第二次性徴（脂肪蓄積、乳房発達など）に作用します。

図7-6-1　女性ホルモンの作用とフィードバックのしくみ

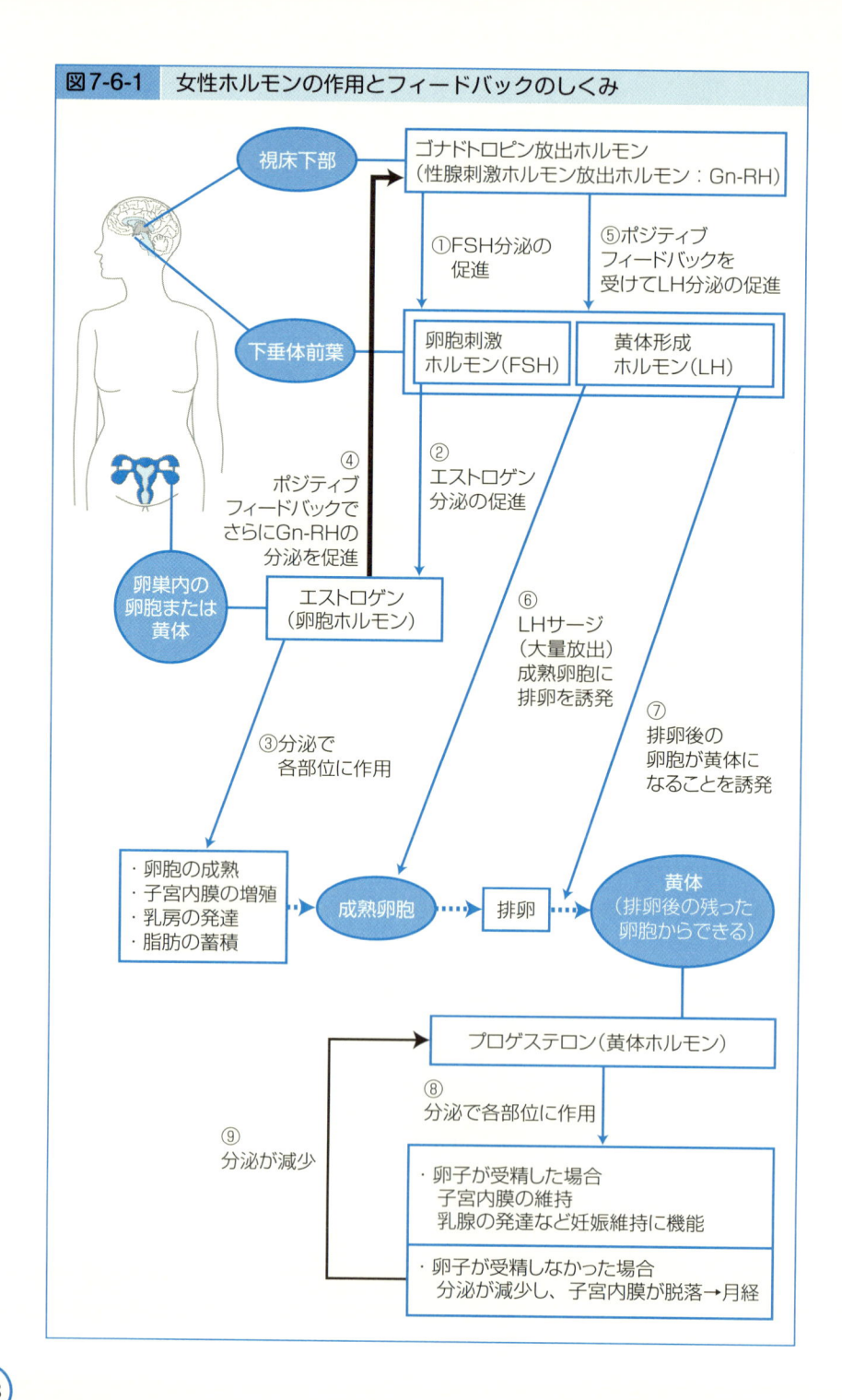

視床下部 → ゴナドトロピン放出ホルモン（性腺刺激ホルモン放出ホルモン：Gn-RH）

①FSH分泌の促進
⑤ポジティブフィードバックを受けてLH分泌の促進

下垂体前葉 → 卵胞刺激ホルモン（FSH）／黄体形成ホルモン（LH）

②エストロゲン分泌の促進

④ポジティブフィードバックでさらにGn-RHの分泌を促進

卵巣内の卵胞または黄体 → エストロゲン（卵胞ホルモン）

⑥LHサージ（大量放出）成熟卵胞に排卵を誘発

⑦排卵後の卵胞が黄体になることを誘発

③分泌で各部位に作用
- 卵胞の成熟
- 子宮内膜の増殖
- 乳房の発達
- 脂肪の蓄積

成熟卵胞 ⋯⋯▶ 排卵 ⋯⋯▶ 黄体（排卵後の残った卵胞からできる）

→ プロゲステロン（黄体ホルモン）

⑧分泌で各部位に作用

- 卵子が受精した場合
  子宮内膜の維持
  乳腺の発達など妊娠維持に機能
- 卵子が受精しなかった場合
  分泌が減少し、子宮内膜が脱落→月経

⑨分泌が減少

> **Check Point!**
> エストロゲンは血中のコレステロールを減少させる機能があります。このため、生殖年齢にある女性は同年齢の男性に比べて心筋梗塞のリスクが極めて低いことになります。ただし、閉経を迎えるとエストロゲンの分泌が減少するのでリスクは同じになります。

● 妊娠維持に働くプロゲステロン（黄体ホルモン）

排卵後に残った卵胞上皮細胞から派生した「黄体」から分泌され、子宮内膜の維持に作用します。

排卵された卵が受精した場合は、プロゲステロンの分泌は持続され、子宮内膜が維持されるので、受精卵の着床が可能になります。受精しなかった場合はプロゲステロンの分泌が減少して、子宮内膜の脱落が起こります。ホルモン分泌と卵巣周期、月経周期との関係はp.273を参照してください。

> **Check Point!**
> 女性特有の病気として、「月経前症候群」というのがあります。これは月経直前の時期に精神不安、イライラ、疲れやすいなどのさまざまな兆候が出るもので、一部ではプロゲステロンが原因であると考えられています。このためプロゲステロンを「悪女ホルモン」と呼ぶ人もいます。しかし、正確なところはまだわかっていません。

性ホルモンは骨細胞の機能を抑制する働きもあるんじゃ。だから、思春期に入って性ホルモンの分泌がさかんになると、身長があまり伸びなくなる。女性の場合は閉経の後、骨細胞、特に骨を溶かして吸収する破骨細胞の機能を抑制する働きが低下して骨吸収が促進されるので、骨粗鬆症になることもある。

7-7 その他のホルモン

ここまで、主な内分泌器官と分泌されるホルモンを紹介しましたが、この他にも人体からは多くのホルモンが発見されています。心臓や消化器官など、内分泌系以外の器官にも内分泌細胞があり、ホルモンが分泌されます。

ホルモンってなんか不思議ですね。ちゃんとターゲットになる器官が決まっていて、それに作用するようになっている。しかも、作用する器官そのものでつくられるものもあれば、全然違う器官でつくられて、血液に運ばれて作用するものもある。

ねこ村君、するどい分析！　その通りじゃよ。ホルモンの作用を受ける器官は、「標的器官」と呼ばれるんじゃ。

そして、出過ぎると大変だから、ちゃんと出過ぎを抑制する機能までついているんですね。本当にすごいわ。

● 腎臓から分泌されるレニン

レニンは、腎臓の糸球体（→p.257）の濾過圧の低下を受けて、腎臓の傍糸球体装置から分泌されます。このホルモンの作用は、肝臓などから分泌されるアンギオテンシノゲンをアンギオテンシン（ポリペプチドの一種）に変換して、末梢血管の収縮を起こし、血圧を上昇させます。さらに副腎皮質からアルドステロン（→p.186）の分泌を促し、水分の再吸収を促進することにより、血圧を上昇させます。

●松果体から分泌されるメラトニン

松果体（→p.151）は大脳の後下部にある直径8mmほどの小さな内分泌器官で、メラトニンを分泌します。このホルモンの機能は概日リズム*の調節とされています。

●胸腺から分泌されるサイモシン

サイモシンは心臓の前にある胸腺から分泌され、Tリンパ球（→p.108）の成熟に関わるといわれています。

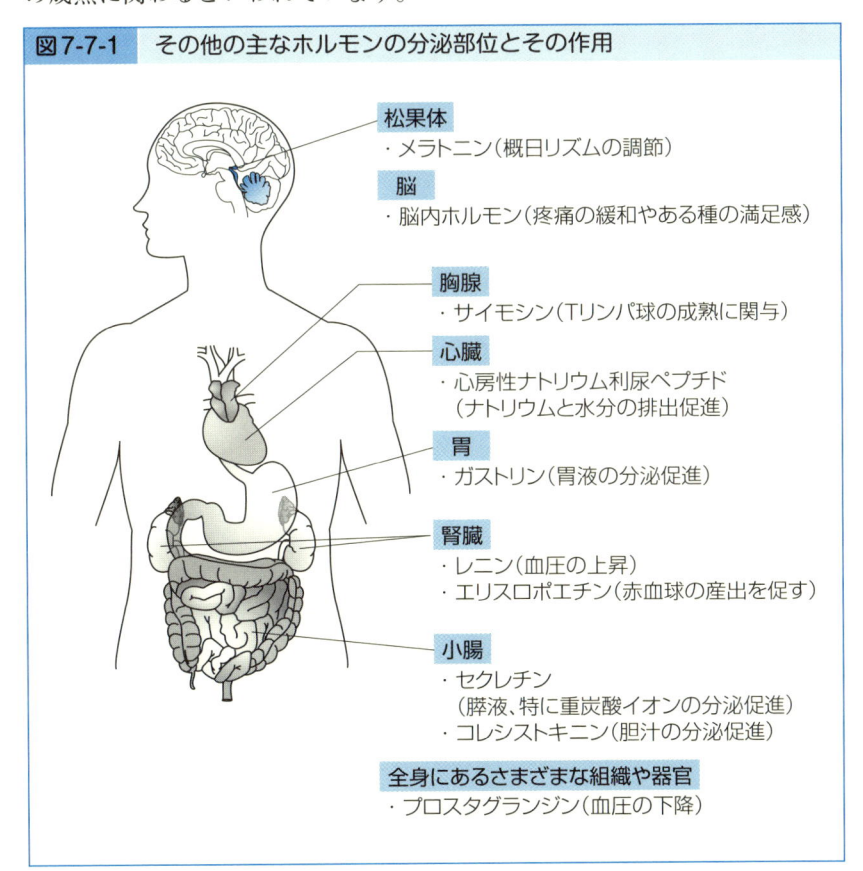

図7-7-1　その他の主なホルモンの分泌部位とその作用

松果体
・メラトニン（概日リズムの調節）

脳
・脳内ホルモン（疼痛の緩和やある種の満足感）

胸腺
・サイモシン（Tリンパ球の成熟に関与）

心臓
・心房性ナトリウム利尿ペプチド（ナトリウムと水分の排出促進）

胃
・ガストリン（胃液の分泌促進）

腎臓
・レニン（血圧の上昇）
・エリスロポエチン（赤血球の産出を促す）

小腸
・セクレチン（膵液、特に重炭酸イオンの分泌促進）
・コレシストキニン（胆汁の分泌促進）

全身にあるさまざまな組織や器官
・プロスタグランジン（血圧の下降）

*動植物に見られる、約24時間を周期とする体内時計。

●心臓から分泌される心房性ナトリウム利尿ペプチド

　心房性ナトリウム利尿ペプチドは、心房壁の伸展が刺激となり分泌され、腎臓に作用し、ナトリウムと水分の排出を促進させます。これは、血流量が増加することによって起こる心臓への負荷増大を防止するためだと考えられています。

●消化液の分泌を促す消化管ホルモン

　消化管ホルモンには胃から分泌される「ガストリン」、小腸から分泌される「セクレチン」と「コレシストキニン」があります。
　ガストリンは胃に食塊が入ることにより、幽門にあるG細胞から分泌され、胃液の分泌を促進します。
　セクレチンは腸へ食塊が入ることにより分泌され、膵液の分泌、特に重炭酸イオンの分泌を促進し、胃液を中和します。コレシストキニンは胆汁の分泌を促進します。

●脳内ホルモン（エンドルフィン、エンケファリン）

　「エンドルフィン」および「エンケファリン」は「脳内ホルモン」と呼ばれています。これらの物質は、オピオイドペプチドに属する内因性のモルヒネ物質です。その機能は、疼痛の緩和やある種の満足感を与えると考えられています。

●プロスタグランジン

　「プロスタグランジン」は、エイコサノイドといわれる不飽和脂肪酸に属するもので、多くの細胞で生成されます。この物質の機能としては、血管を拡張して血圧を下げることが知られています。

第8章
感覚器系

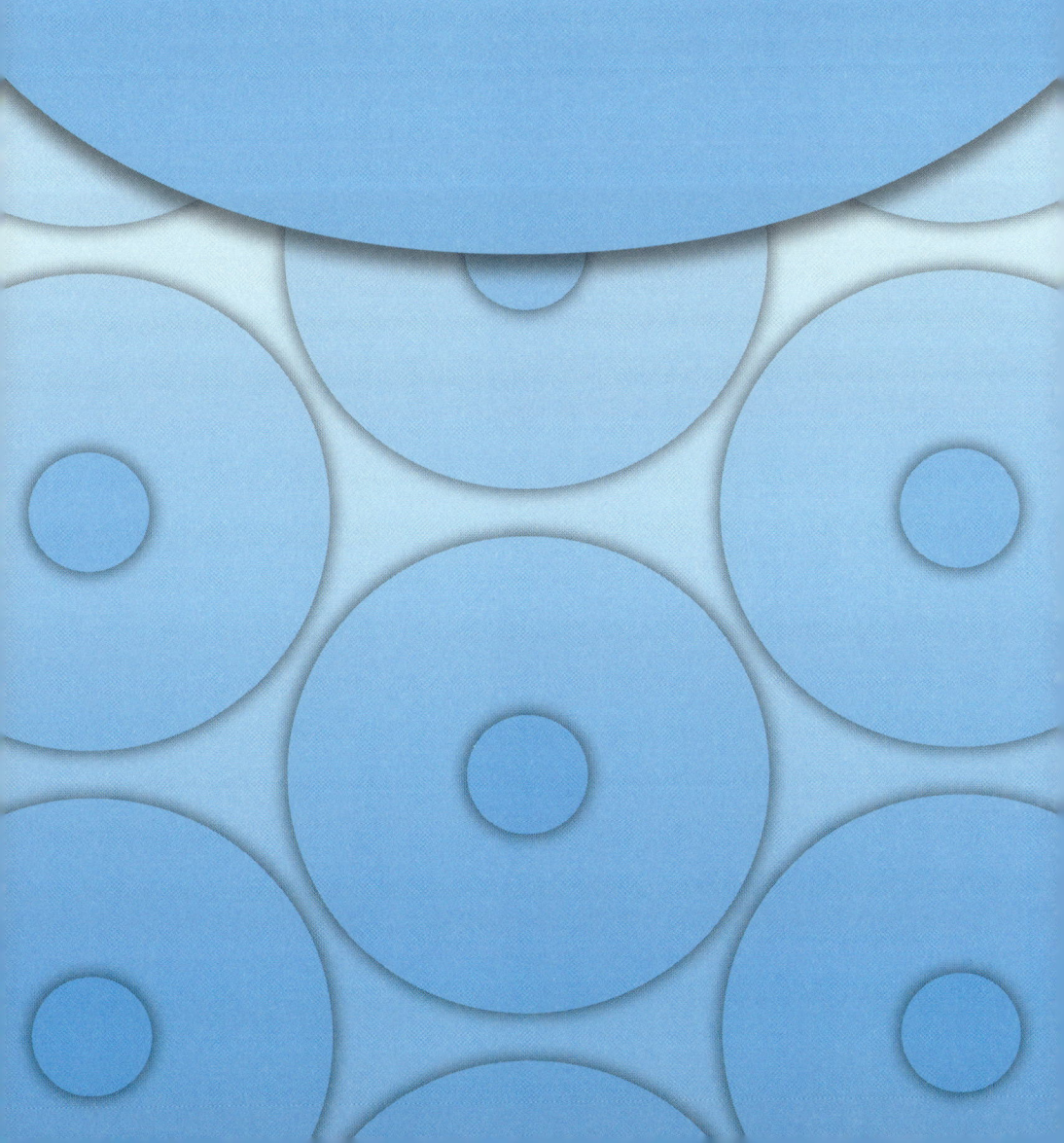

8-1 外界や体内から送られてくる情報を受け取る―感覚器系

人間は、外界や体内からのさまざまな情報を処理し、適切な対応を行うことによって生活を営んでいます。この情報を受け入れるための器官系を「感覚器系」といいます。感覚器はそれぞれに決まった感覚神経を通じて、感覚の情報を脳に伝えます。

●感覚の種類と感覚器

人間の感覚は、いわゆる「五感」として知られていますが、これは、視覚、聴覚、嗅覚、味覚および皮膚感覚の5つのことです。これ以外にも、平衡感覚、内臓感覚、深部感覚があります。

表8-1-1 人間の感覚の種類と感覚受容器

	感覚の種類	感覚受容器
視覚	光の刺激を受けて生じる感覚	眼球（網膜）
聴覚	音の刺激を受けて生じる感覚	内耳（コルチ器）
嗅覚	匂いの刺激を受けて生じる感覚	鼻腔内の嗅上皮
味覚	味の刺激を受けて生じる感覚	舌の味蕾
皮膚感覚	皮膚、粘膜で感知する刺激を受けて生じる感覚（痛覚、触覚、温度覚）	マイスナー小体など
平衡感覚	重力に対する体の位置、動きを感知する感覚	内耳（半規管、前庭）
内臓感覚	臓器で感知する感覚（痛み、空腹、吐き気など）	臓器内の神経
深部感覚	筋や関節など、皮膚と内臓の中間領域で感知する感覚（筋肉痛、物の重量感など）	筋や関節内のパチニ小体など

8-2 視覚器

> 視覚器は、外界から送られてくる形や色などの光情報を受け取るための器官です。光を受け取るための「眼球」と、これを補助する「副眼器」で構成されます。

● 視覚受容器である眼球

　眼球は頭蓋の眼窩[*1]内に納められている球状の構造物です。直径約2.5cmで、全体の6分の1は眼窩から表面に突出しています。

　眼球の構成は、外側を取り巻く「眼球壁」と「内部構造」に区分されます。眼球壁は3層構造で、「外膜」「中膜」「内膜」にさらに区分され、それぞれにいくつかの特殊構造があります。内部構造には「水晶体」と「硝子体」があります。

● 眼球壁① 外膜

　外膜は眼球の一番外側にある膜で、線維質からなります。膜の約6分の1が透明な「角膜」、6分の5が白い「強膜」です。眼球を前から見たときの黒目部分が角膜で、白目部分が強膜です。

● 透明な膜・角膜

　角膜は外膜の一部で、眼球の前部にある直径1cm程度の軽く突出した透明な膜です。光を通すことができます。また、痛覚や触覚を感知する神経が分布しており、ゴミなどの付着に対して角膜反射[*2]を起こします。

[*1]：眼球の入っている頭蓋骨のくぼみ。
[*2]：角膜が受ける刺激により、まぶたを反射的に閉じること。

図8-2-1　眼球の構造

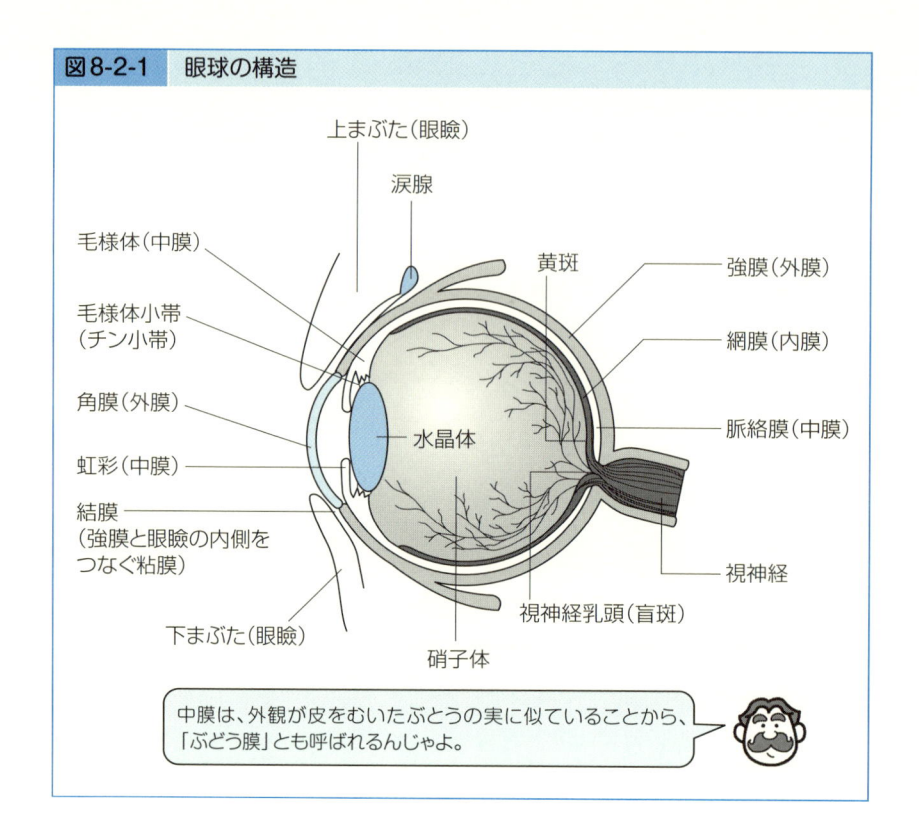

- 上まぶた(眼瞼)
- 涙腺
- 毛様体(中膜)
- 毛様体小帯（チン小帯）
- 角膜(外膜)
- 虹彩(中膜)
- 結膜（強膜と眼瞼の内側をつなぐ粘膜）
- 下まぶた(眼瞼)
- 硝子体
- 水晶体
- 黄斑
- 視神経乳頭(盲斑)
- 視神経
- 脈絡膜(中膜)
- 網膜(内膜)
- 強膜(外膜)

中膜は、外観が皮をむいたぶどうの実に似ていることから、「ぶどう膜」とも呼ばれるんじゃよ。

● 白くて強靭な膜・強膜

　眼球の大部分をおおう厚さ2mm程度の白色の強靭な膜です。眼窩から突出した部分の強膜は「結膜」でおおわれており、いわゆる白目の部分です。強膜は外膜の一部で、眼球を保護すると同時に、眼球の形状を保護する働きがあります。

　角膜の中央には血管がないんじゃ。これは、光の通過を阻害しないためなんじゃが、なので角膜は空気から直接、酸素を獲得しないといけないんじゃ。

　ソフトコンタクトレンズに酸素透過率が表示されているのは、そのためなんですね。

●眼球壁② 中膜

外側から2番目の膜で、「ぶどう膜」ともいいます。その部位と構造から、「虹彩」「毛様体」「脈絡膜」に分かれます。

● 瞳孔径を調節する虹彩

虹彩は角膜のすぐ後ろにあります。前面から見るとドーナッツ形をしており、中央の開口部（ドーナッツ形の孔の部分）を「瞳孔」といいます。眼球を正面から見たとき、茶色っぽく（白人の場合は青く）見える部分が虹彩、黒く見える部分が瞳孔です。虹彩の表面には蛇腹状のしわが存在し、メラニン色素を含んでいます。

虹彩の内部には「瞳孔括約筋」と「瞳孔散大筋」があり、筋の収縮で瞳孔の開口径を調節します。光量が多いと副交感神経の作用により括約筋が収縮し、瞳孔の径が小さくなります（縮瞳）。光量が少ないと交感神経の作用により散大筋が働き、瞳孔の径が大きくなります（散瞳）。

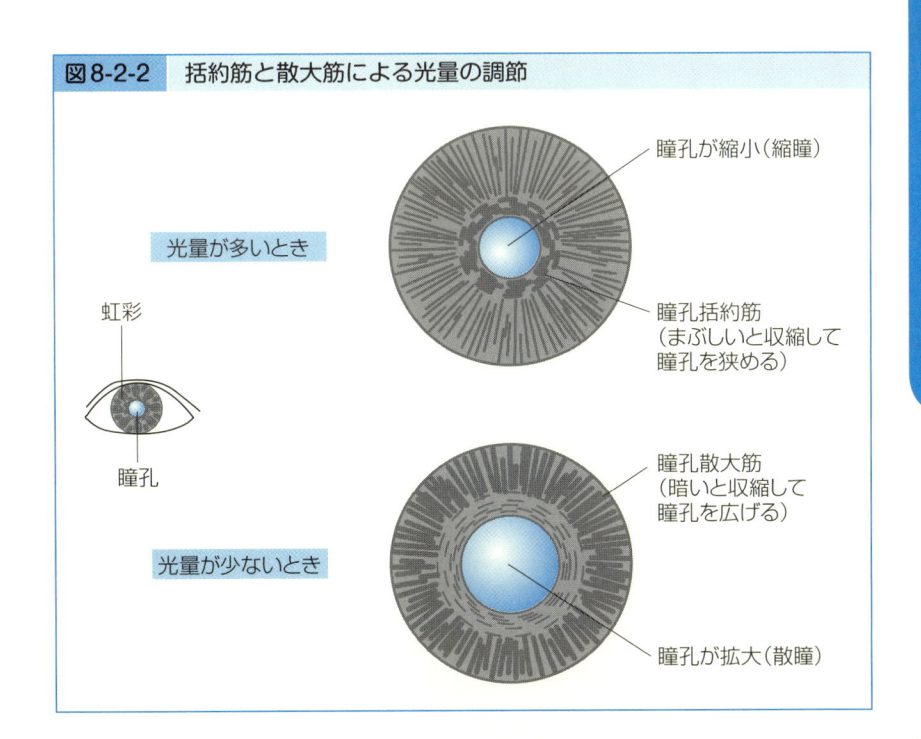

| 図8-2-2 | 括約筋と散大筋による光量の調節 |

光量が多いとき
虹彩
瞳孔
瞳孔が縮小（縮瞳）
瞳孔括約筋（まぶしいと収縮して瞳孔を狭める）

光量が少ないとき
瞳孔散大筋（暗いと収縮して瞳孔を広げる）
瞳孔が拡大（散瞳）

第8章 感覚器系

> **Check Point!**
> 虹彩の色は人種によって異なります。黒人や黄色人種では褐色、白人では色素量が少ないため、ライトブルーになります。夏の日差しが強い日などは、白人はまぶしくて（眼球に入る光量が多すぎて）物をはっきり見ることができません。このため、サングラスが必要となります。

● **水晶体の厚みを調節する毛様体**

毛様体は虹彩の基部にあります。表面からは糸状の「毛様体小帯」が出ていて、「水晶体」に結合しています。毛様体の内部には「毛様体筋」が分布しており、この筋の収縮は毛様体小帯を介して水晶体の厚みを変化させます（遠近調節）。

毛様体筋が収縮すると水晶体が厚みを増し、近くに焦点が合い、弛緩すると水晶体が薄くなり、遠くに焦点が合います。

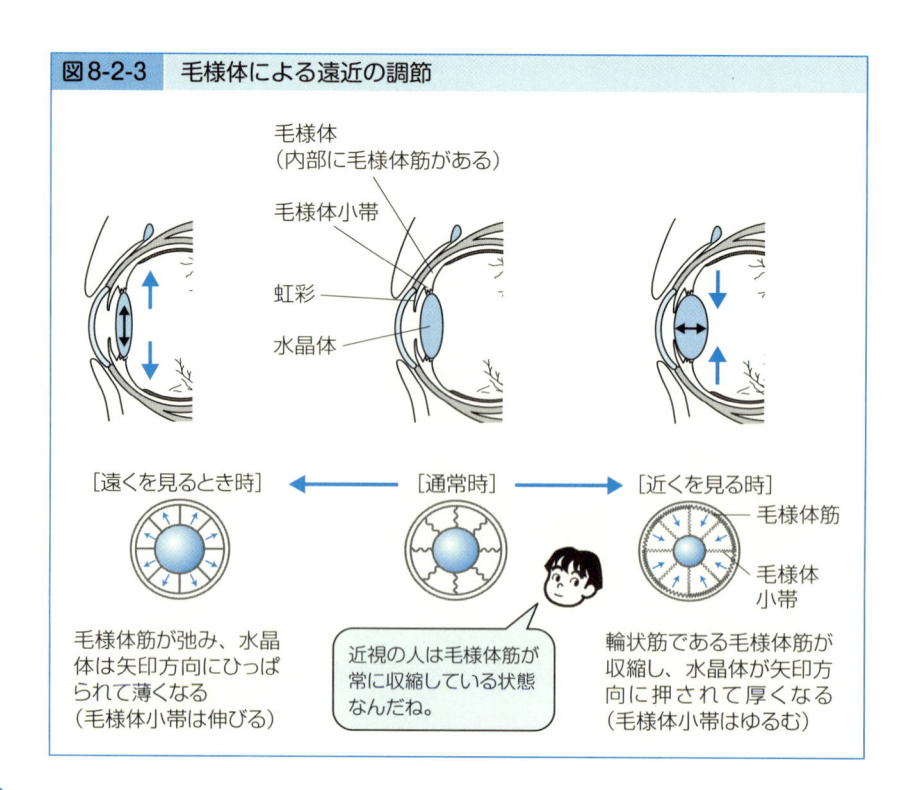

図 8-2-3　毛様体による遠近の調節

［遠くを見るとき時］　［通常時］　［近くを見る時］

毛様体筋が弛み、水晶体は矢印方向にひっぱられて薄くなる（毛様体小帯は伸びる）

近視の人は毛様体筋が常に収縮している状態なんだね。

輪状筋である毛様体筋が収縮し、水晶体が矢印方向に押されて厚くなる（毛様体小帯はゆるむ）

● 眼球に栄養を供給する脈絡膜

　脈絡膜は中膜の大部分を占め、血管とメラニン色素を豊富に含んでいます。この血管は、いわゆる眼底検査で見られる血管で、眼球全体に栄養を供給します。また、メラニン色素は眼球内を暗くし、光像を鮮明に投影するのに役立ちます。

● 眼球壁③　内膜

　内膜は眼球壁の最も内側にある膜で、網膜だけでなりたちます。

● 網膜は視細胞と神経線維の集まり

　網膜は光を感知する部分で、眼球壁の最内側にあり、前部約5分の1は欠落しています。眼に入った光は水晶体で屈折し、網膜に像を結びます。網膜は「色素細胞層」と「神経細胞層」で構成されます。

　色素細胞層は網膜の最も外側にあり、脈絡膜に隣接し、メラニン色素を合成する細胞の集合体です。

　神経細胞層には、光を感知する「視細胞」とこれを補助する細胞があります。視細胞は、色を感じる「錐状細胞（錐体）」と、明暗を感じる「杆状細胞（杆体）」に区分されます。視細胞は視神経細胞に連絡する細胞（水平細胞、双極細胞、アマクリン細胞）を介して視覚情報を視神経に伝えます。この視細胞が機能するためには、ビタミンAが不可欠です。このため、ビタミンAが不足すると夜目が利かなくなります（夜盲症）。

● 光を最も強く感じる黄斑と感知しない盲斑

　網膜の後部（前面から見た場合の眼球の最奥）には、「視神経乳頭」と「黄斑」があります。黄斑には錐状細胞が多数分布しており、光を最も強く感じる部分です。視界の一部分を集中して見るときは、この黄斑に焦点を合わせるようになっています。視神経乳頭は視細胞から出る神経線維の出口で、視細胞が存在しないため、光を感知しません。この部分を「盲斑」といいます。

第8章　感覚器系

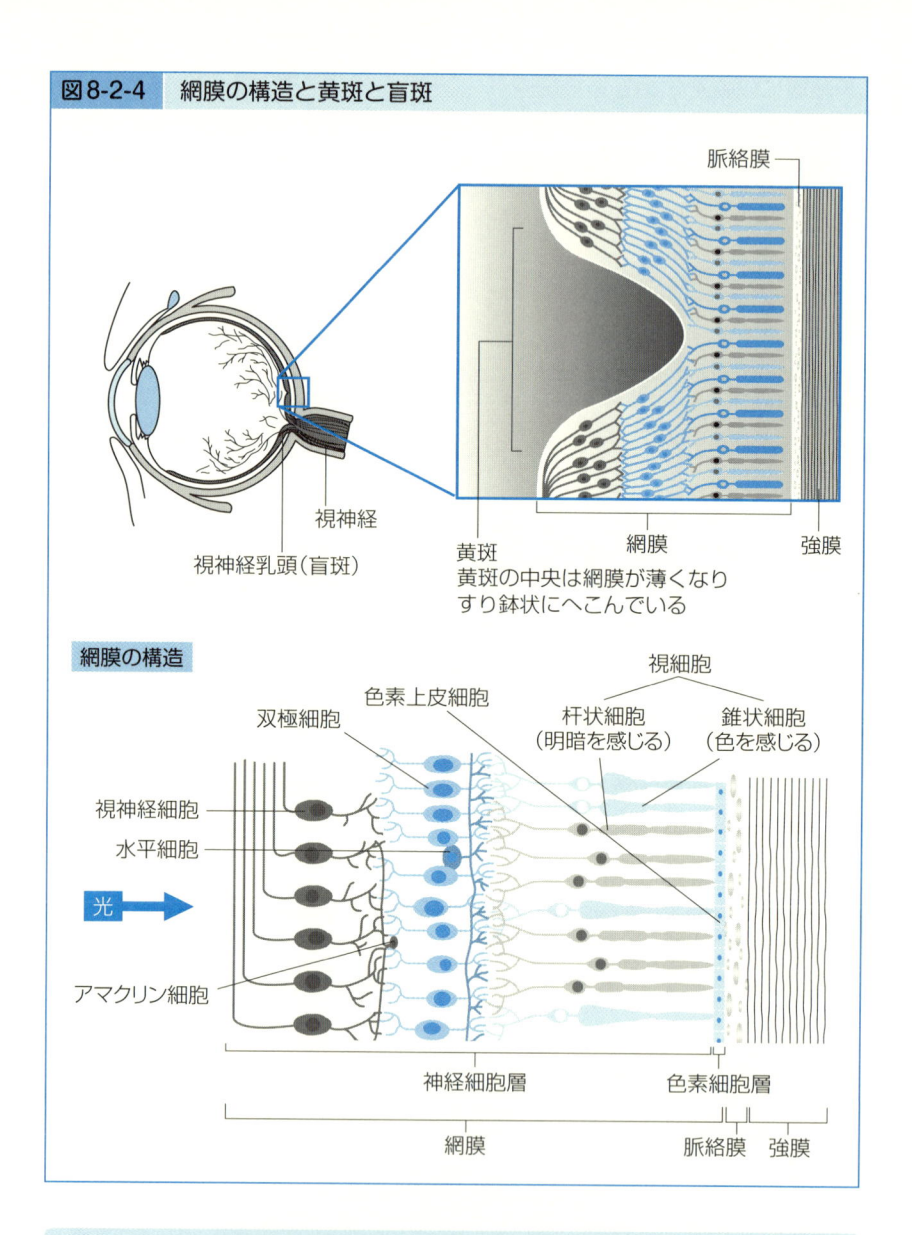

図8-2-4　網膜の構造と黄斑と盲斑

脈絡膜

視神経
視神経乳頭（盲斑）
黄斑
黄斑の中央は網膜が薄くなりすり鉢状にへこんでいる
網膜
強膜

網膜の構造

双極細胞
色素上皮細胞
視細胞
杆状細胞（明暗を感じる）
錐状細胞（色を感じる）
視神経細胞
水平細胞
光 →
アマクリン細胞

神経細胞層
色素細胞層
網膜
脈絡膜
強膜

Check Point!

盲斑は盲点とも呼ばれ、この部分に映像を映すことはできません。盲点は左右の眼で別な角度にあるため、両目で物を見ている場合には見えないことを感じることはありませんが、片目で物を見ると、盲点を感じることができます。

● 水晶体（レンズ）

水晶体は虹彩のすぐ後ろにある透明な円盤形の構造です。水晶体はその厚みを毛様体によって調節して光を屈折し、網膜上に結像させます。

● ゼリー状の硝子体

硝子体は眼球内部を埋めるゼリー状の物質です。眼球の内圧を保ち、網膜がゆがんで焦点がぼけるのを防止します。

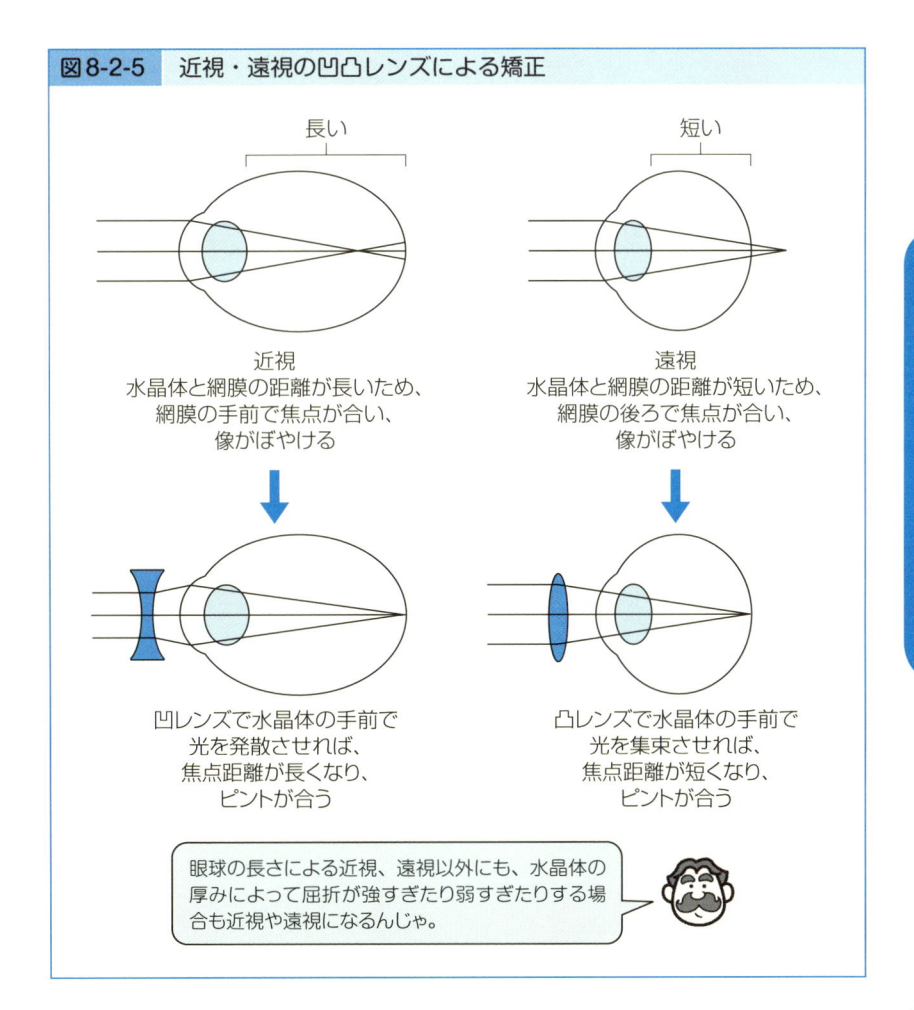

図8-2-5　近視・遠視の凹凸レンズによる矯正

長い

短い

近視
水晶体と網膜の距離が長いため、
網膜の手前で焦点が合い、
像がぼやける

遠視
水晶体と網膜の距離が短いため、
網膜の後ろで焦点が合い、
像がぼやける

凹レンズで水晶体の手前で
光を発散させれば、
焦点距離が長くなり、
ピントが合う

凸レンズで水晶体の手前で
光を集束させれば、
焦点距離が短くなり、
ピントが合う

> 眼球の長さによる近視、遠視以外にも、水晶体の厚みによって屈折が強すぎたり弱すぎたりする場合も近視や遠視になるんじゃ。

● 副眼器

● 涙腺

　涙腺は眼球の外側上方にある、涙を分泌する腺組織です。涙は常に分泌され、眼球の表面を潤し、角膜の乾燥を防止し、殺菌、栄養の補給を行います。その後、涙は内眼角にある「涙丘」の開口部から鼻涙管（→p.58）を通して鼻腔に排泄されます。

● 眼筋（がんきん）

　眼筋は「外眼筋」と「内眼筋」に区分されます。一般的に眼筋というと外眼筋のことを指すことが多いです。外眼筋には「上直筋（じょうちょくきん）」「下直筋（かちょくきん）」「外側直筋（がいそくちょくきん）」「内側直筋（ないそくちょくきん）」「上斜筋（じょうしゃきん）」「下斜筋（かしゃきん）」の6つがあり、眼球の運動を調節しています。内眼筋は、すでに述べた「瞳孔括約筋」や「散大筋」（いずれも p.197）などを指し、瞳孔の開口径を調節する筋です。

● 眼瞼（がんけん）（まぶた）

　眼瞼は眼球の前面をおおう構造です。上下に分かれ、外面は皮膚、内部は「眼輪筋（がんりんきん）」、内面は「結膜」で構成されます。結膜は眼球（強膜）の表面をおおう「眼球結膜」と、眼瞼の内側面をおおう「眼瞼結膜」に区分されます。眼瞼の先端には「睫毛（まつげ）」が分布します。これらの構造は眼球を保護し、異物の侵入を防止します。

> **チェックポイント Check Point!**
> 下眼瞼の縁をよく観察すると、小さな孔が確認できます。これは皮脂を分泌する「マイボーム腺」の開口部です。この孔がつまると"にきび"と同じ炎症を起こしますので、睫毛のお手入れの際は十分に注意しましょう。

図8-2-6　副眼器（涙腺、眼筋、眼瞼）の構造

涙腺と涙の流れ

- 涙腺
- 涙嚢
- 涙丘（ピンク色に見えるところ）
- 鼻涙管 → 鼻腔へ

> 眼球の表面は常に涙で潤って保護されているわけね。

6つの外眼筋　※内眼筋については図8-2-2を参照

［横から見たところ（左眼）］

- 滑車（線維性の輪）
- 上斜筋
- 内側直筋
- 上直筋
- 外側直筋
- 下斜筋
- 下直筋

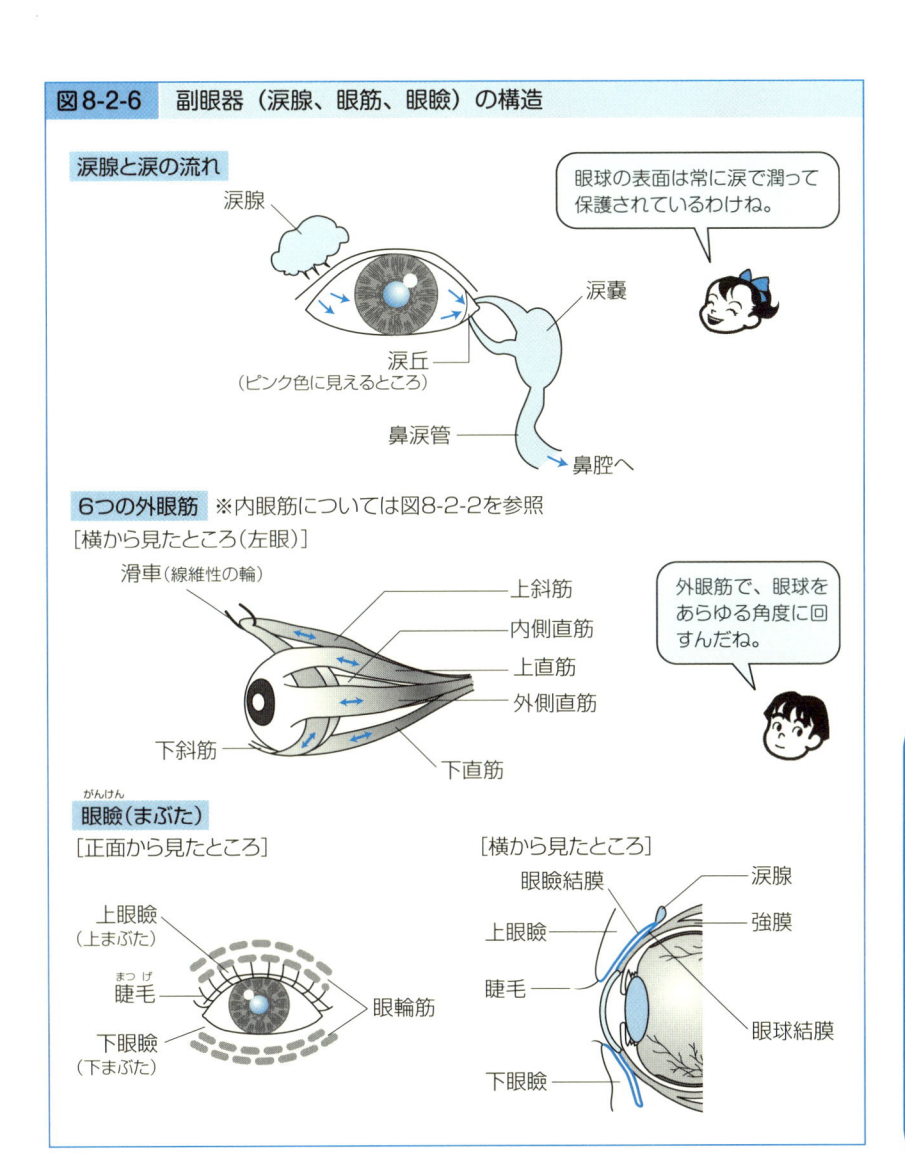

> 外眼筋で、眼球をあらゆる角度に回すんだね。

眼瞼（まぶた）

［正面から見たところ］

- 上眼瞼（上まぶた）
- 睫毛（まつげ）
- 下眼瞼（下まぶた）
- 眼輪筋

［横から見たところ］

- 眼瞼結膜
- 上眼瞼
- 睫毛
- 下眼瞼
- 涙腺
- 強膜
- 眼球結膜

第8章　感覚器系

Check Point!

目頭（めがしら）は正式には「内眼角（ないがんかく）」といいます。この部分は上眼瞼と下眼瞼が合わさるタイプの人と、上眼瞼が下眼瞼に覆いかぶさり、ひだ（蒙古ひだ）となるタイプの人がいます。前者はコーカソイド（白人系）、後者はモンゴロイド（黄色人種系）に多く見られます。皆さんはどうでしょう？

8-3 聴覚器

聴覚器は外界から送られてくる音情報を受け取るための器官です。聴覚器とはいわゆる「耳」で、「外耳」「中耳」「内耳」に区分されます。また、内耳は平衡感覚を受け取る器官でもあります。

●外耳は音を鼓膜まで伝える装置

　外耳は「耳介」と「外耳道」で構成されます。耳介は側頭部の外側に突出した貝状の構造で、内部に「耳介軟骨」があります。
　耳介の下端は「耳垂（耳たぶ）」と呼ばれ、この部分は軟骨が欠損しています。耳介はパラボナアンテナのような集音装置であり、その中央には「外耳孔」が存在し、外耳道の入口となっています。
　外耳道は外耳孔から鼓膜までの数cmの管状構造で、「耳道腺」が分布しています。耳道腺は汗腺であるアポクリン腺（→p.44）の1つで、分泌物は上皮の残骸やほこりと混じって耳垢になります。

　　ぼく、耳を動かすことできるんですよ。ほらっ。

　　おお、すげー。痕跡器官じゃな、珍しい！

　　ネコとか、よく名前を呼ぶと耳だけ向けますよね。

　　多くの動物は耳介を自由に動かすことができるんじゃ。人間にも筋肉はあるのだが、ほとんどの人は退化しておるぞ。

図8-3-1　耳の構造

外耳、中耳、内耳

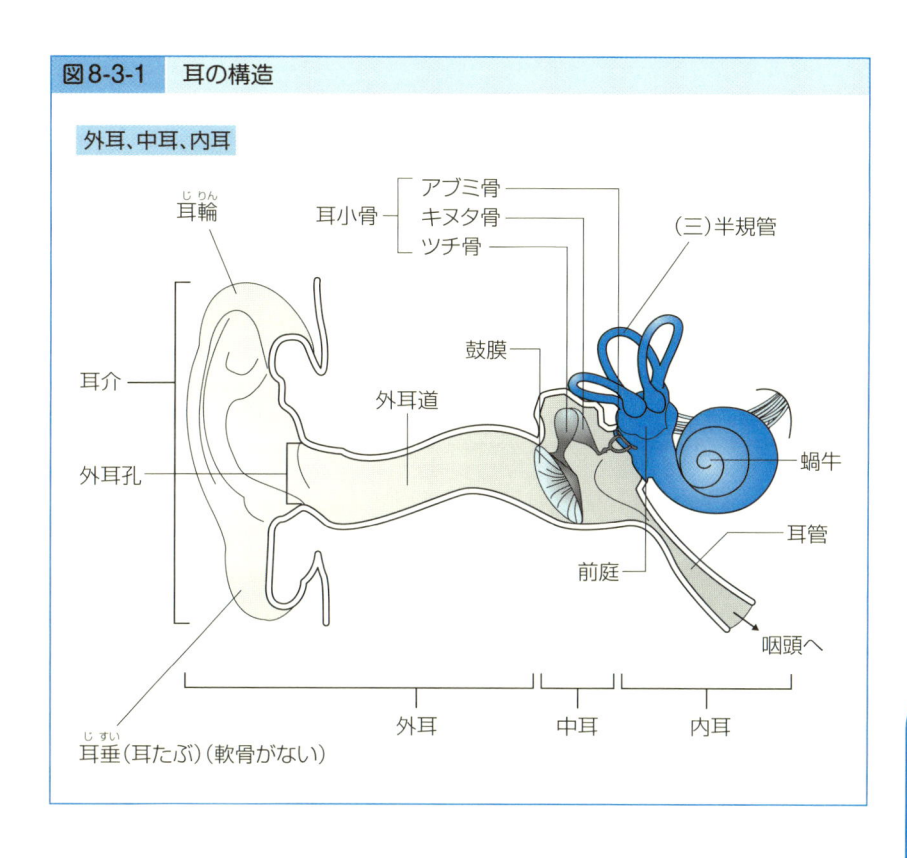

（図中ラベル：耳輪、耳小骨〔アブミ骨・キヌタ骨・ツチ骨〕、（三）半規管、耳介、鼓膜、外耳道、蝸牛、外耳孔、耳管、前庭、咽頭へ、耳垂（耳たぶ）（軟骨がない）、外耳、中耳、内耳）

●中耳は鼓膜の振動を3つの骨で内耳に伝える装置

　中耳は外耳道の奥にある空洞状の部分で、「鼓膜」によって外耳と隔てられます。中耳の内部（鼓室）には「耳小骨」があります。

　耳小骨は鼓膜側から「ツチ骨」「キヌタ骨」「アブミ骨」の3つで構成されています。3つの骨は連結しており、ツチ骨は鼓膜に接し、アブミ骨は内耳の蝸牛に接しており、鼓膜で受け取った音の振動を内耳に伝えます。

● 耳管は中耳の内圧を調整する

　中耳の下端には「耳管」があり、咽頭と連絡しています。耳管は中耳内部の圧力を調節するための構造です。

　鼓膜は薄い膜状の構造なので、外部の気圧の変化や重力などの作用によって勝手に振動することがあります（いわゆる耳鳴り）。このとき、唾を飲み、耳管の咽頭側の入口（耳管咽頭口）（→p.61）を開放すると、中耳内部の圧力を外界と同じになり、振動が停止します。

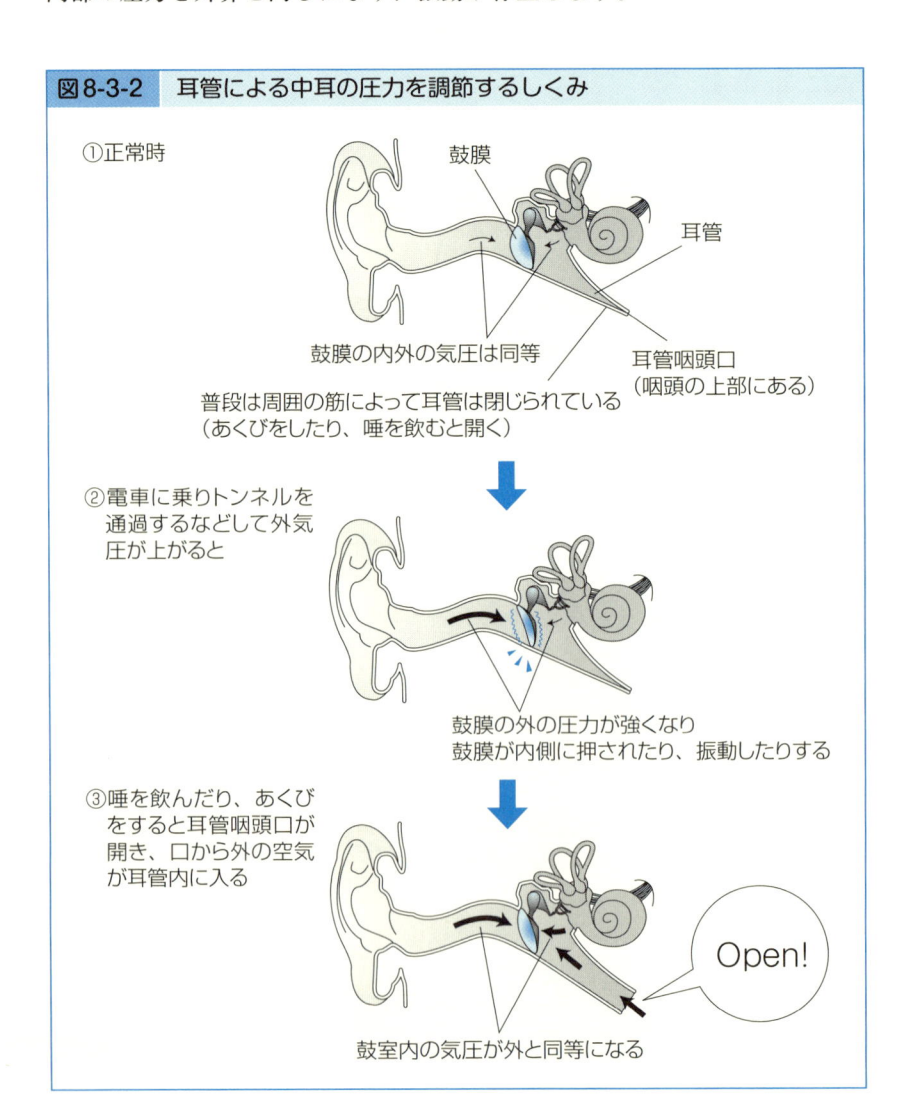

図8-3-2　耳管による中耳の圧力を調節するしくみ

①正常時
　鼓膜
　耳管
　鼓膜の内外の気圧は同等
　耳管咽頭口（咽頭の上部にある）
　普段は周囲の筋によって耳管は閉じられている
　（あくびをしたり、唾を飲むと開く）

②電車に乗りトンネルを通過するなどして外気圧が上がると
　鼓膜の外の圧力が強くなり
　鼓膜が内側に押されたり、振動したりする

③唾を飲んだり、あくびをすると耳管咽頭口が開き、口から外の空気が耳管内に入る
　Open!
　鼓室内の気圧が外と同等になる

> **Check Point!**
> 自分の声をレコーダーに録音して聞くと、他人の声を聴いている感覚になります。しかし、友人は「あなたの声だ」というでしょう。この感覚のズレは、外部の音は空気が鼓膜を振動させて伝わるのに対し、自分の声は骨が鼓膜を振動させて伝わるために起こります。空気と骨の密度の差が、声が違って聞こえる原因なのです。これを「骨伝導」といいます。

●内耳は聴感覚と平衡感覚を感知する

　内耳は側頭骨（→p.225）内にある、巻貝のような形をした空洞状の骨（骨迷路）と、その内部にある骨と同じ形をした袋状の膜（膜迷路）からなります。骨と膜の間や、膜の中にはリンパ液があり、膜の中と外で液体の出入りはなく、液の成分も異なります。

　内耳は「蝸牛」「前庭」「半規管（三半規管ともいう）」の3つの部分からなります（図8-3-3）。蝸牛は中耳から伝わってきた音を感知し、前庭と半規管は内部構造によって平衡感覚を感知します。いずれも感覚毛を持つ「有毛細胞」が刺激を受け、内耳神経（蝸牛神経と前庭神経→p.163）を通して脳に伝わります。

●蝸牛が音を感知する

　蝸牛の内部は音を感知する受容器で、文字通りカタツムリの殻のような渦巻き状の構造をしています。内部に外形と同様の渦巻き状の「蝸牛管」（膜迷路の一部）があります。

　蝸牛は「前庭階」「鼓室階」に区画され、前庭階の基部には「前庭窓」と呼ばれる小さな孔があり、中耳のアブミ骨が密着しています。アブミ骨に伝わった音の振動は前庭窓を介して蝸牛内部のリンパ液に伝搬します。これが蝸牛内のリンパ液に流れを起こし、流れは蝸牛の渦巻き内の前庭階を上り、鼓室階を下降し、最後に鼓室階の基部にある「蝸牛窓」に達します。

第8章　感覚器系

図8-3-3　内耳の構造と蝸牛が音を伝えるしくみ

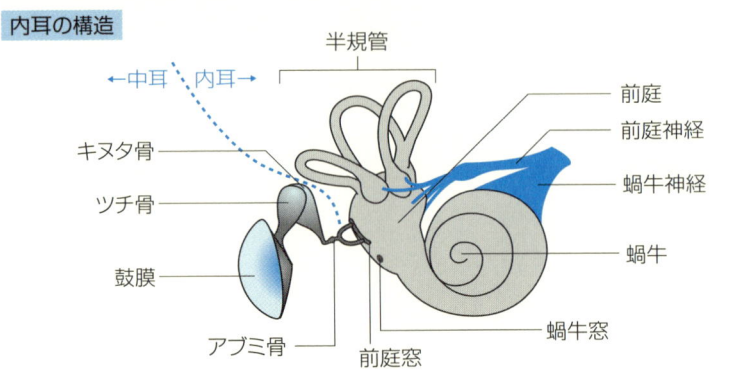

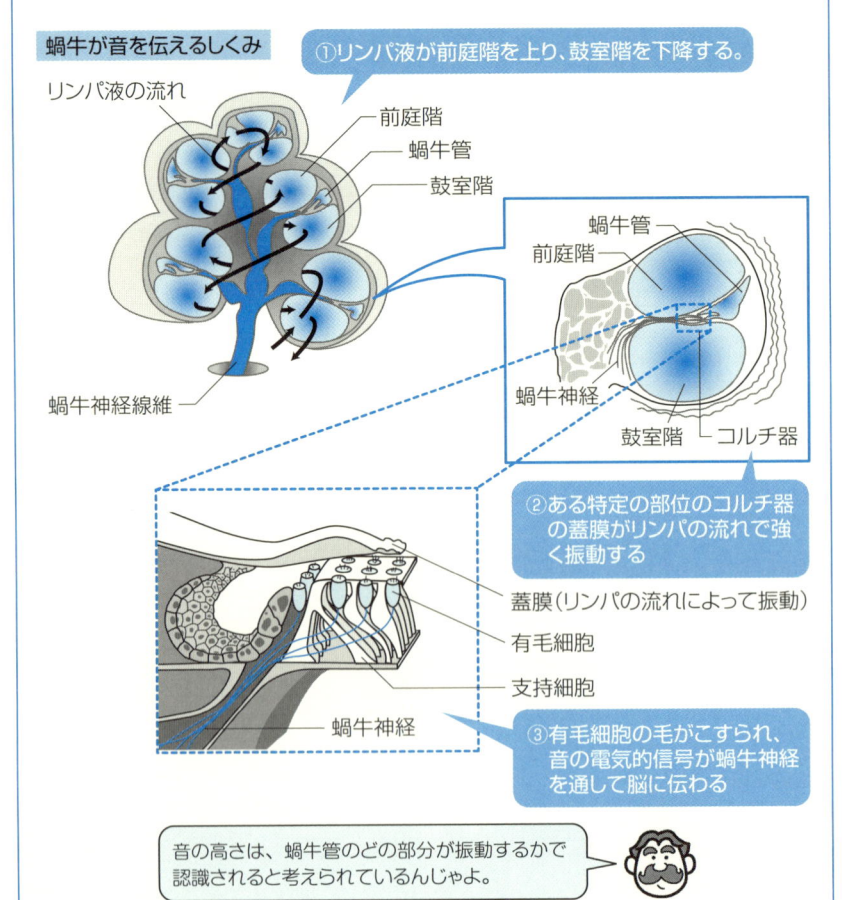

内耳の構造

- 半規管
- ←中耳　内耳→
- 前庭
- 前庭神経
- キヌタ骨
- 蝸牛神経
- ツチ骨
- 蝸牛
- 鼓膜
- 蝸牛窓
- アブミ骨
- 前庭窓

蝸牛が音を伝えるしくみ

①リンパ液が前庭階を上り、鼓室階を下降する。

- リンパ液の流れ
- 前庭階
- 蝸牛管
- 鼓室階
- 蝸牛神経線維
- 蝸牛管
- 前庭階
- 蝸牛神経
- 鼓室階
- コルチ器

②ある特定の部位のコルチ器の蓋膜がリンパの流れで強く振動する

- 蓋膜（リンパの流れによって振動）
- 有毛細胞
- 支持細胞
- 蝸牛神経

③有毛細胞の毛がこすられ、音の電気的信号が蝸牛神経を通して脳に伝わる

音の高さは、蝸牛管のどの部分が振動するかで認識されると考えられているんじゃよ。

● 音はコルチ器で蝸牛神経に伝わる

　前庭階から鼓室階へ伝わってきたリンパの波の振動は、前庭階と鼓室階の間にある蝸牛管内の「コルチ器」にある、ハンマー状の構造をした「蓋膜(がいまく)」を揺らします。この蓋膜が有毛細胞の毛をこすり、音が感知され、蝸牛神経を通じて脳に伝わります。また、音の高低は周波数（振動数）の違いによって、リンパの流れが到達する部位が異なることで感知されます。

●前庭は頭の傾きと直線運動を感知する

　前庭は内耳構造の中央部分で、骨迷路の内部に「球形嚢(きゅうけいのう)」と「卵形嚢(らんけいのう)」の2つの膜迷路があります。膜迷路の内部にはリンパ液があり、「平衡斑(へいこうはん)」と呼ばれる構造があります。

　平衡斑には有毛細胞の集合体と、それを包むゼラチン状の「平衡砂膜(へいこうさまく)（耳石膜）」があり、その上に砂状の「耳石(じせき)」が乗っています。耳石は重しのような役割をしており、体が傾くと平衡砂膜も傾き、有毛細胞が曲がる

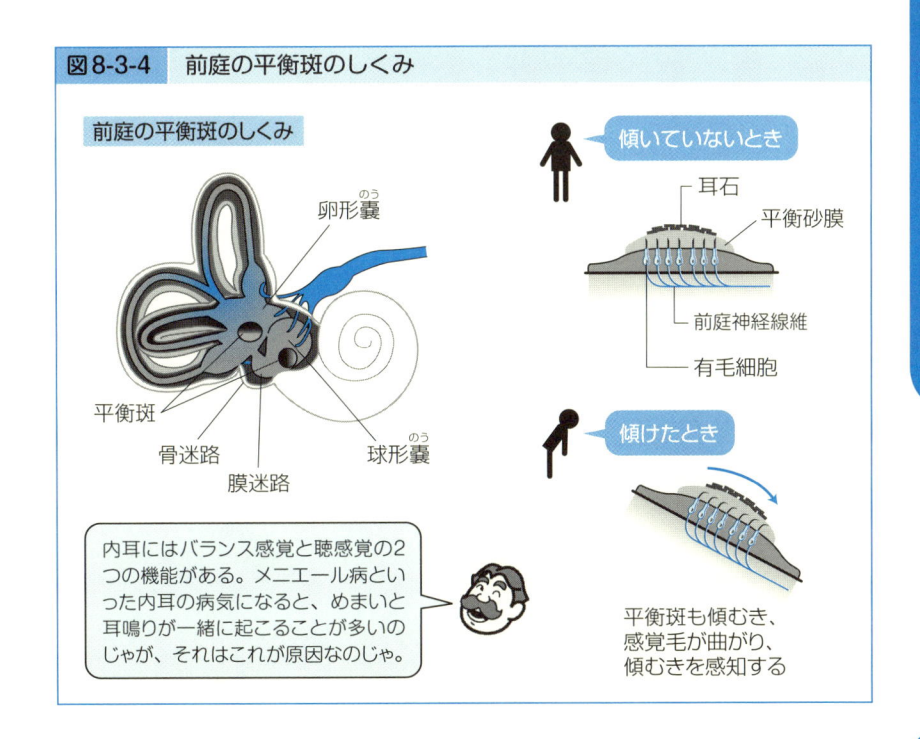

図8-3-4　前庭の平衡斑のしくみ

前庭の平衡斑のしくみ

卵形嚢(のう)
平衡斑
骨迷路
膜迷路
球形嚢(のう)

傾いていないとき
耳石
平衡砂膜
前庭神経線維
有毛細胞

傾けたとき
平衡斑も傾むき、感覚毛が曲がり、傾むきを感知する

内耳にはバランス感覚と聴感覚の2つの機能がある。メニエール病といった内耳の病気になると、めまいと耳鳴りが一緒に起こることが多いのじゃが、それはこれが原因なのじゃ。

第8章　感覚器系

ことで刺激が伝わり、傾きを感知し、前庭神経を通して脳に伝わります。平衡斑は2つの膜迷路に1つずつあり、垂直に配置されているため、頭部の傾き度合いの他に直線運動（乗り物などに乗ったときの平行移動やエレベーターに乗ったときなどの垂直移動）による変化も感知することができます。

●半規管は回転方向を感知する

半規管も蝸牛管と同様に、骨内（骨半規管）にある管状構造で、3つのリング状の管がX、Y、Z軸上に三次元的に配列しています。内部にはリンパ液があり、それぞれの半規管の付け根はやや膨らんでおり、「膨大部」と呼ばれます。

膨大部の内部には有毛細胞の集合体がゼランチン状の物質に包まれた「クプラ」と呼ばれる構造とリンパ液があり、体の傾き（左右、上下、前後）によって生じるリンパの流れを有毛細胞が感知し、前庭神経を通して体の回転方向を脳に伝えます。

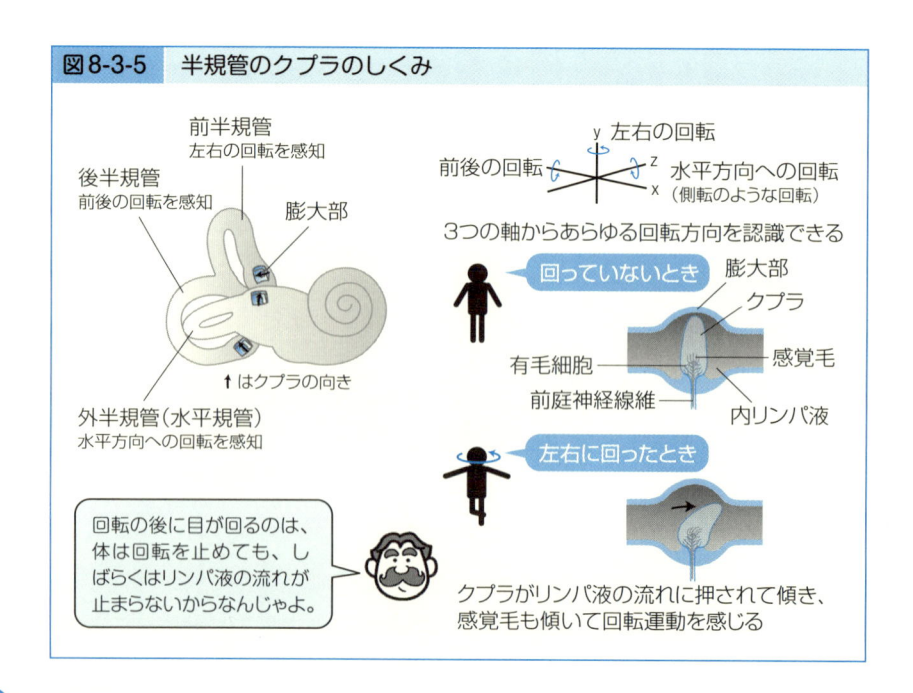

図8-3-5　半規管のクプラのしくみ

8-4 嗅覚器

[嗅覚は外界からくる香や匂いを感知する感覚で、その受容器は鼻腔の上端にある「嗅上皮(きゅうじょうひ)」です。]

●嗅上皮は鼻腔の天井にある

　嗅上皮は鼻腔の上端、天井にあたる部分にあり、匂いを感じる嗅細胞と、それを支える支持細胞からなります。嗅細胞内にはさまざまな匂い物質に対応する多くの「嗅覚受容体」があり、嗅ぎ分けが可能になっていま

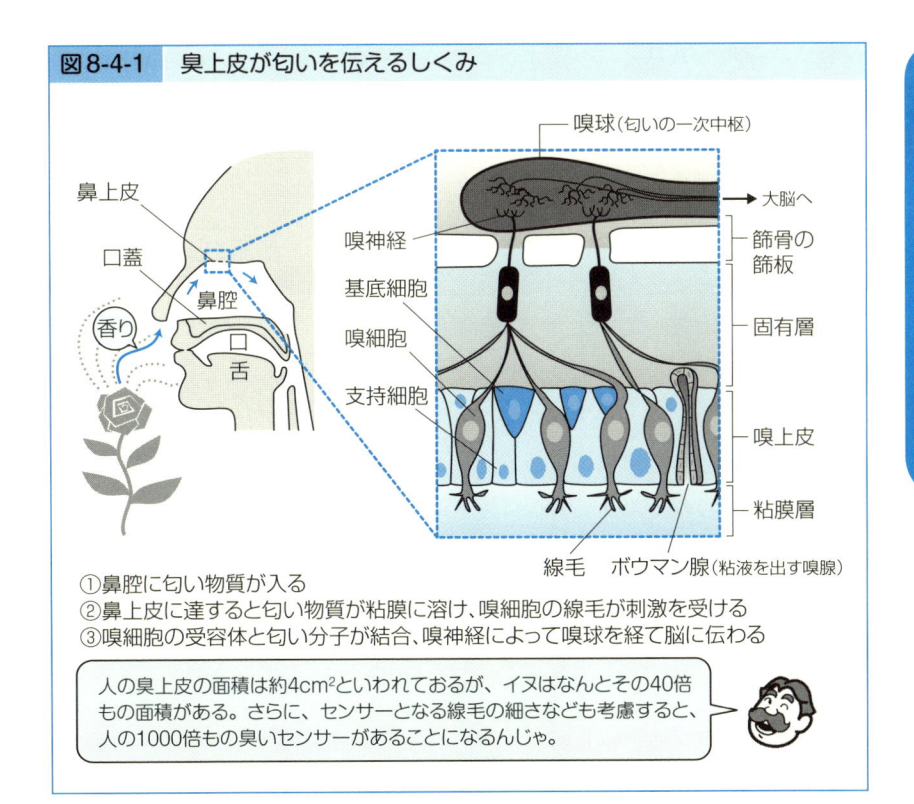

図8-4-1　臭上皮が匂いを伝えるしくみ

嗅球(匂いの一次中枢)
鼻上皮
口蓋
鼻腔
香り
舌
嗅神経
基底細胞
嗅細胞
支持細胞
線毛
ボウマン腺(粘液を出す嗅腺)
大脳へ
篩骨の篩板
固有層
嗅上皮
粘膜層

①鼻腔に匂い物質が入る
②鼻上皮に達すると匂い物質が粘膜に溶け、嗅細胞の線毛が刺激を受ける
③嗅細胞の受容体と匂い分子が結合、嗅神経によって嗅球を経て脳に伝わる

> 人の臭上皮の面積は約4cm²といわれておるが、イヌはなんとその40倍もの面積がある。さらに、センサーとなる線毛の細さなども考慮すると、人の1000倍もの臭いセンサーがあることになるんじゃ。

第8章　感覚器系

す。嗅上皮の表面は鼻粘膜におおわれており、空気によって運ばれてきた匂い物質は粘膜を介して嗅細胞の先端にある線毛を刺激し、嗅神経を介して匂いの情報を脳に伝えます。

●嗅覚は根源的な感覚

嗅覚は人間ではあまり発達していませんが、動物学的には極めて根源的な重要な感覚です。たとえば、「餌を探す」「生殖時期を感知する」「個体識別を行う」など、いずれも個体や種の存続に不可欠なものです。

人間には個々人にそれぞれ特有の匂いがあります。警察犬はこれを感知して、犯人の追跡を行います。人間にもまれに嗅覚が鋭く、身につけているものの匂いで個人を特定することのできる人がいます。

また、若い女性は寮生活などで長い間、同室で過ごしていると、生理が同じ時期に来るようになります。これは、嗅覚（とくにヤコブソン器官*）が無意識に刺激されることによって起こる現象です。

嗅覚の感受性は個人差が激しいんじゃ。自分ではいい匂いと思っても、他人には不快な匂いだったりする。

香水も注意しないといけませんね。自分が好きな香りでも、いい匂いと感じない人がいるかもしれないですね。

逆に気に入った香りは、その人にとって快感につながるんじゃよ。近年はやりのリラクゼーションは、さまざまな香りのアロマが使われておる。

ありま先生、アロマなんて知ってるんですね。意外！

ほっほっ、最近凝っておってな。カモミール最高!!

---

*鋤鼻器（じょびき）ともいい、四肢動物が嗅上皮とは別に持っている嗅覚器官。ほ乳類の場合、フェロモンなど性的なものを感知するが、人間ではあまり機能していない。

8-5 味覚器

[味覚は食物に含まれる化学物質を感知する感覚で、その受容器は舌にある「味蕾（みらい）」です。]

● 味蕾

　味蕾については舌の構造のところ（→p.78）でも紹介しましたが、もう少し詳しく味覚を感知するしくみを説明します。

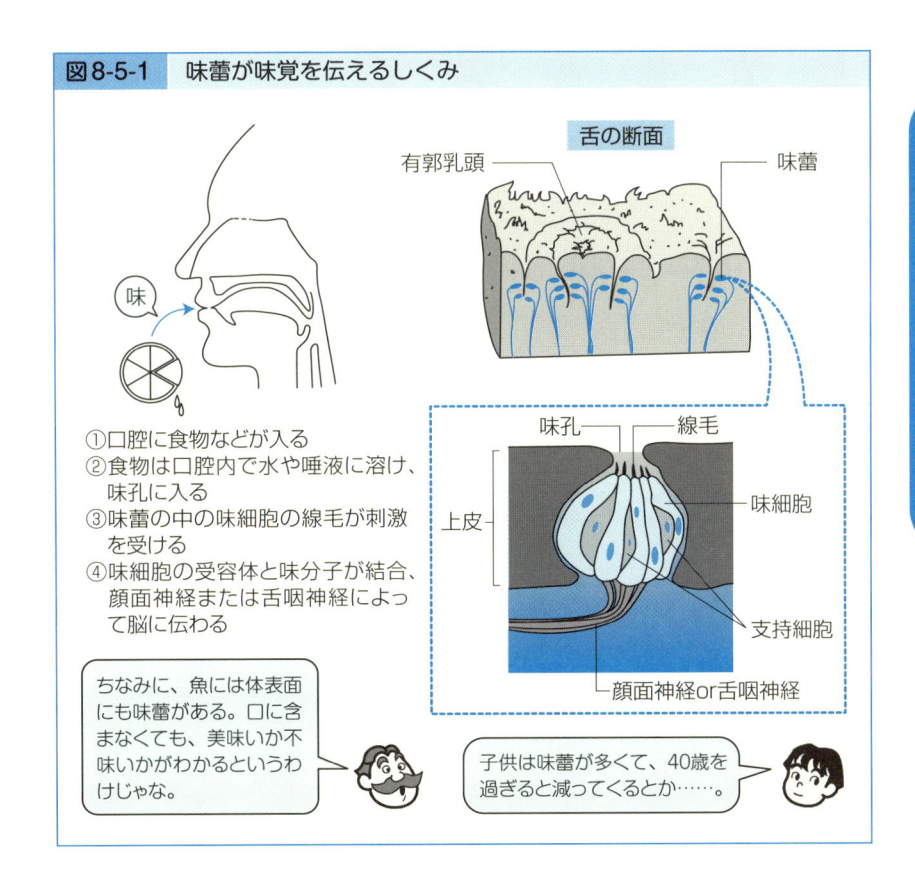

図8-5-1　味蕾が味覚を伝えるしくみ

舌の断面
有郭乳頭
味蕾

味

① 口腔に食物などが入る
② 食物は口腔内で水や唾液に溶け、味孔に入る
③ 味蕾の中の味細胞の線毛が刺激を受ける
④ 味細胞の受容体と味分子が結合、顔面神経または舌咽神経によって脳に伝わる

味孔
線毛
上皮
味細胞
支持細胞
顔面神経or舌咽神経

ちなみに、魚には体表面にも味蕾がある。口に含まなくても、美味いか不味いかがわかるというわけじゃな。

子供は味蕾が多くて、40歳を過ぎると減ってくるとか……。

第8章　感覚器系

● 味蕾は口のいたるところにある

味覚を感知する「味細胞」は、数十個が集まって蕾のような形をした「味蕾」を形成しています。味蕾は舌の表面をおおう粘膜の突起である「舌乳頭（有郭乳頭、葉状乳頭、茸状乳頭、糸状乳頭）」（→p.78）に集中しており、多いところでは乳頭1個あたりに数百個以上の味蕾が集まっていることもあります（ただし、最も広く分布する糸状乳頭には味蕾がありません）。味蕾は乳頭以外にも口の奥上面にある軟口蓋や喉頭蓋（→p.59）にも分布しています。

● 味蕾が味覚を感知するしくみ

味蕾の先端中央には「味孔」と呼ばれる孔があり、舌の上皮に開口しています。味細胞の先端には繊毛があり、味孔内に集合しています。

口の中に食物などの化学物質が入ると、味細胞の繊毛が刺激を受け、細胞膜にあるさまざまな「味覚受容体」と結合することで、味覚情報が認識され、近くにある神経線維に興奮を伝えます。舌の前3分の2にある味細胞は顔面神経に、後ろ3分の1にある味細胞は舌咽神経によって味覚情報が脳に伝わります（→p.163）。

● 味覚の種類

味覚には「甘味」「酸味」「塩味」「苦味」の4種類があります。最近では、これに「旨味」を含めて5種類とすることが多くなりました。

それぞれの味は、食物に含まれる化学物質によるものです。疲れてくると、甘いものや酸っぱいものが食べたくなるのは、甘味の原料である糖分や酸味の原料であるクエン酸を体が欲しているからです。

旨味の源はイノシン酸やグルタミン酸で、体に不可欠な物質です。塩味の源はナトリウムですが、これも体液に不可欠な存在です。苦味の多くは植物に含まれるアルカロイドによるものです。

「辛味」というのは、正確には味覚と痛覚の複合的な感覚です。味覚としては「塩味」であり、これに痛覚が刺激されると"辛い"と感じます。関西地方ではしょっぱいことを「辛い」と表現しますが、味覚的には間違いではありません。

8-6 皮膚感覚

[皮膚感覚は、皮膚で感知する「痛覚」「触覚（圧覚、振動覚を含む）」「温度覚」などの総称で、「固有感覚」とも呼ばれます。]

● 痛覚

「痛覚」は生体に影響を及ぼす外的な障害や内的な障害に対応する感覚で、その受容器は人体で最も多く分布しています。痛覚を大別すると、「体性痛覚」と「内臓痛覚」に区分されます。

● 体性痛覚

体性痛覚については、さらに針刺しや切り傷のように皮膚で受ける「表在性痛覚」と、筋肉痛や頭痛のような「深部痛覚」に分けることができます。これらは「自由神経終末」で感知されますが、分布の多い皮膚のほうが障害部分をより限局にすることができます。自由神経終末で感知された感覚は、脳脊髄神経を介して中枢神経に伝えられます。

● 内臓痛覚

これに対して、内臓痛覚は潰瘍、結石、内臓痙攣などによって起こる痛みで、自律神経系の求心性線維によって伝えられます。内臓痛覚には「関連痛」というものがあり、痛みを発する点からやや離れた部分で痛みを感じることがあります。たとえば、狭心症では心臓のある左胸だけでなく左上肢まで痛みを感じます。

> **Check Point!** なぜ、鍼灸の針は刺されても痛くないのでしょう？ それは、針がきわめて細くて痛点を外れる確率が高いからです。最近では糖尿病用の注射針も細くなり、痛みを感じにくくなっています。

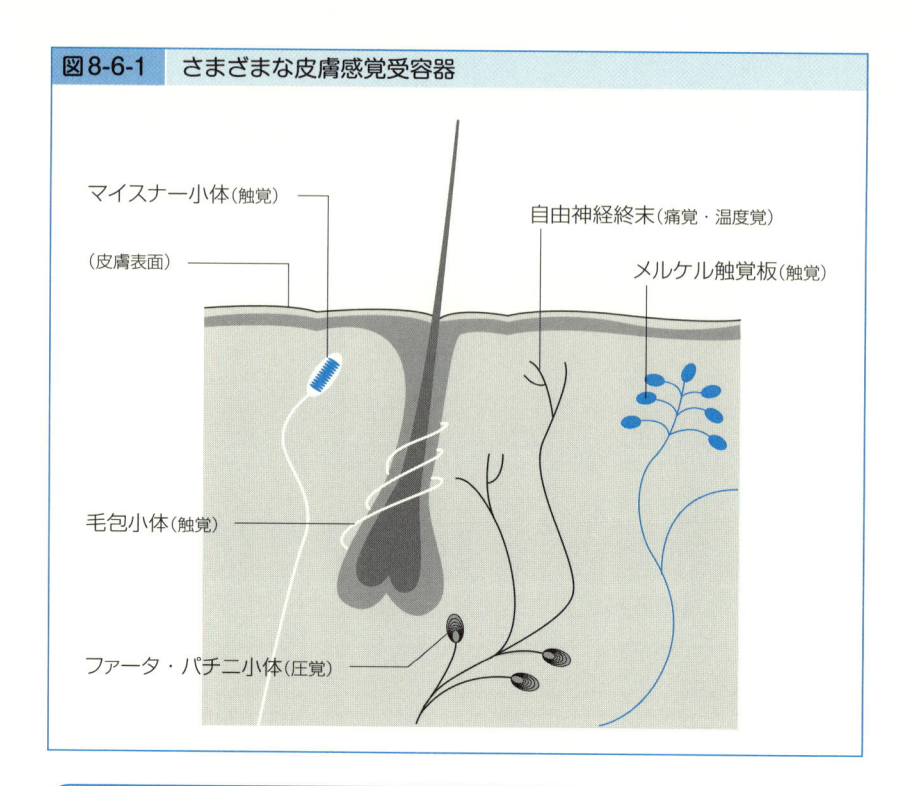

図8-6-1　さまざまな皮膚感覚受容器

- マイスナー小体（触覚）
- （皮膚表面）
- 自由神経終末（痛覚・温度覚）
- メルケル触覚板（触覚）
- 毛包小体（触覚）
- ファータ・パチニ小体（圧覚）

●触覚（圧覚、振動覚）

　この感覚は物理的刺激によるもので、物理的刺激の種類によって「触覚（触れている感覚）」「圧覚（押さえつける感覚）」「振動覚（振動を受ける感覚）」に区分されます。また、受ける受容器にも違いがあります。

　触覚は、「マイスナー小体」「メルケル触覚板」「毛包小体」などが感知します。マイスナー小体は、主に指の先端、手掌、足底、口唇、外生殖器などに分布し、メルケル触覚板は主に手掌に分布します。毛包小体は毛根部にあります。

　圧覚は「ファータ・パチニ小体」などで感知します。

●温度覚

　温度覚は、熱い、冷たいなど温度の刺激によって生じる感覚です。痛覚と同様に、自由神経終末で感知されます。

第9章
骨格系、筋系

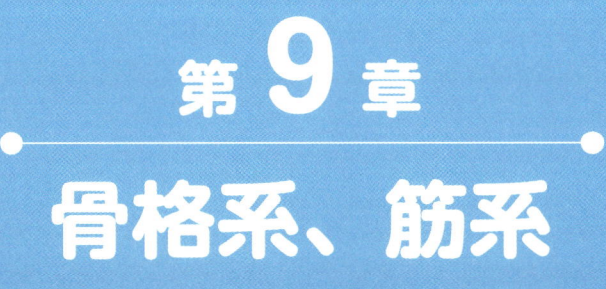

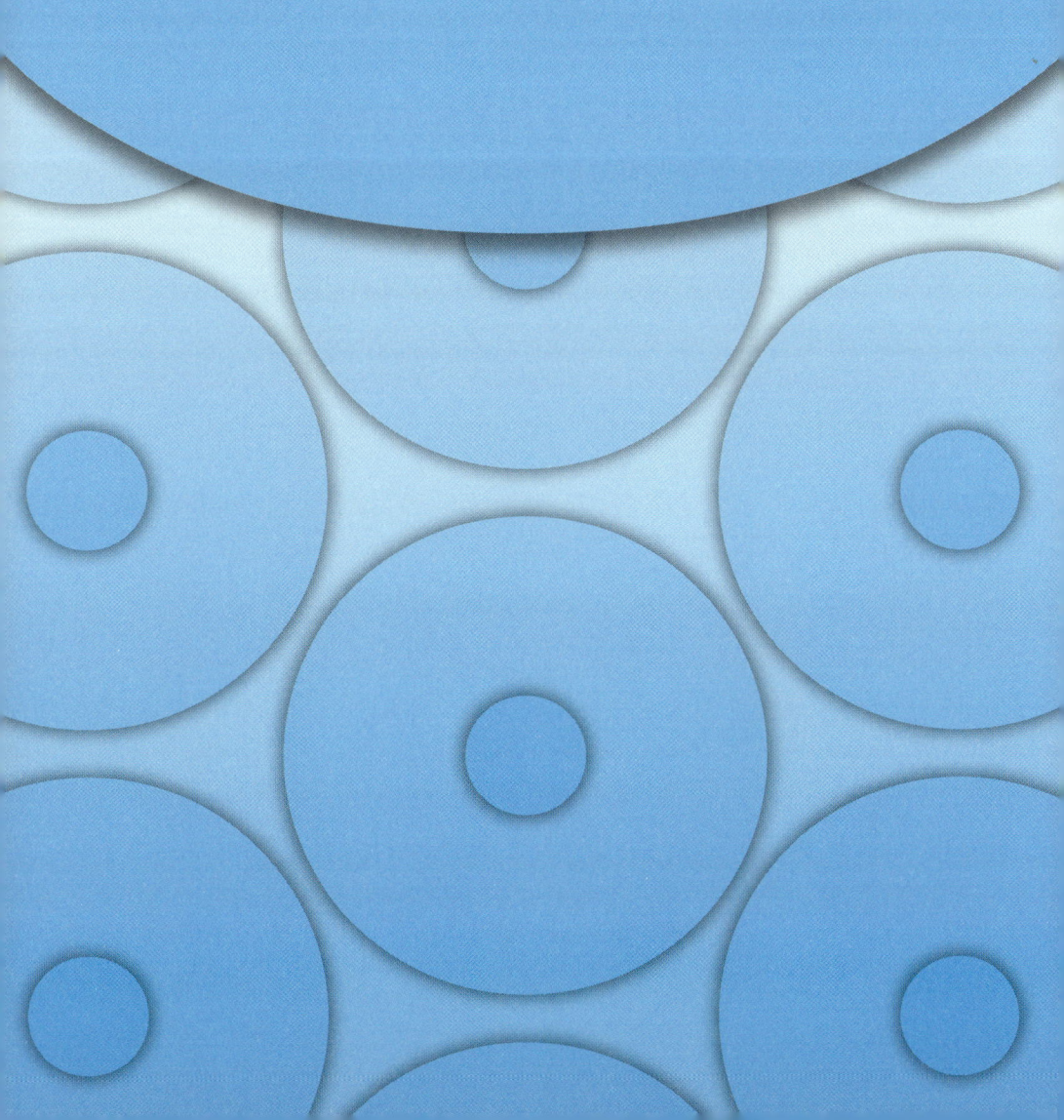

9-1 体を支え、運動の基盤となる器官系―骨格系

> 骨は体を支える重要な器官系です。もし骨がなければ、陸にうちあげられたクラゲのように、体重を支えることも、運動をすることもできません。骨格系は全身に分布する「骨」、骨と骨のつなぎ目にある「関節」、関節を固定する「靭帯」で構成されます。

　　骨は、われわれの体でどういう役割をしていると思う？

　　体の支え……くらいでしょうか。

　　ほっほ。骨には"支え"以外にもいろいろな働きがあるぞ。

●骨格系の主な働きと機能

骨格系の主な働きは次の通りです。

- 脊柱や骨盤のように体を支える。
- 筋と共同して関節を動かし、体各部の運動を行う。
- 頭蓋や胸郭のように体内臓器をおおい、保護する。

また、骨自体の機能として次の2つがあります。

- 骨髄における造血作用。
- ミネラルの貯蔵。

●骨とは？

　骨はカルシウムを含む硬い物質ですが、正確にはいわゆる骨といわれる「硬骨」と、比較的に軟らかい「軟骨」に区分されます。

　骨が全身に分布するのに対して、軟骨のある部分は気道や関節などの一部に限られています。骨は、その形状によって「長骨」「短骨」「扁平骨」「含気骨（がんきこつ）」の4種類に分けられます（→図9-1-1）。

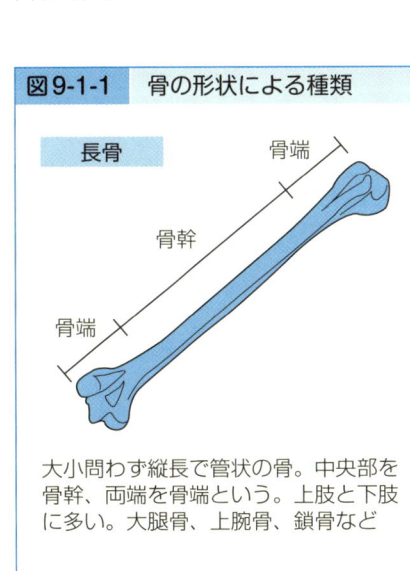

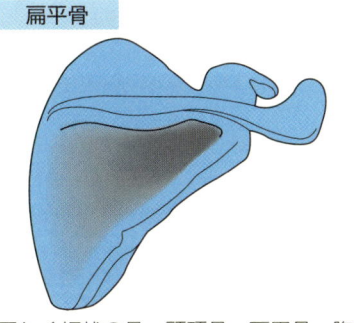

図9-1-1　骨の形状による種類

長骨（骨端／骨幹／骨端）
大小問わず縦長で管状の骨。中央部を骨幹、両端を骨端という。上肢と下肢に多い。大腿骨、上腕骨、鎖骨など

扁平骨
平たく板状の骨。頭頂骨、肩甲骨、胸骨、腸骨（骨盤の一部）など

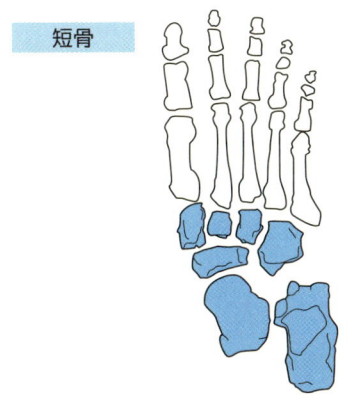

短骨
石ころのような塊状の骨。骨端と骨幹の区別はできない。手足にある手根骨、足根骨。なお手足の指は長骨

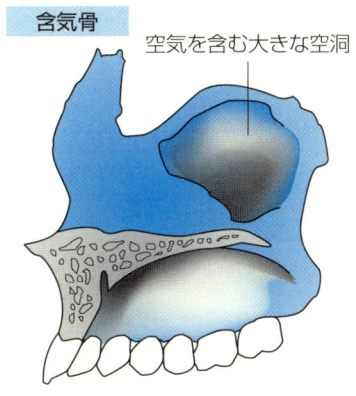

含気骨（空気を含む大きな空洞）
内部に空気を含む空洞がある骨。副鼻腔を構成する骨が該当する。前頭骨、上顎骨、蝶形骨、篩骨、側頭骨

第9章　骨格系、筋系

● 骨の構造

骨は構造的に「骨膜」「緻密質」「海綿質」「髄腔」の4つの部分で構成されます。

ところで骨も細胞でできているんですか？

骨細胞は、骨の縁にある「緻密質」と呼ばれる部分にある。骨の内部は、気泡をたくさん含む「海綿質」と「髄腔」でできておる。

● 骨膜

骨膜とは、骨の表面をおおう結合組織性の膜構造です。この膜は骨を保護するとともに、筋の付着部となっています。

● 緻密質は骨細胞と骨基質からなる層構造

緻密質は骨の硬さの主体となる部分です。この部分は「オステオン（骨単位）」と呼ばれる、中心に管のある同心円状の層構造で構成されます。

この層構造は、さらに「骨細胞[*1]（骨芽細胞[*2]、破骨細胞[*3]）」と「骨基質」で構成されます。骨基質は骨芽細胞が分泌したカルシウムがコラーゲンに沈着したもので、バームクーヘンのように層構造となり、骨の硬さを保ちます。

● 海綿質が荷重の分散を行う

海綿質は骨の中心に近い部分に分布します。この部分は「骨梁」と呼ばれる柱状構造が網目状に分布しており、多数の空洞があります。骨梁は骨にかかる荷重を分散し、軽減する重要な役割を果たしています。

[*1]：骨組織を形成する細胞で、骨基質中に多数存在する。扁平な楕円形をしており、細い突起で互いに連結している。
[*2]：骨組織内にある。新しい骨をつくる働きをする細胞。
[*3]：骨組織内にある。古い骨を溶かし、吸収する働きをする細胞。

● 髄腔には骨髄がある

髄腔は骨の中心にある空洞で、内部に「骨髄」が存在します。骨髄は造血組織で、盛んに造血を行う「赤色骨髄」と、造血が停止して脂肪組織で満たされる「黄色骨髄」に区分されます。成人では、胸骨、腸骨、椎骨、肋骨および長骨の骨端など限られた部分に赤色骨髄があります。

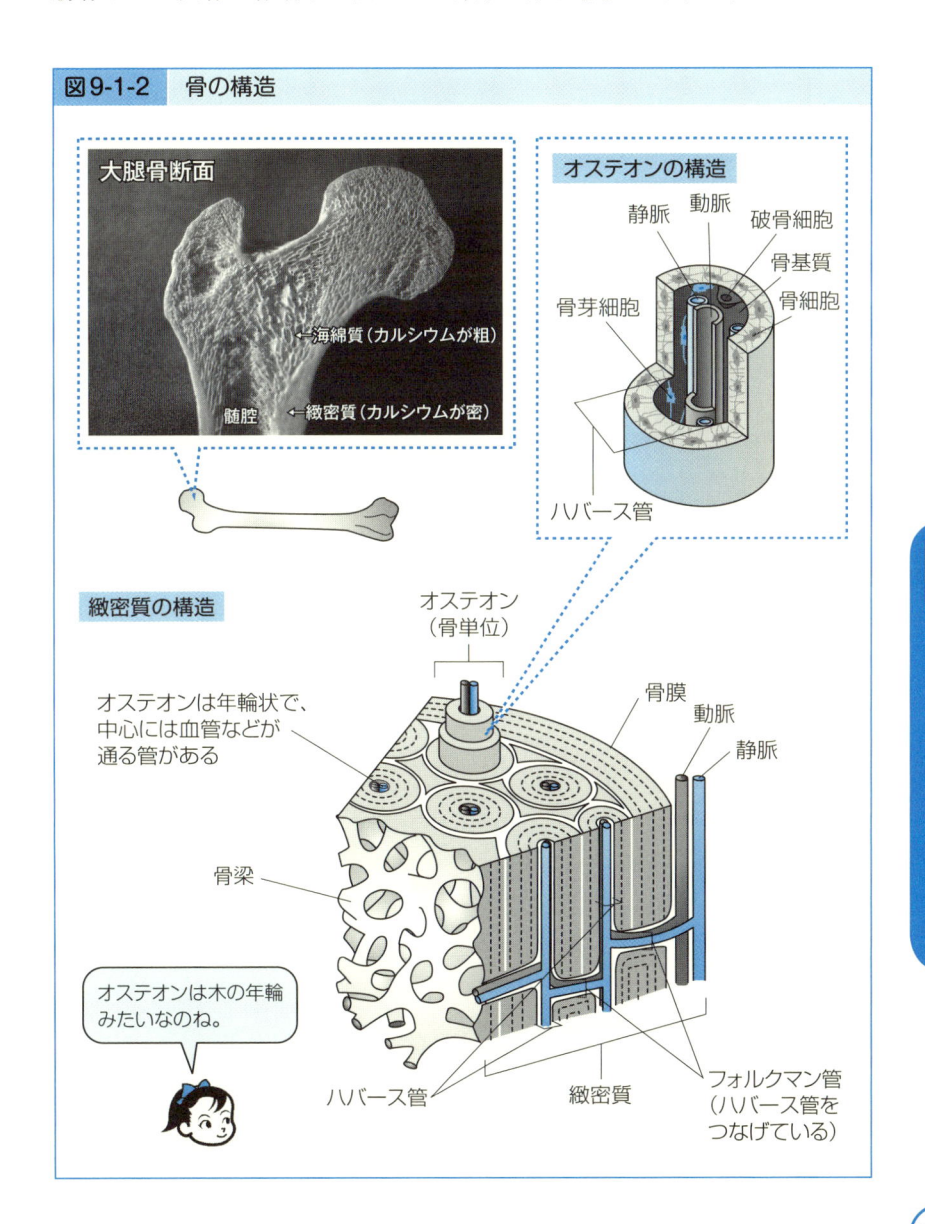

図9-1-2　骨の構造

大腿骨断面
- 海綿質（カルシウムが粗）
- 髄腔
- 緻密質（カルシウムが密）

オステオンの構造
- 静脈
- 動脈
- 破骨細胞
- 骨基質
- 骨芽細胞
- 骨細胞
- ハバース管

緻密質の構造
- オステオン（骨単位）
- オステオンは年輪状で、中心には血管などが通る管がある
- 骨梁
- 骨膜
- 動脈
- 静脈
- ハバース管
- 緻密質
- フォルクマン管（ハバース管をつなげている）

オステオンは木の年輪みたいなのね。

第9章　骨格系、筋系

●骨の成長と代謝

　骨は体の成長とともに伸長し、思春期にほぼ完成します。したがって、幼児期や小児期では骨の一部は軟骨でできています。特に長骨の両端は骨の伸長に対応するため、「骨端軟骨」が存在します。この骨端軟骨が骨化すると、身長の伸びは停止します。

　骨が成長するのは、骨端に軟骨のある時期だけなんですね。

　そうじゃ。子どもの骨端は化骨しておらず軟らかいので、変形も起こりやすいんじゃ。だから、過度な負荷をかける運動をすることには注意が必要じゃ。リトルリーグで腕をひねるカーブを投げることが禁止されているのは、それが理由じゃな。

● 成人でも起こるカルシウムの沈着と溶解

　骨格が完成した成人でも、骨基質ではカルシウムの沈着・溶解が行われています。それは生体において、カルシウムが筋収縮、神経伝達、血液凝固などの極めて重要な機能に関わるミネラルであり、血液中に一定量のカルシウムが存在することが必要だからです。

　血液中のカルシウム濃度が低下すると、上皮小体から「パラソルモン」（→p.181）が分泌され、破骨細胞に作用し、骨基質のカルシウムを溶解して血液に供給します（骨吸収）。逆に血液中のカルシウム濃度が高いと、甲状腺C細胞から「カルシトニン」（→p.181）が分泌され、骨芽細胞に作用して、骨基質にカルシウムを沈着して貯蔵します。

> **Check Point!** 高齢になると骨のカルシウムが溶出する「骨粗鬆症」のリスクが高まります。特に女性では、閉経により破骨細胞の活性を抑制していた性ホルモンが減少するため骨吸収の作用が進み、骨粗鬆症のリスクが男性より高くなります。

●関節の種類と構造

　関節とは、骨と骨とのつなぎ目の部分のことです。関節はその機能によって大きく3種類に区分されています。

● 不動関節

ほとんど運動性のない結合。その部分の固定や保護に機能します。頭蓋（→p.225）の縫合や寛骨（→p.234）の骨結合など。

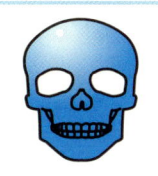

● 半関節

運動性の極めて小さい関節。恥骨結合や椎間関節など。

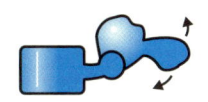

● 自由可動関節

　一般的に関節として認識されている結合で、可動範囲が大きいのが特徴。構成する骨の形状によって、さらに5つに区分されます。

- 球関節

　　関節頭が球状。多方向に可動で、回転もできる。肩関節、股関節など。

- 楕円関節

　　関節頭が楕円状。前後左右に可動だが、回転はできない。橈骨手根関節など。

- 蝶番関節

　　蝶番のように組み合っており、ドアのような一方向の可動。膝関節、肘関節など。

- 車軸関節

　　長軸を中心として回転。上橈尺関節など。

- 鞍関節

　　馬の鞍のような形で組み合っており、前後左右に可動。親指のつけ根の関節など。

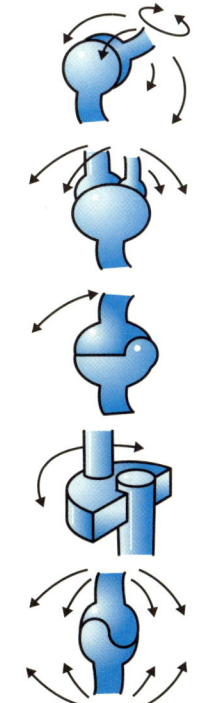

第9章　骨格系、筋系

●関節を包む関節包

自由可動関節では、2つの骨が相対し、袋状の構造で包まれています。この袋状の構造は「関節包（かんせつほう）」と呼ばれています。

関節包の内面は「滑膜（かつまく）」でおおわれ、「滑液（かつえき）」が分泌されます。この滑液は関節腔の内部を満たし、関節運動のオイルとして作用します。

関節包の外側は密性結合組織でできた「靱帯」でおおわれます。靱帯は関節を補強します。

●関節軟骨と関節円板

対峙する2つの骨の表面は滑らかな「関節軟骨」でおおわれ、関節の運動を滑らかにします。

さらに、運動の激しい一部の関節（顎関節（がく）、膝関節（しつ）など）では、骨と骨の間に軟骨性の「関節円板」が存在します。特に膝関節にある関節円板は「半月板（はんげつばん）」と呼ばれています。関節円板は関節運動を円滑にし、運動の衝撃を吸収します。

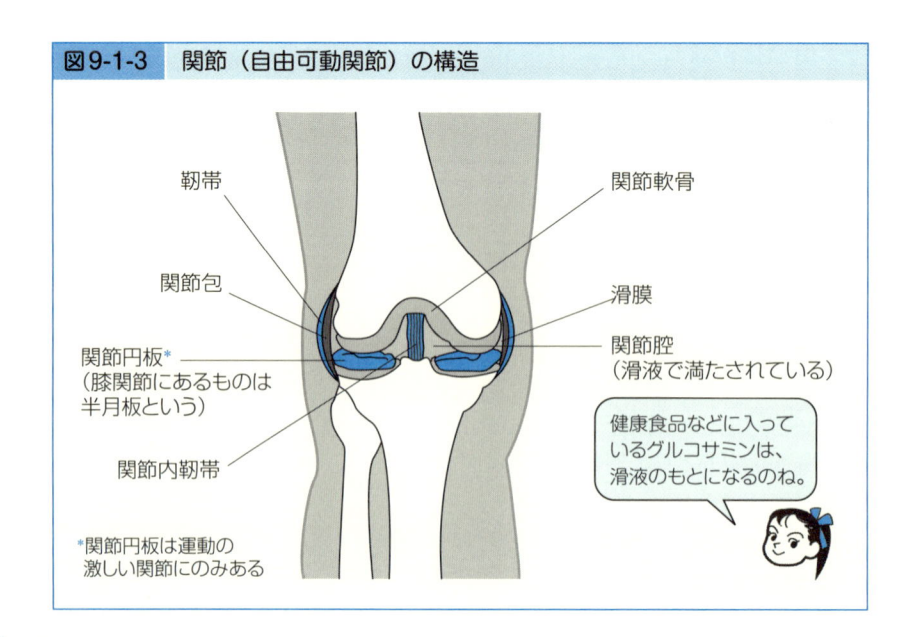

図9-1-3　関節（自由可動関節）の構造

- 靱帯
- 関節軟骨
- 関節包
- 滑膜
- 関節円板*（膝関節にあるものは半月板という）
- 関節腔（滑液で満たされている）
- 関節内靱帯

*関節円板は運動の激しい関節にのみある

健康食品などに入っているグルコサミンは、滑液のもとになるのね。

9-2 全身の骨格

> 人間の体には約200個の骨が存在します。それらは、「頭蓋」「脊柱」「胸郭」「四肢骨」の4つに区分されます。

● 頭蓋

頭蓋は15種23個の骨で構成され、さらに「脳頭蓋」と「顔面骨」に区分されます。

● 脳を収める脳頭蓋

脳頭蓋は脳を収める部分で、「前頭骨」「頭頂骨」「側頭骨」「後頭骨」「蝶形骨」「篩骨」で構成されます。脳をおおうヘルメット状の部分は「頭蓋冠」、脳が乗る床の部分は「頭蓋底」といいます。

頭蓋冠を構成する骨は、縫合によって結合しています。頭蓋底には脳と連絡する神経や、血管の通る多数の孔（大孔、正円孔、卵円孔など）があります。

● 幼児期は頭で脈が測れる

また、幼児期の脳頭蓋では脳の発達に対応するため、各骨の結合は完成されていません。特に縫合の部分は線維性結合組織でできていて、脈を触れることもできます。このため、その部分を「泉門」と呼んでいます。側頭骨はその骨内に内耳（→p.207）が存在します。

● 顔面骨

顔面骨は眼窩、鼻腔、口腔などを形成する骨で、「鼻骨」「涙骨」「頬骨」「上顎骨」「下顎骨」「鋤骨」「口蓋骨」「下鼻甲介」「舌骨」があります。

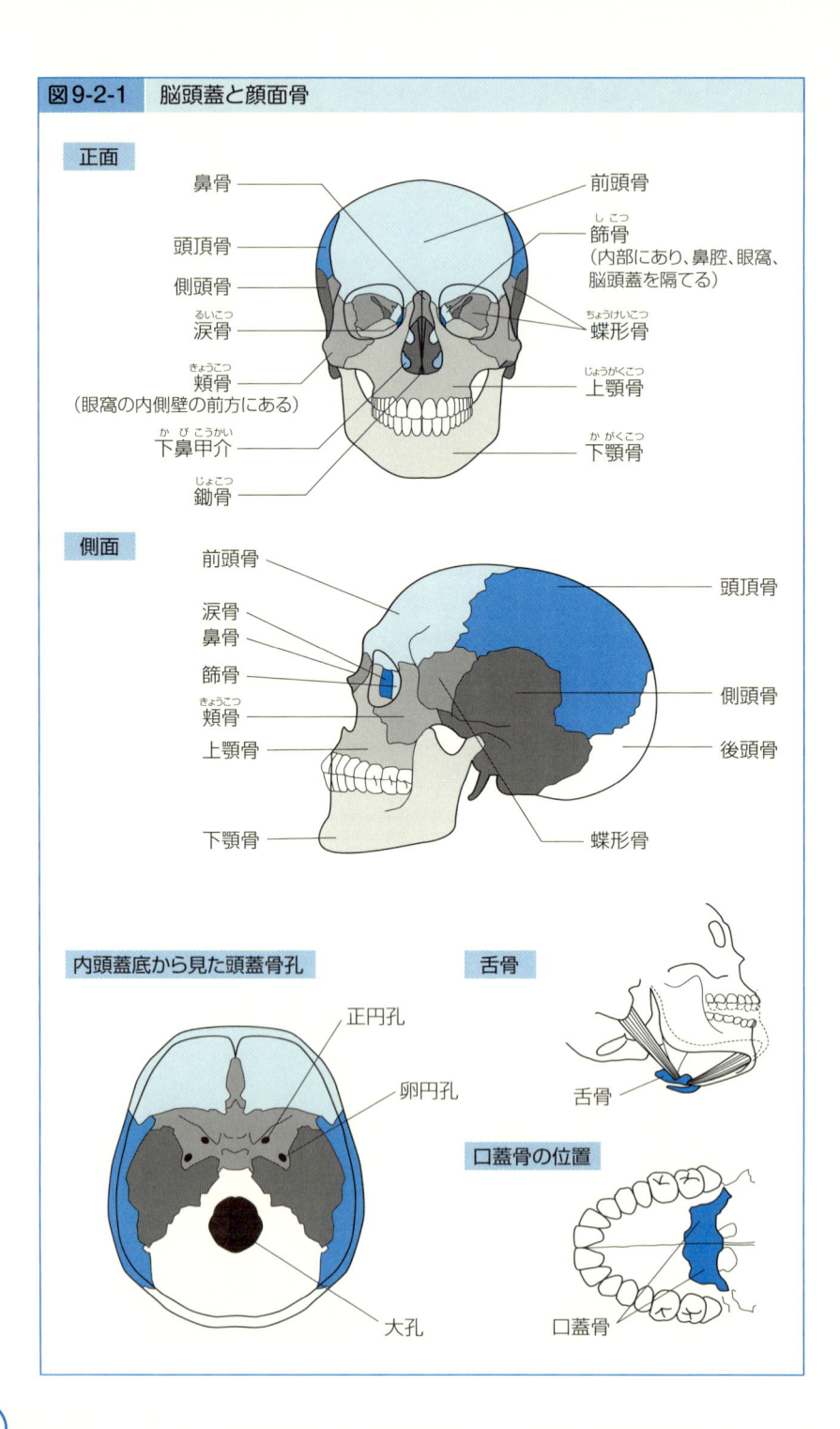

図9-2-1　脳頭蓋と顔面骨

正面
- 鼻骨
- 前頭骨
- 頭頂骨
- 篩骨（しこつ）（内部にあり、鼻腔、眼窩、脳頭蓋を隔てる）
- 側頭骨
- 涙骨（るいこつ）
- 蝶形骨（ちょうけいこつ）
- 頬骨（きょうこつ）（眼窩の内側壁の前方にある）
- 上顎骨（じょうがくこつ）
- 下鼻甲介（かびこうかい）
- 下顎骨（かがくこつ）
- 鋤骨（じょこつ）

側面
- 前頭骨
- 頭頂骨
- 涙骨
- 鼻骨
- 篩骨
- 側頭骨
- 頬骨（きょうこつ）
- 後頭骨
- 上顎骨
- 下顎骨
- 蝶形骨

内頭蓋底から見た頭蓋骨孔
- 正円孔
- 卵円孔
- 大孔

舌骨
- 舌骨

口蓋骨の位置
- 口蓋骨

●脊柱

脊柱とは、いわゆる背骨です。体幹の中心をつらぬく構造で、一見長い骨でできているように思われますが、短い椎骨が軟骨性の「椎間板」をはさんで積み重なることで形成されています。椎骨は「椎体」「椎弓」「棘突起」「横突起」で構成され、中央に「椎孔」があります（→図9-2-2）。

● 脊柱は椎骨の連なり

脊柱の構成は頸椎（7個）、胸椎（12個）、腰椎（5個）、仙骨（1個）、尾骨（尾椎2〜3個が融合）となっています（→図9-2-2）。

頸椎のうち、1番目は他の椎骨と異なり、リング状の構造をしているので「環椎」といいます。また、2番目は環椎と関節して頭蓋骨の回旋運動を行うための軸状の突起を持つので「軸椎」といいます。

● トンネル状の構造

各椎骨には「椎孔」と呼ばれる孔があって、これが連続することで1本の長いトンネル状の構造ができます。この構造は「脊柱管」と呼ばれ、内部には脊髄（→p.154）が存在します。さらに、この脊柱管にはサイドに「椎間孔」という小さな孔（椎骨と椎骨が重なることでできる隙間）があり、脊髄から出た脊髄神経（→p.164）はこの孔を通って全身に分布します。

> **Check Point!**
> 椎骨には3つの突起があります。棘突起（1個）と横突起（1対）です。これは脊椎動物のほとんどで共通しています。怪獣の「ゴジラ」にも背中に3列の突起があります。

● 生理的弯曲

脊柱には「生理的弯曲」が存在します。頸部と腰部で前に、胸部と仙骨部で後ろに弯曲しています。この弯曲は体のバランス調節と脚からの衝撃の軽減に関わると考えられています。

図9-2-2 脊柱の構造

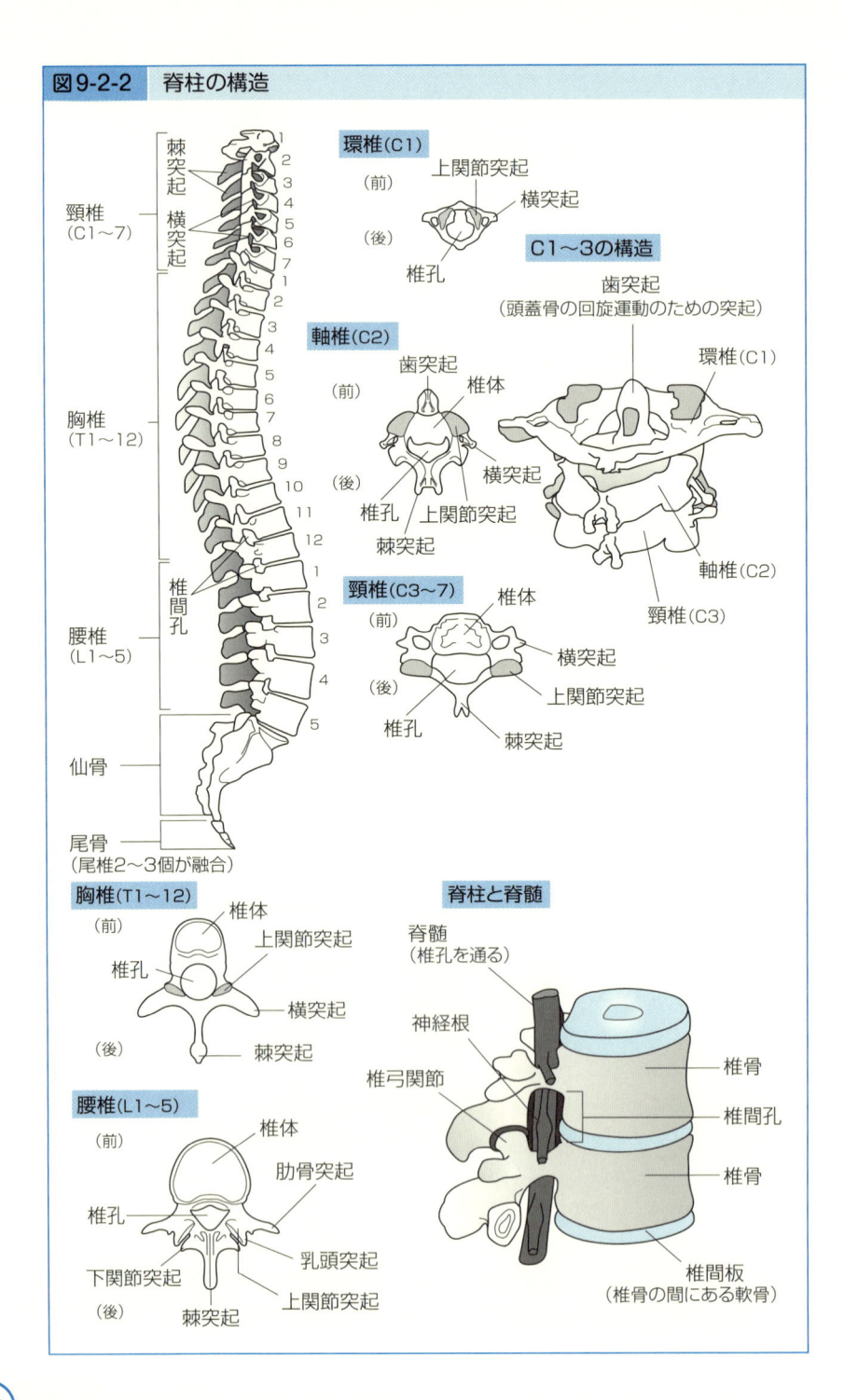

頸椎(C1～7): 1,2,3,4,5,6,7 — 棘突起、横突起
胸椎(T1～12): 1〜12
腰椎(L1～5): 1〜5 — 椎間孔
仙骨
尾骨(尾椎2～3個が融合)

環椎(C1)
（前）上関節突起、横突起
（後）椎孔

軸椎(C2)
（前）歯突起、椎体、横突起
（後）椎孔、上関節突起、棘突起

頸椎(C3～7)
（前）椎体、横突起
（後）椎孔、上関節突起、棘突起

C1～3の構造
歯突起（頭蓋骨の回旋運動のための突起）、環椎(C1)、軸椎(C2)、頸椎(C3)

胸椎(T1～12)
（前）椎体、上関節突起、椎孔、横突起
（後）棘突起

腰椎(L1～5)
（前）椎体、肋骨突起、椎孔、乳頭突起、下関節突起、上関節突起
（後）棘突起

脊柱と脊髄
脊髄（椎孔を通る）、神経根、椎弓関節、椎骨、椎間孔、椎骨、椎間板（椎骨の間にある軟骨）

●胸郭

胸郭は胸腔をおおうドーム状の構造で、「胸骨」「肋骨（12対）」、「胸椎（12個。脊柱の一部）」で構成されます。胸椎から出た肋骨は、「肋軟骨」を介して胸骨に結合します。

上位7対の肋骨は自前の肋軟骨で胸骨へ結合しますが（真肋）、第8〜10肋骨の肋軟骨は第7肋軟骨へ合流します（仮肋）。第11、12肋骨は途中で終わり、胸骨には結合しません（浮遊肋）。胸郭の機能は、胸部臓器の保護と呼吸運動（→p.69）です。

胸骨は胸部の前面にある骨で、「胸骨柄」「胸骨体」「剣状突起」で構成されます。剣状突起は胸部と腹部の境界部分に位置しており、この突起のやや上が心肺蘇生（CPR）を行うポイントとなります。

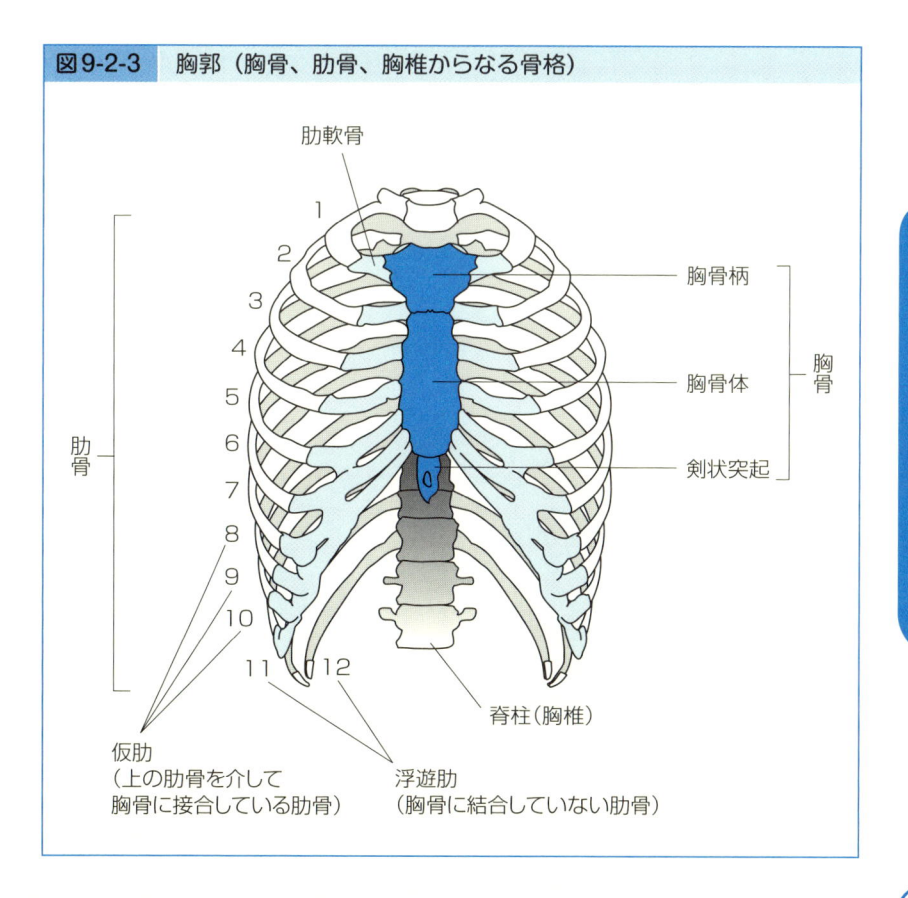

図9-2-3 胸郭（胸骨、肋骨、胸椎からなる骨格）

- 肋軟骨
- 胸骨柄
- 胸骨体
- 剣状突起
- 胸骨
- 肋骨
- 仮肋（上の肋骨を介して胸骨に接合している肋骨）
- 浮遊肋（胸骨に結合していない肋骨）
- 脊柱（胸椎）

第9章 骨格系、筋系

● 上肢骨

上肢の骨は「上肢帯」と「自由上肢骨」に区分されます。

● 上肢を支える上肢帯

上肢帯は上肢を支える部分で、「肩甲骨(けんこうこつ)」と「鎖骨(さこつ)」で構成されます。

肩甲骨は肩の背面にある三角形の扁平な骨で、上腕骨との間に「肩関節」を形成します。鎖骨は胸の上部にあるS字形をした骨で、肩甲骨とともに上肢の運動を支えています。

> **Check Point!**
> 肩甲骨にある「関節窩」は上腕骨と肩関節を形成します。この部分は皿状の構造をしているので、上腕骨の運動性を大きくしています。しかし、受ける部分が浅いので、脱臼を起こしやすい関節です。
>
> 肩甲骨の関節窩（皿状の部分）
> 上腕骨の骨端

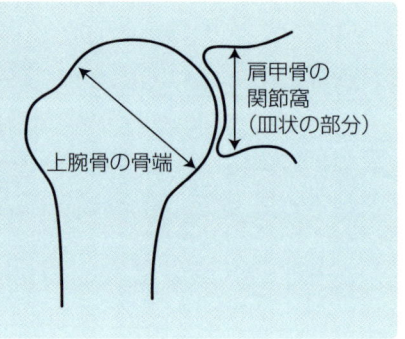

● 自由上肢骨

自由上肢骨は「上腕骨」「橈骨(とうこつ)」「尺骨(しゃくこつ)」「手根骨(しゅこんこつ)」「中手骨(ちゅうしゅこつ)」「指骨(しこつ)」で構成されます。

上腕骨は上腕部にある細長い骨で、その上端は「肩関節」、下端は「肘(ちゅう)関節」を構成します。橈骨は前腕の母指（親指）側に、尺骨は前腕の小指側にある骨です。尺骨の上端は「肘頭(ちゅうとう)」と呼ばれ、肘(ひじ)の突出部分を形成します。

手根骨は8個の小さな骨で構成され、手首に分布します。手は中手骨と指骨で構成されます。指骨は母指を除き、3つの骨（基節骨(きせつこつ)、中節骨(ちゅうせつこつ)、末節骨(まつせつこつ)）でできています。

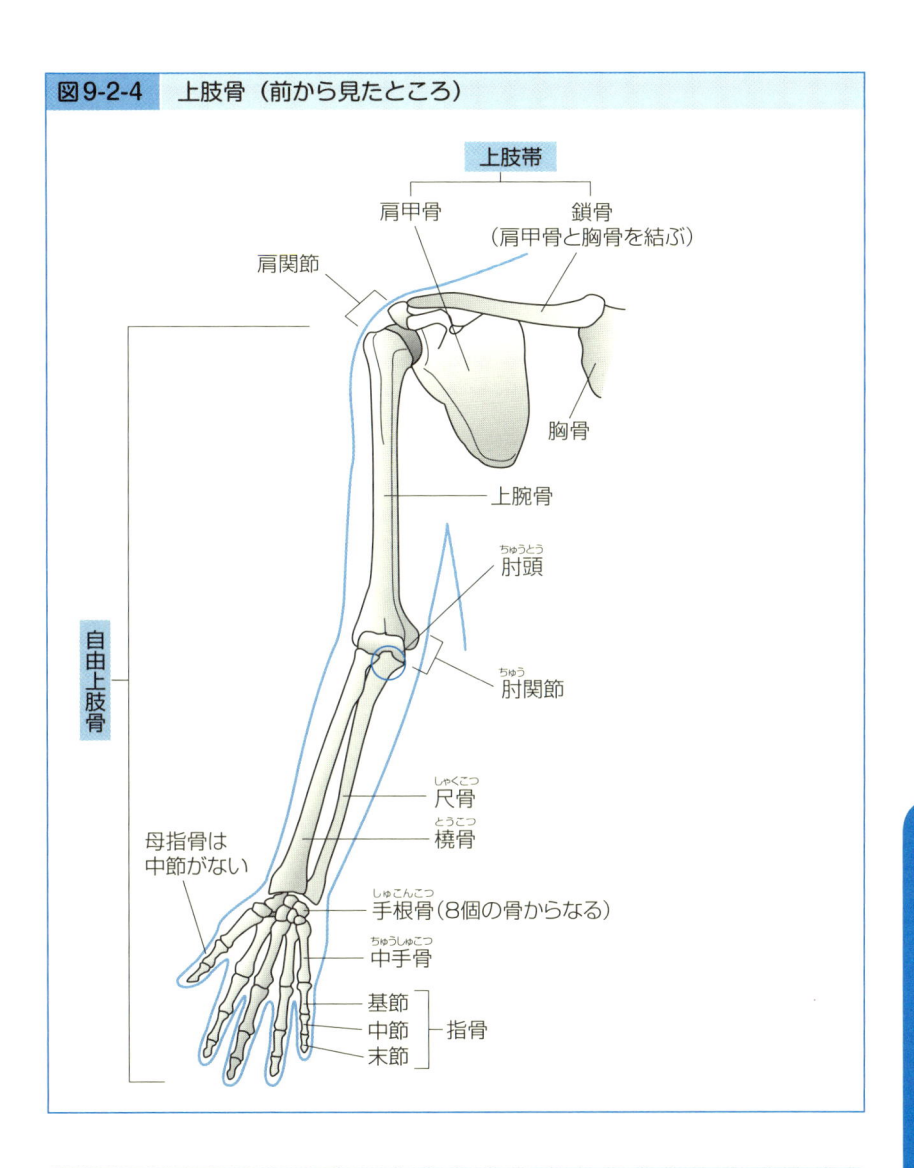

図9-2-4　上肢骨（前から見たところ）

- 上肢帯
  - 肩甲骨
  - 鎖骨（肩甲骨と胸骨を結ぶ）
- 肩関節
- 胸骨
- 上腕骨
- 肘頭
- 肘関節
- 自由上肢骨
- 尺骨
- 橈骨
- 母指骨は中節がない
- 手根骨（8個の骨からなる）
- 中手骨
- 指骨
  - 基節
  - 中節
  - 末節

Check Point! 骨の表面には多数の突起や溝があり、それぞれ名称がつけられています。その中には、体表から各器官の位置を確認するために利用されるポイントがあります。例えば、肩甲骨の後面にある「肩峰（→p.248）」は三角筋に筋肉注射を行う位置を確認するポイントであり、寛骨の先端にある「上前腸骨棘」は虫垂炎による痛み（マックバーネ痛点）を確認するのに用いられます。

第9章　骨格系、筋系

●下肢骨

下肢骨は「下肢帯」と「自由下肢骨」で構成されます。さらに下肢帯の骨である寛骨(かんこつ)は、脊柱の一部である仙骨、尾骨とともに「骨盤」を形成します（→図9-2-6）。

● 下肢を支える下肢帯

下肢帯は下肢を支える部分で、「寛骨」で構成されます。寛骨は「腸骨」「恥骨(ちこつ)」「坐骨」の3つの骨が「寛骨臼(かんこつきゅう)」の部分で結合したものです。

● 自由下肢骨

自由下肢骨は「大腿骨(だいたいこつ)」「膝蓋骨(しつがいこつ)」「腓骨(ひこつ)」「脛骨(けいこつ)」「足根骨(そくこんこつ)」「中足骨(ちゅうそくこつ)」「指（趾）骨」で構成されます。

大腿骨は人体で最も長い骨で、上端は「く」の字に曲がり、その先端が球状の「大腿骨頭」となり、寛骨と結合して「股関節(こかんせつ)」を形成します。下端は脛骨との間に「膝関節(しつかんせつ)」を形成します。

● 歩行動作に重要な膝関節

膝関節は歩行上、重要な関節です。前面には「膝蓋骨(しつがいこつ)」があり、運動による「膝蓋腱(しつがいけん)」への負荷を軽減しています。また、内部には強靭な「十字靭帯(じんたい)」があり、膝関節の固定に関わっています。さらに、関節面には軟骨性の「半月板（内側半月と外側半月）」があり、運動による骨への負荷を軽くしています。

● 膝から下の骨

「腓骨」と「脛骨」は下腿を構成する骨です。腓骨は下腿の外側（小指側）にある細長い骨で、下端は「外踝(そとくるぶし)」を形成します。脛骨は下腿の母指側にある比較的太い骨です。足首には7個の「足根骨」があります。

足を構成するのは「中足骨」と「指（趾）骨」です。足に分布する骨は全体でアーチ形の「足底弓(そくていきゅう)」を形成します。これはいわゆる「土踏まず」にあたる部分です。この構造は歩行や跳躍において、地面から受ける反発

図9-2-5　下肢骨

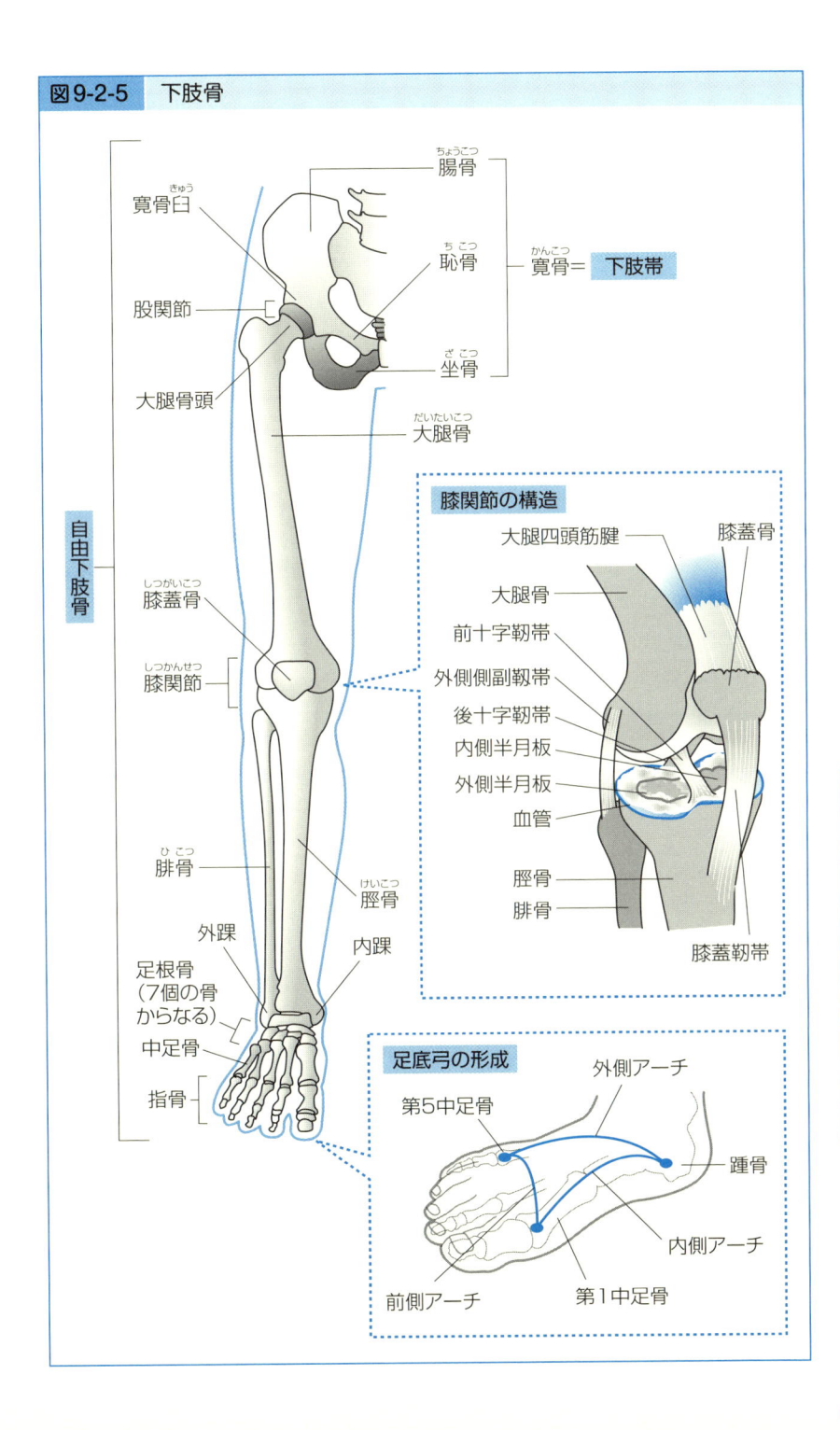

寛骨＝下肢帯
- 腸骨
- 寛骨臼
- 恥骨
- 股関節
- 坐骨
- 大腿骨頭

自由下肢骨
- 大腿骨
- 膝蓋骨
- 膝関節
- 腓骨
- 脛骨
- 外踝
- 内踝
- 足根骨（7個の骨からなる）
- 中足骨
- 指骨

膝関節の構造
- 大腿四頭筋腱
- 膝蓋骨
- 大腿骨
- 前十字靭帯
- 外側側副靭帯
- 後十字靭帯
- 内側半月板
- 外側半月板
- 血管
- 脛骨
- 腓骨
- 膝蓋靭帯

足底弓の形成
- 外側アーチ
- 第5中足骨
- 踵骨
- 内側アーチ
- 前側アーチ
- 第1中足骨

第9章　骨格系、筋系

力を緩和する機能があります。

● 骨盤

　骨盤は左右の寛骨と脊柱の一部である仙骨、尾骨によって構成される立体構造です。この立体構造の中央にある空間を「骨盤腔」といいます。

● 骨盤は男女で形が違う

　骨盤腔には膀胱、直腸、子宮などの骨盤内臓が収められています。骨盤は男女でやや形状が異なります。女性骨盤は男性に比べて横に広く、左右の恥骨がなす角度（恥骨下角）が大きくなっています。これは、女性が出産を行うことに起因する性差です。

　また、出産には骨盤の大きさが問題となるため、骨盤計測が行われます。問題となるのは骨盤腔の前後径で、最も狭い部分である仙骨の上端（岬角）と、恥骨結合の内側を結ぶ線（真結合線）です。これが短いと胎児が産道を通過することが不可能となり、帝王切開の対象となります。

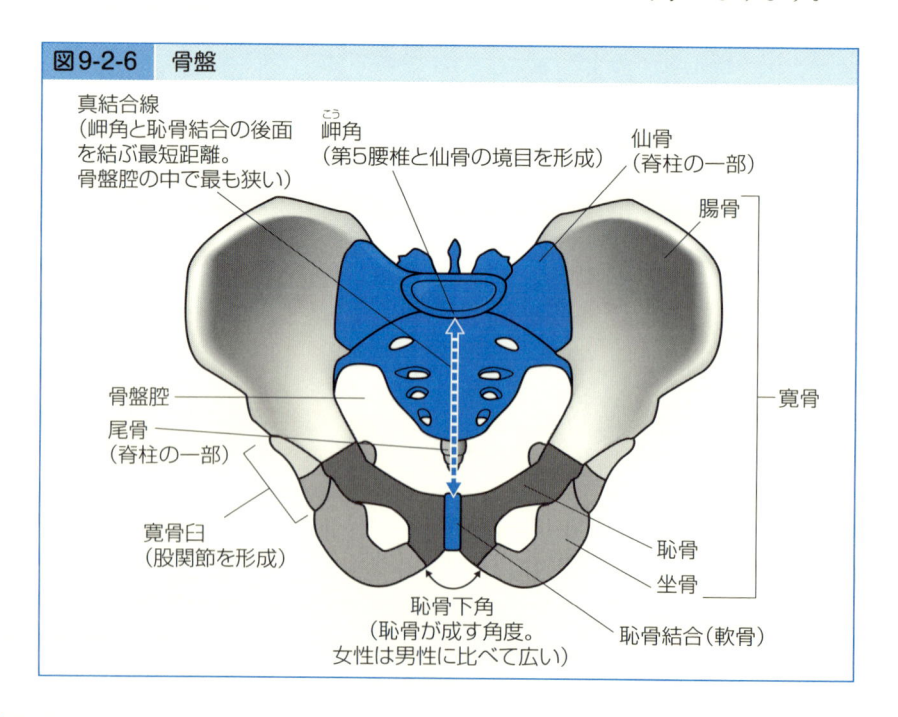

図9-2-6　骨盤

- 真結合線（岬角と恥骨結合の後面を結ぶ最短距離。骨盤腔の中で最も狭い）
- 岬角（第5腰椎と仙骨の境目を形成）
- 仙骨（脊柱の一部）
- 腸骨
- 骨盤腔
- 尾骨（脊柱の一部）
- 寛骨臼（股関節を形成）
- 寛骨
- 恥骨
- 坐骨
- 恥骨下角（恥骨が成す角度。女性は男性に比べて広い）
- 恥骨結合（軟骨）

9-3 運動を行うための系統—筋系

[筋は収縮能力のある筋タンパク*を有する細胞の集団で、性質により「骨格筋」「平滑筋」「心筋」に区分されます。]

●筋系の働きと機能

　一般的に「筋」というと、骨格筋を指します。骨格筋は、身体各部の運動を行うとともに、体の姿勢保持に機能しています。たとえば歩行のときには、必ず一時的に1本の脚で体を支えることになります。このとき、筋は微妙に収縮してバランスを保ちます。さらに、筋の運動は熱量を発生して、体温の維持にも作用します。

　平滑筋は血管や内臓に分布し、自分の意思に関らず動く不随意筋です。

　心筋は心臓に分布しています。構造的には骨格筋に似ていますが、機能的には平滑筋に似ています（→p.31）。

●筋の基本構造

　骨格筋は収縮能力を持つ筋タンパク（アクチンとミオシン）が、規則的に配列した細胞が集合して形成されます。この筋細胞内の規則的配列の1セットを「筋節(きんせつ)」といいます。

　筋細胞が横に連なったものを「筋原線維」といいます。さらに筋原線維の集合が「筋線維」となります。

●筋の基本的な形状

　骨格筋の基本形は両端がすぼまった紡錘形をしています。先端を「筋(きん)

---

*筋タンパク質のこと。筋肉を構成するタンパク質の総称。

頭」、中央を「筋腹」、後端を「筋尾」といいます。四肢の筋では、筋尾は密性結合組織でできた「腱」となります。

　筋のほとんどは2点で骨に付着し、片方が支点となり固定され、他方が作用点として運動を行います。この支点となる部分を「起始」、作用点となる部分を「停止」といいます。

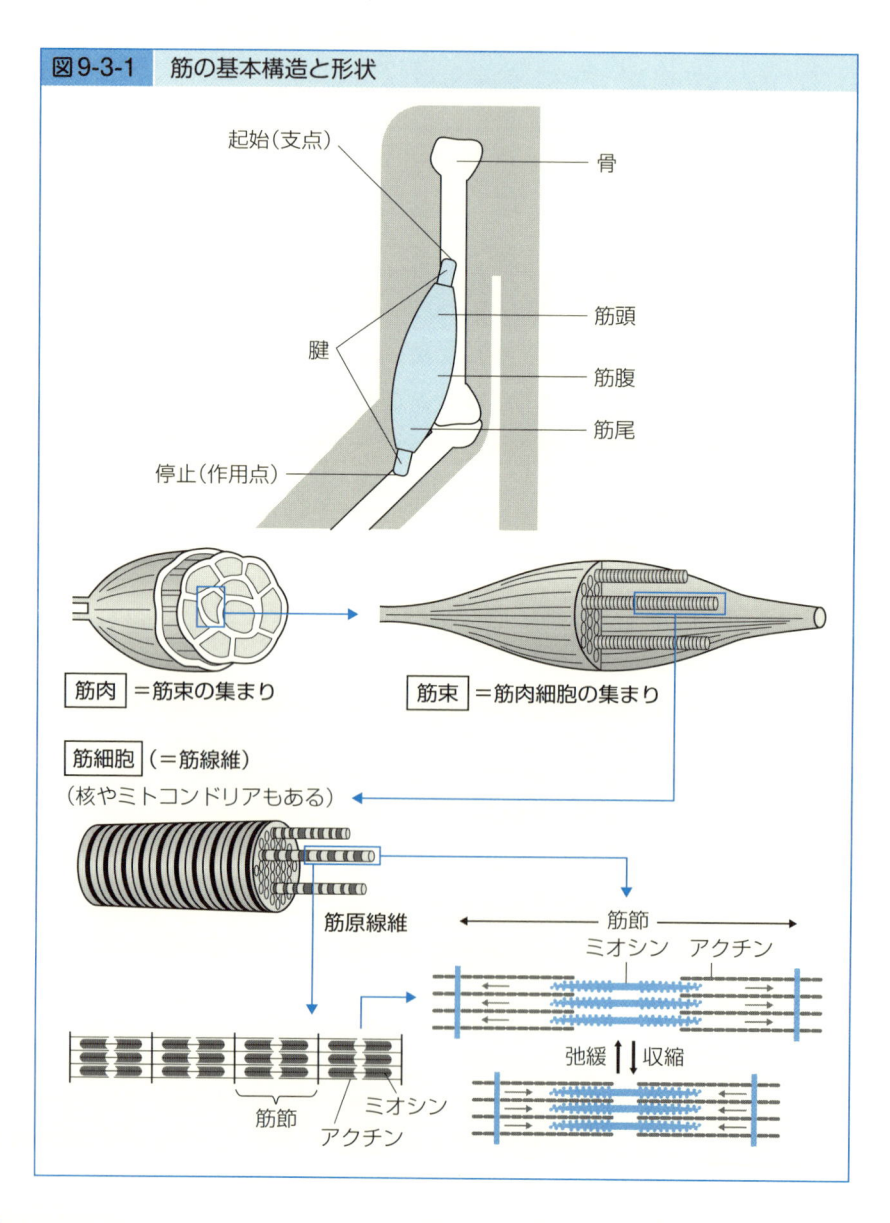

図9-3-1　筋の基本構造と形状

- 起始(支点)
- 骨
- 腱
- 筋頭
- 筋腹
- 筋尾
- 停止(作用点)

筋肉＝筋束の集まり

筋束＝筋肉細胞の集まり

筋細胞（＝筋線維）
（核やミトコンドリアもある）

筋原線維

筋節
ミオシン　アクチン

弛緩 ⇅ 収縮

筋節
ミオシン
アクチン

● 機能による分類

筋はその機能によって以下のように分類できます。

- **屈筋** 関節などの屈曲に作用する筋（指屈筋、手根屈筋など）
- **伸筋** 関節などの伸展に作用する筋（指伸筋、手根伸筋など）
- **内転筋** 身体各部の正中に近づける筋（母指内転筋など）
- **外転筋** 身体各部の正中から遠ざける筋（母指外転筋など）
- **挙筋** 身体の一部を上方に移動する筋（眼瞼挙筋、肩甲挙筋など）
- **下制筋** 身体の一部を下方へ移動する筋（口角下制筋など）
- **括約筋** 管状構造の入口などを収縮させる筋（幽門括約筋、肛門括約筋など）
- **散大筋** 管状構造の入口などを開放させる筋（瞳孔散大筋）

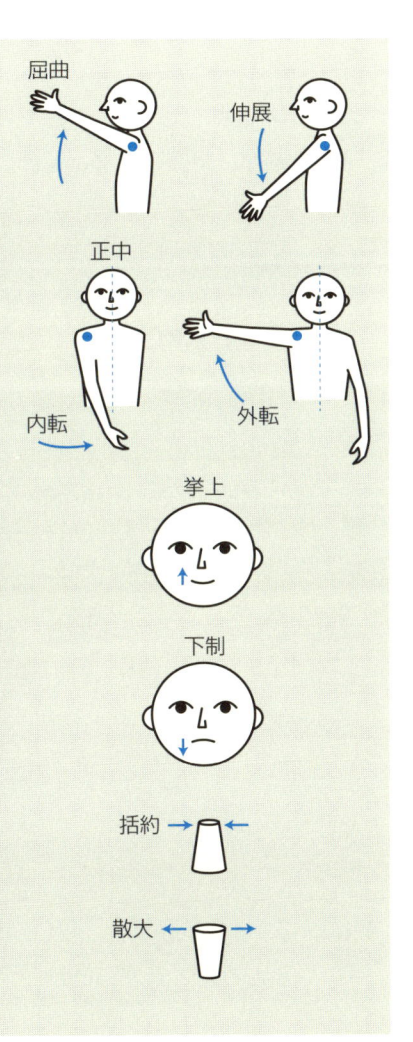

筋の収縮には2種類が存在します。1つは屈曲にみられる収縮で、停止側が起始側に近づき、筋の長さが短くなる「等張性収縮」で、もう1つは荷物を持ち上げるときのように筋は硬くなるが長さは変わらない「等尺性収縮」です。多くの運動はこの2つの組み合わせによって行われています。

9-4 全身の筋

人間の体には、全身で大小約400の筋が存在します。部位でいうと、頭部、頸部、胸部、腹部、背部、骨盤、上肢、下肢に筋があります。

● 頭部の筋

頭部に分布する筋は、大きく「表情筋」と「咀嚼筋（そしゃくきん）」に区分されます。

● 表情筋

表情筋は頭部の浅層に分布して皮膚に付着する筋（皮筋）で、表情運動に関わる筋群です。これらの筋は、顔面神経（→p.163）を伝わってくる命令によって収縮します。代表的なものとして以下のものがあります。

- 前頭筋（ぜんとうきん）　額にしわをよせる
- 眼輪筋（がんりんきん）　眼瞼（がんけん）（まぶた）を閉じる
- 口輪筋（こうりんきん）　口を閉じる。強く作用すると口がすぼまる
- 頰筋（きょうきん）　頰（ほほ）をすぼめ、吸引に作用する

また、表情筋は「あいうえお」の音を作るときにも作用します。

> 次は咀嚼筋だが、子どもの頃、親に「よく噛んで食べなさい」と言われたことがあるかの？

> そういえば、今でも親に言われることありますね……。

> 「咀嚼は脳の発達に良い」という説があるんじゃよ。咀嚼筋に運動命令を出す三叉神経が活発になって、周囲の神経の活動を刺激するため、と考えられておるんじゃ。

● **咀嚼筋**

咀嚼筋（側頭筋、咬筋、翼突筋）は頭部の深層にあり、いずれの筋も下顎骨に付着します。下顎骨の引き上げや横へのスイングを行い、食物の咀嚼運動に関わっています。咀嚼筋は、三叉神経（→p.163）を伝わってくる命令によって収縮します。

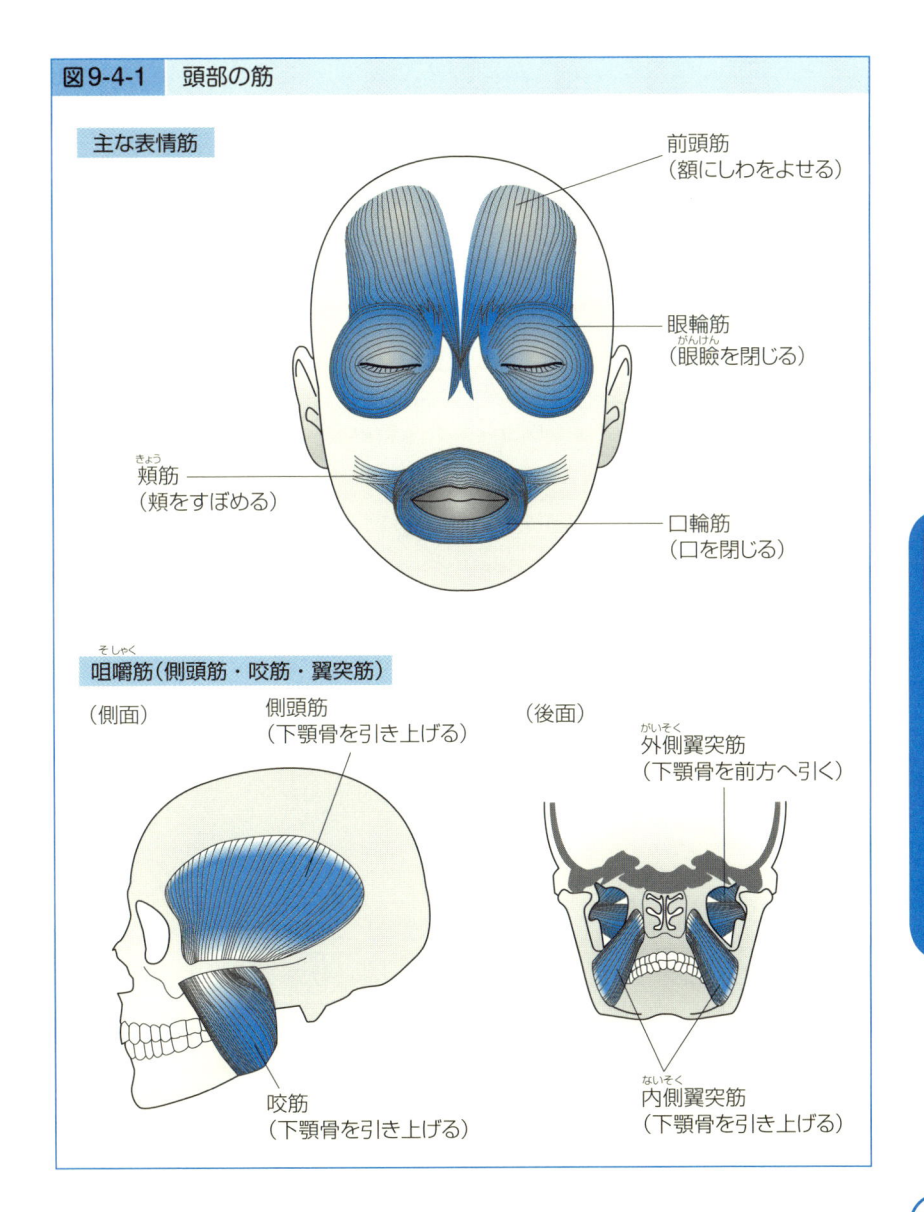

図9-4-1　頭部の筋

主な表情筋

- 前頭筋（額にしわをよせる）
- 眼輪筋（眼瞼を閉じる）
- 頬筋（頬をすぼめる）
- 口輪筋（口を閉じる）

咀嚼筋（側頭筋・咬筋・翼突筋）

（側面）
- 側頭筋（下顎骨を引き上げる）
- 咬筋（下顎骨を引き上げる）

（後面）
- 外側翼突筋（下顎骨を前方へ引く）
- 内側翼突筋（下顎骨を引き上げる）

第9章　骨格系、筋系

● 頸部の筋

● 嚥下筋

　嚥下筋は嚥下運動に関わる複数の筋の総称です。嚥下運動は口腔、咽頭、喉頭が関わる複雑な運動です（→p.59）。具体的には咽頭と喉頭が上へ挙がり、一時的に気道が閉鎖され、食物が食道へ移動し、もとの位置へ戻る運動です。咽頭の挙上[*1]には「咽頭筋（咽頭挙筋群、咽頭収縮筋群）」と「舌骨上筋群」が関わります。もとの位置に戻すときに作用するのは「舌骨下筋群」です。また、気道の閉鎖には「口蓋筋」が働きます。口蓋筋は「口蓋帆[*2]」を構成する筋です。口蓋帆が下がると鼻腔への通路が開き、上がると塞がります。

● 発声筋

　発声筋は喉頭の声帯に分布する小さな筋群で、声門の開閉を行い、発声に機能します。この筋群は「喉頭筋」ともいいます。

　発声筋の運動を支配している神経は何か、知っておるかの？

　あてずっぽだけど……脳神経で一番長い迷走神経！

　おぉ、正解！　迷走神経の一部は、胸まで達してからUターンして、発声筋に分布するんじゃ。だから、胸部の病気が影響して、声が出せなくなることがあるんじゃよ。

● その他の筋

　「胸鎖乳突筋」は頸部の前面にある筋で、首を横に振るときの旋回運動に作用します。また、「斜角筋群」は首を横に傾げる側屈に作用する筋です。

　頸部の細かい筋の名称は図9-4-2を参照して下さい。

[*1]：持ち上げること。対義語は「下垂」
[*2]：軟口蓋の先端部分。先端には口蓋垂（のどちんこ）がある。

図9-4-2　頸部の筋

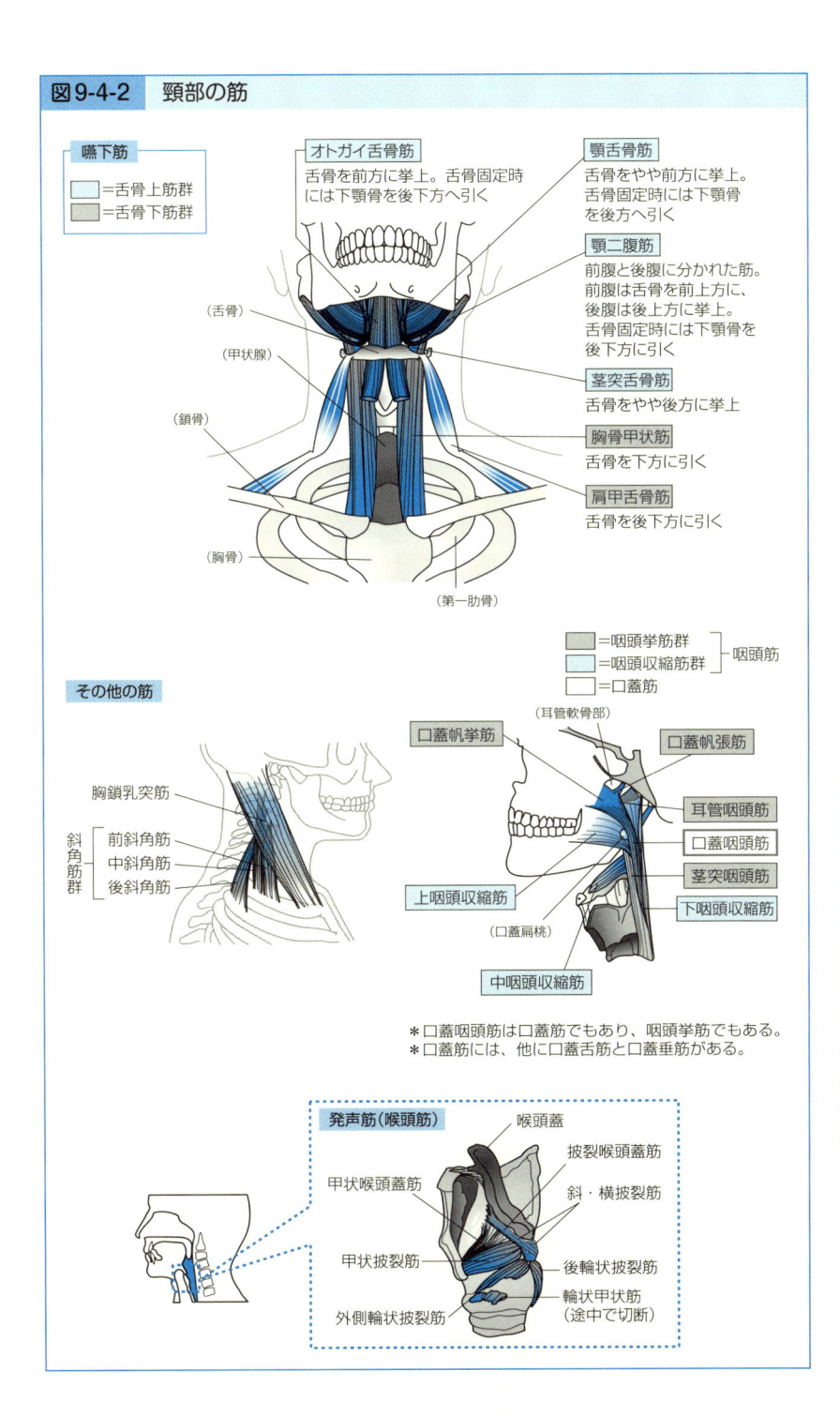

嚥下筋
- ☐ =舌骨上筋群
- ■ =舌骨下筋群

オトガイ舌骨筋
舌骨を前方に挙上。舌骨固定時には下顎骨を後下方へ引く

顎舌骨筋
舌骨をやや前方に挙上。舌骨固定時には下顎骨を後方へ引く

顎二腹筋
前腹と後腹に分かれた筋。前腹は舌骨を前上方に、後腹は後上方に挙上。舌骨固定時には下顎骨を後下方に引く

茎突舌骨筋
舌骨をやや後方に挙上

胸骨甲状筋
舌骨を下方に引く

肩甲舌骨筋
舌骨を後下方に引く

（舌骨）
（甲状腺）
（鎖骨）
（胸骨）
（第一肋骨）

その他の筋

- ■ =咽頭挙筋群
- ■ =咽頭収縮筋群　｝咽頭筋
- ☐ =口蓋筋

胸鎖乳突筋

斜角筋群 ｛ 前斜角筋 / 中斜角筋 / 後斜角筋

口蓋帆挙筋
（耳管軟骨部）
口蓋帆張筋
耳管咽頭筋
口蓋咽頭筋
茎突咽頭筋
上咽頭収縮筋
（口蓋扁桃）
下咽頭収縮筋
中咽頭収縮筋

＊口蓋咽頭筋は口蓋筋でもあり、咽頭挙筋でもある。
＊口蓋筋には、他に口蓋舌筋と口蓋垂筋がある。

発声筋（喉頭筋）

喉頭蓋
披裂喉頭蓋筋
甲状喉頭蓋筋
斜・横披裂筋
甲状披裂筋
後輪状披裂筋
外側輪状披裂筋
輪状甲状筋（途中で切断）

第9章　骨格系、筋系

●胸部の筋

胸部にある筋は、浅層にある「浅胸筋」と深部にある「呼吸筋」に大別されます。

● 浅胸筋

浅胸筋は「胸腕筋」とも呼ばれ、「大胸筋」「小胸筋」「前鋸筋」「鎖骨下筋」の4つの筋からなります。大胸筋は胸部の最も浅層にある扇形をした大きな筋です。この筋は胸部から起こって上肢に停止しています。このため、この筋が作用するとボールを投げるときの動作のように、上肢を体幹あるいは前方へ引き付ける運動（内転、内旋）が起こります。

小胸筋は大胸筋の下にある三角形の小さな筋で、ショルダーアタック*のように、肩を内側に引くときに作用します。また、肩側が固定されると肋骨が上がり、呼吸補助筋として作用します。

> 小胸筋と前鋸筋は、ともに肩甲骨と肋骨を結びつけている筋肉じゃ。前鋸筋はその名の通り、鋸のようにギザギザに肋骨についているぞ。

● 呼吸筋

呼吸筋には、肋骨に付着するいくつかの筋と横隔膜があります。
「外肋間筋」は肋間の一番外側にある筋で、上の肋骨から下の肋骨の斜め前へ向かって走行します。この筋が収縮すると、胸郭が拡大し、肺に空気が流入します（したがって「吸気筋」ともいわれます）。「内肋間筋」は外肋間筋の下層にあり、外肋間筋とクロスするように走行しています。この筋が収縮すると胸郭が縮小し、肺から空気が流出します（呼気筋）（→p.71）。

「横隔膜」は胸部と腹部を隔てる筋性の膜構造です。横隔膜が収縮すると胸郭が拡大し、吸気となります。逆に、横隔膜が弛緩すると胸郭が縮小し、呼気となります（→p.72）。

---

*肩から相手にぶつかっていく技のこと。

図9-4-3　胸部の筋

浅胸筋（大胸筋・小胸筋・鎖骨下筋・前鋸筋）

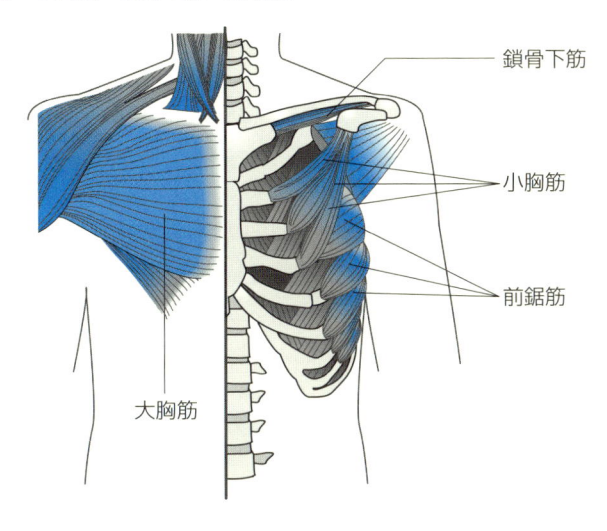

- 鎖骨下筋
- 小胸筋
- 前鋸筋
- 大胸筋

呼吸筋（外肋間筋・内肋間筋・横隔膜）

外肋間筋
肋間を斜め前下方に走行。
肋骨を引き上げる

内肋間筋
肋間を斜め後下方に走行。
肋骨を引き下げる

[外肋間筋、内肋間筋の走り方]
外肋間筋　内肋間筋

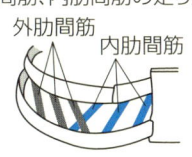

[肋骨内側から見た図]
内肋間筋　外肋間筋

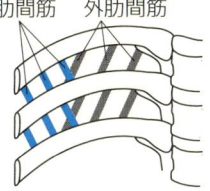

横隔膜
腹腔と胸腔の境目にある筋肉。
収縮することで胸腔を拡げ、
腹式呼吸を助ける

第9章　骨格系、筋系

●腹部の筋

腹部には"腹筋"と呼ばれる「前腹筋」と「側腹筋」があります。

● 前腹筋

　前腹筋に属するのは「腹直筋」です。腹直筋は腹部前壁を縦に走行する筋で、強靭な「腹直筋鞘」でおおわれています。また、この筋には中間腱があるので、鍛えると段々状態になります。ボクサーやボディビルダーの腹部を見るとわかりますね。腹直筋は腹部の前屈運動を行うほか、腹部臓器の保護や腹圧をかけることに機能します。

● 側腹筋

　側腹筋には、浅いほうから順に「外腹斜筋」「内腹斜筋」「腹横筋」の3つがあります。これらは腹部の側屈、回旋運動を行うほか、腹圧をかけることにも作用します。

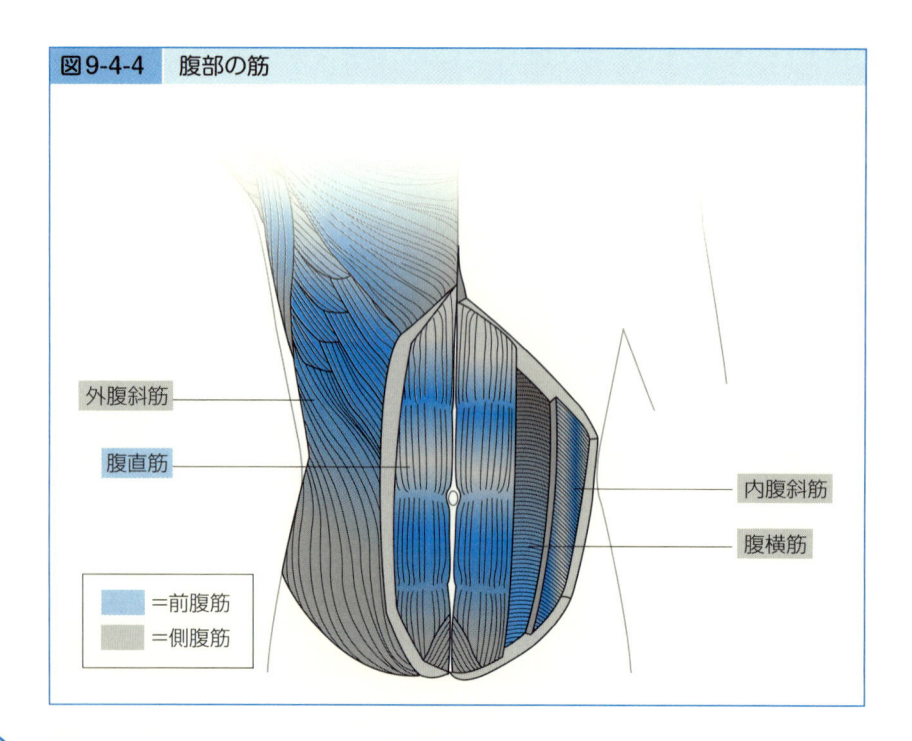

図9-4-4　腹部の筋

外腹斜筋
腹直筋
内腹斜筋
腹横筋

■ ＝前腹筋
■ ＝側腹筋

● 骨盤底筋

骨盤底筋は、骨盤腔（→p.234）の底部に分布する筋です。「肛門挙筋」「外肛門括約筋」「会陰横筋」などがあり、骨盤臓器を支えるとともに、排尿・排便機能にも一部が関わっています。

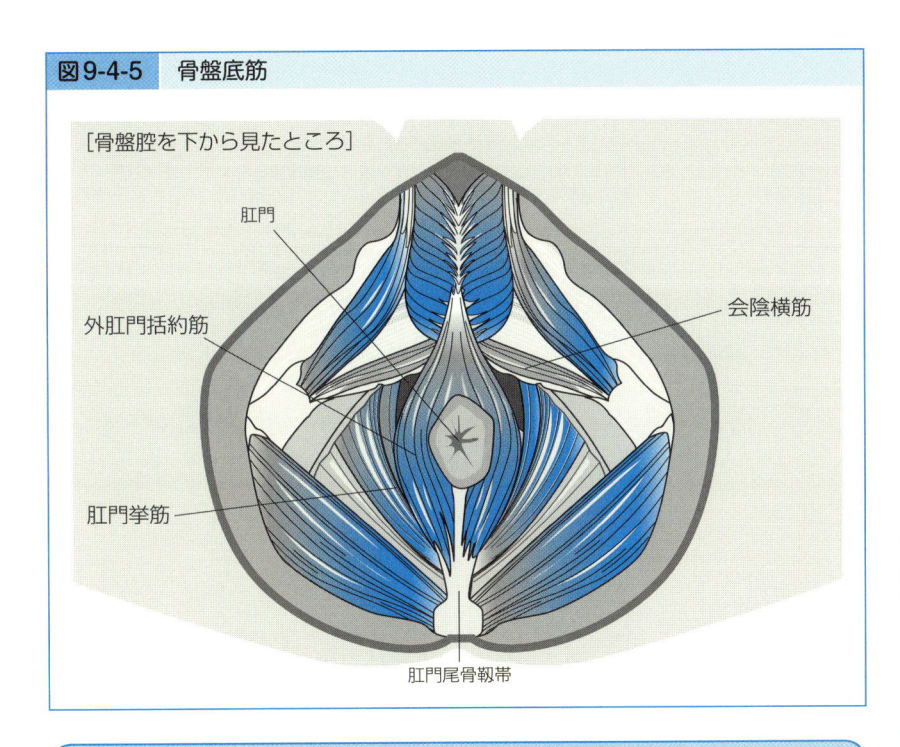

図9-4-5　骨盤底筋

［骨盤腔を下から見たところ］

- 肛門
- 外肛門括約筋
- 会陰横筋
- 肛門挙筋
- 肛門尾骨靭帯

● 背部の筋

背部の筋は、「浅背筋」と「深背筋」に区分されます。

● 浅背筋

浅背筋は背部の浅層に分布する筋で、主に上肢の運動に関わります。

「僧帽筋」は後頭部および脊柱から起こり、肩甲骨に付着する筋で、肩を反る運動を行います。

「広背筋」は脊柱および寛骨から起こり、上腕骨に付着する筋で、腕を後ろに振る運動に作用します。

● **深背筋**

深背筋は背部の深層に分布する筋で、主に脊柱の運動に関わります。

「脊柱起立筋」は脊柱と平行に走る筋で、頭の後屈や背筋を伸ばす運動に作用します。

「短背筋（たんはいきん）」は脊柱に付着する短い筋で、脊柱の側屈や回旋運動に作用します。

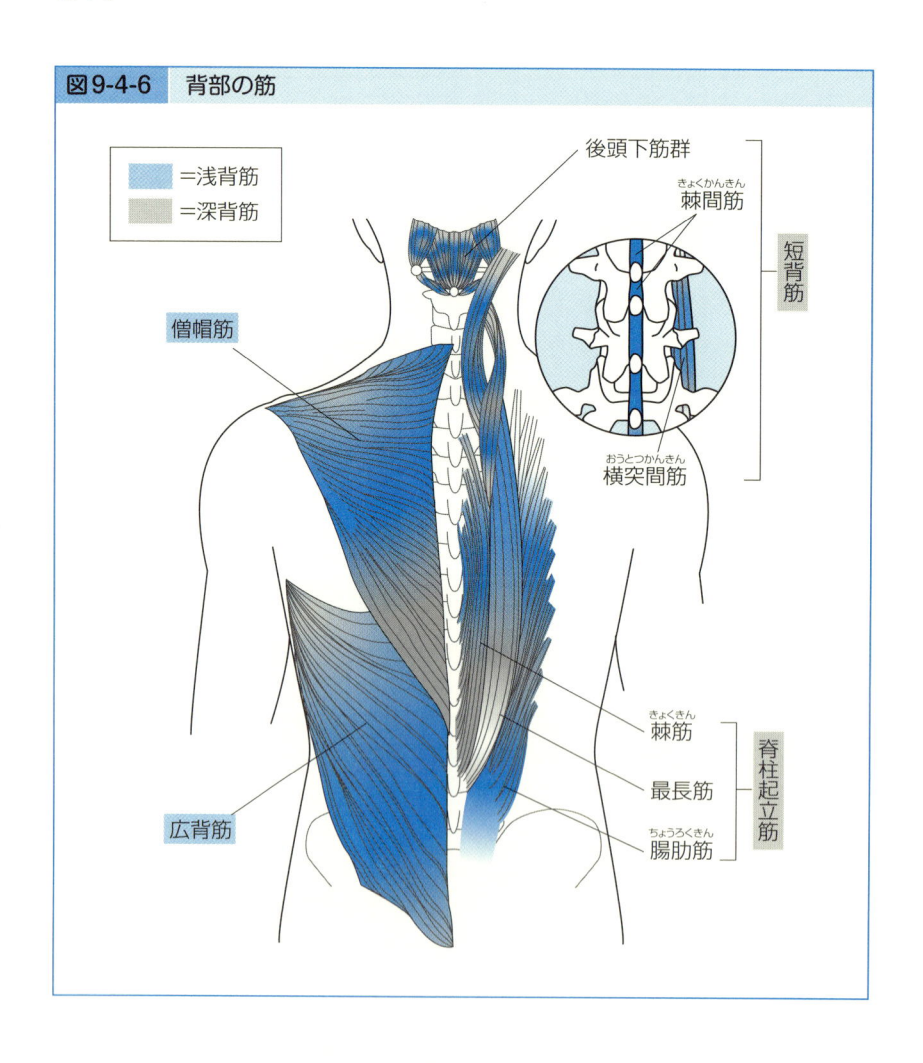

図9-4-6　背部の筋

- ＝浅背筋
- ＝深背筋

後頭下筋群
棘間筋（きょくかんきん）
横突間筋（おうとつかんきん）
短背筋

僧帽筋
広背筋

棘筋（きょくきん）
最長筋
腸肋筋（ちょうろくきん）
脊柱起立筋

● 上肢の筋

上肢の筋は、「上肢帯の筋」「上腕の筋」「前腕の筋」「手の筋」に区分されます。

● 上肢帯の筋

上肢帯の筋は肩の周囲に分布する筋です。「三角筋」は肩関節をおおい、肩の丸みをつくっている筋で、肩を水平に持ち上げる運動（外転）を行います。

三角筋の下には「上腕回旋筋群」があります。上腕回旋筋には「肩甲下筋」（前面）、「棘上筋」「棘下筋」「小円筋」（後面）があり、すべて肩甲骨から起こり、上腕骨頭を包み、肩関節を保定します。

● 上腕の筋

上腕に分布する筋は、「前面にある筋（屈側筋）」と「後面にある筋（伸側筋）」に区分されます。

前面にある筋は「上腕二頭筋」「烏口腕筋」などです。上腕二頭筋はいわゆる"力こぶ"をつくる筋で、肘の屈曲運動に機能します。烏口腕筋は「前習え」のように腕を前に挙げる運動に作用します。

後面にあるのは「上腕三頭筋」です。この筋は肘の伸展運動に作用します。

● 前腕の筋

前腕に分布する筋は「前面（屈側筋）」「後面（伸側筋）」「外側の筋」に区分されます。

前面にある筋は主に手首、指の屈曲運動に作用する筋で、「指屈筋」「手根屈筋」「母指屈筋」「回内筋*」などがあります。

後面にある筋は主に手首や指の伸展運動に作用する筋で、「指伸筋」「手根伸筋」「母指伸筋」「母指外転筋」「回外筋」などがあります。

第9章 骨格系、筋系

---

*前腕の回旋運動には、回内と回外がある。「前ならえ」の状態から、手のひらを下に向ける回旋を回内、手のひらを上に向ける回旋を回外という。

図9-4-7　上肢の筋

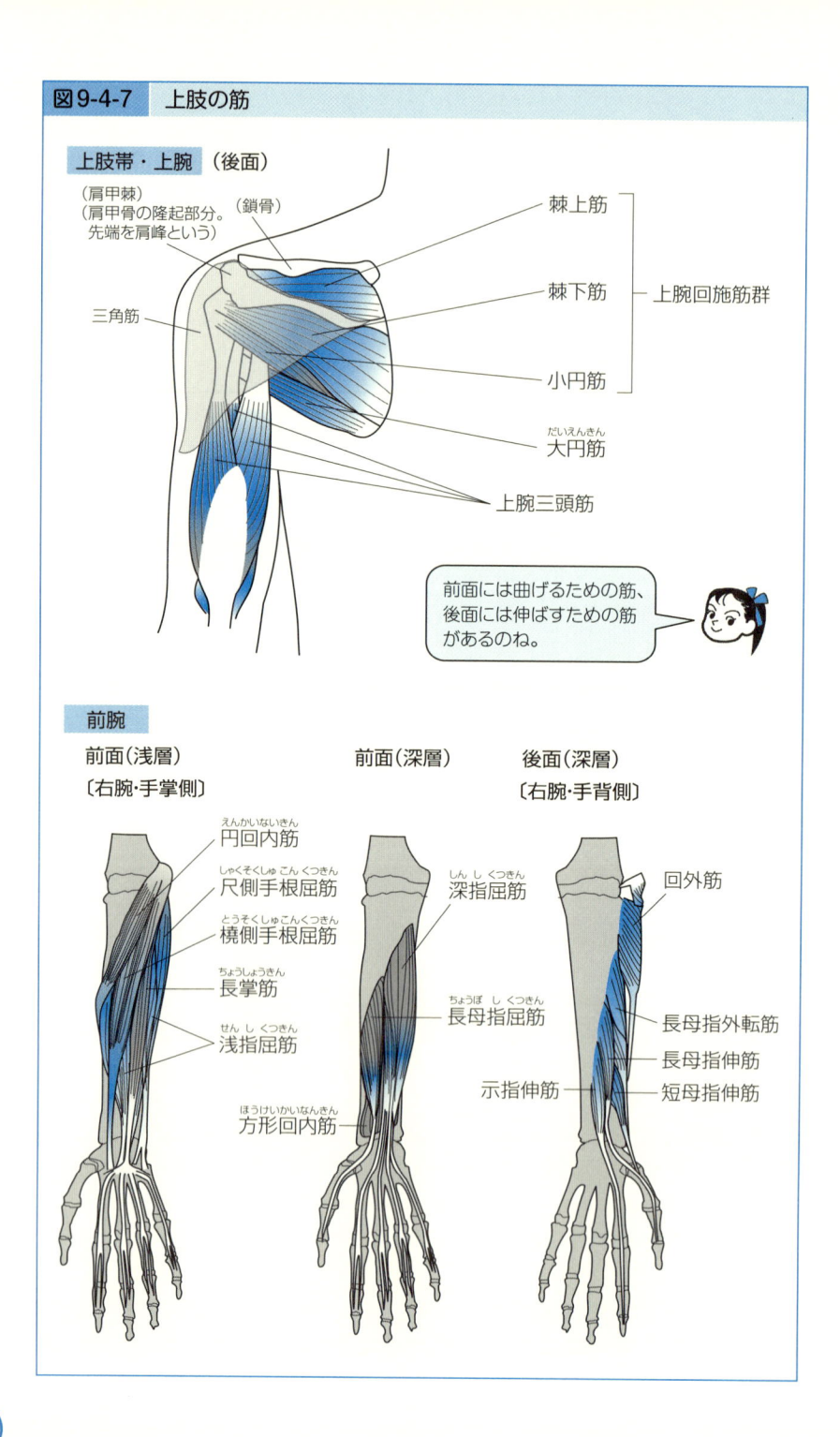

上肢帯・上腕（後面）

- （肩甲棘）
- （肩甲骨の隆起部分。先端を肩峰という）
- （鎖骨）
- 棘上筋
- 棘下筋 ─ 上腕回旋筋群
- 小円筋
- 三角筋
- 大円筋
- 上腕三頭筋

> 前面には曲げるための筋、後面には伸ばすための筋があるのね。

前腕

前面（浅層）〔右腕・手掌側〕
- 円回内筋（えんかいないきん）
- 尺側手根屈筋（しゃくそくしゅこんくっきん）
- 橈側手根屈筋（とうそくしゅこんくっきん）
- 長掌筋（ちょうしょうきん）
- 浅指屈筋（せんしくっきん）

前面（深層）
- 深指屈筋（しんしくっきん）
- 長母指屈筋（ちょうぼしくっきん）
- 方形回内筋（ほうけいかいないきん）

後面（深層）〔右腕・手背側〕
- 回外筋
- 長母指外転筋
- 長母指伸筋
- 示指伸筋
- 短母指伸筋

図9-4-8　手の筋

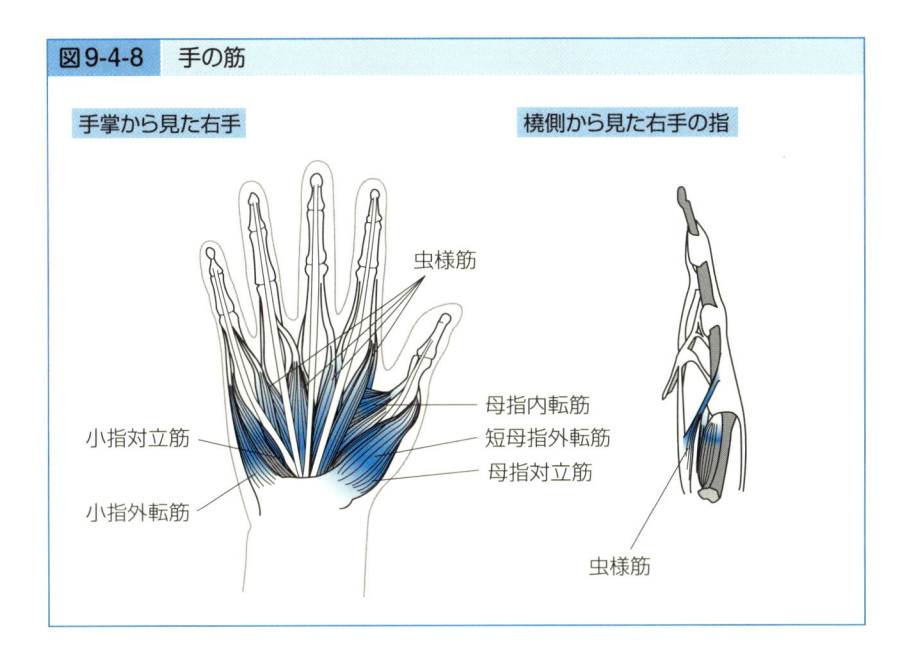

手掌から見た右手　　　橈側から見た右手の指

虫様筋
母指内転筋
短母指外転筋
母指対立筋
小指対立筋
小指外転筋
虫様筋

● 手の筋

　手に分布する筋は指の運動に関わる小さな筋群で、「母指内転筋」「母指対立筋」「小指対立筋」「虫様筋」などです。母指内転筋は、親指を握るときに収縮する筋肉です。虫様筋は、指の付け根の関節を曲げるときに働きます。

🧒　対立筋っていうのは、どういう意味なんでしょう？

👴　対立筋は、親指を他の指と向かい合わせにするときに働く筋なんじゃ。この筋のおかげで、物を片手で握ることができるんじゃ。

👦　そういえば親指って他の指と違って、動く範囲が大きいわ。

👨　小指にも対立筋があって、小指を親指の方へ向けるときに使う筋じゃ。対立筋のおかげで、人間は道具を使うことが可能になったんじゃよ。この筋があるのは、人間のほかには一部のサルだけなんじゃ。

第9章　骨格系、筋系

●下肢の筋

下肢の筋は、「下肢帯の筋」「大腿の筋」「下腿の筋」「足の筋」に区分されます。

● 下肢帯の筋

下肢帯の筋は骨盤の前後に分布する筋です。

骨盤の前に分布するのは俗に「インナーマッスル」と呼ばれる「腸腰筋」です。この筋は、腸骨から始まる「腸骨筋」と腰椎から始まる「大腰筋」で構成され、いずれも大腿骨に付着し、歩行などのときに下肢を持ち上げる（股関節の屈曲）運動に作用します。

骨盤の後面にある筋は「殿筋」です。「大殿筋」はお尻の丸みを形成している大きな筋で、腸骨後面と仙骨後面から始まり、大腿骨に付着し、腸腰筋と拮抗的な運動（股関節の伸展）を行います。

「中殿筋」は大殿筋の下にあり、脚を横に開く運動（股関節の外転）に機能します。このほかに、股関節の内旋、外旋に関わる小さな筋群があります。

● 大腿の筋

大腿の筋は、「前面（伸側筋）」「後面（屈側筋）」および「内側（内転筋）」に大別されます。

「大腿四頭筋」は前面にある強大な筋で、腸骨および大腿骨から始まり、末端は膝蓋腱となり膝蓋骨を介して脛骨に付着します。この筋はボールを蹴るような膝の伸展運動に作用します。

後面にあるのは「大腿二頭筋」「半腱様筋」「半膜様筋」で、「ハムストリング」あるいは「スプリンターマッスル」と呼ばれています。これらの筋は膝の屈曲運動に作用します。

内面には「大内転筋」「長内転筋」「短内転筋」などの内転筋があります。これらの筋は脚の引き付け運動（内転）に作用します。

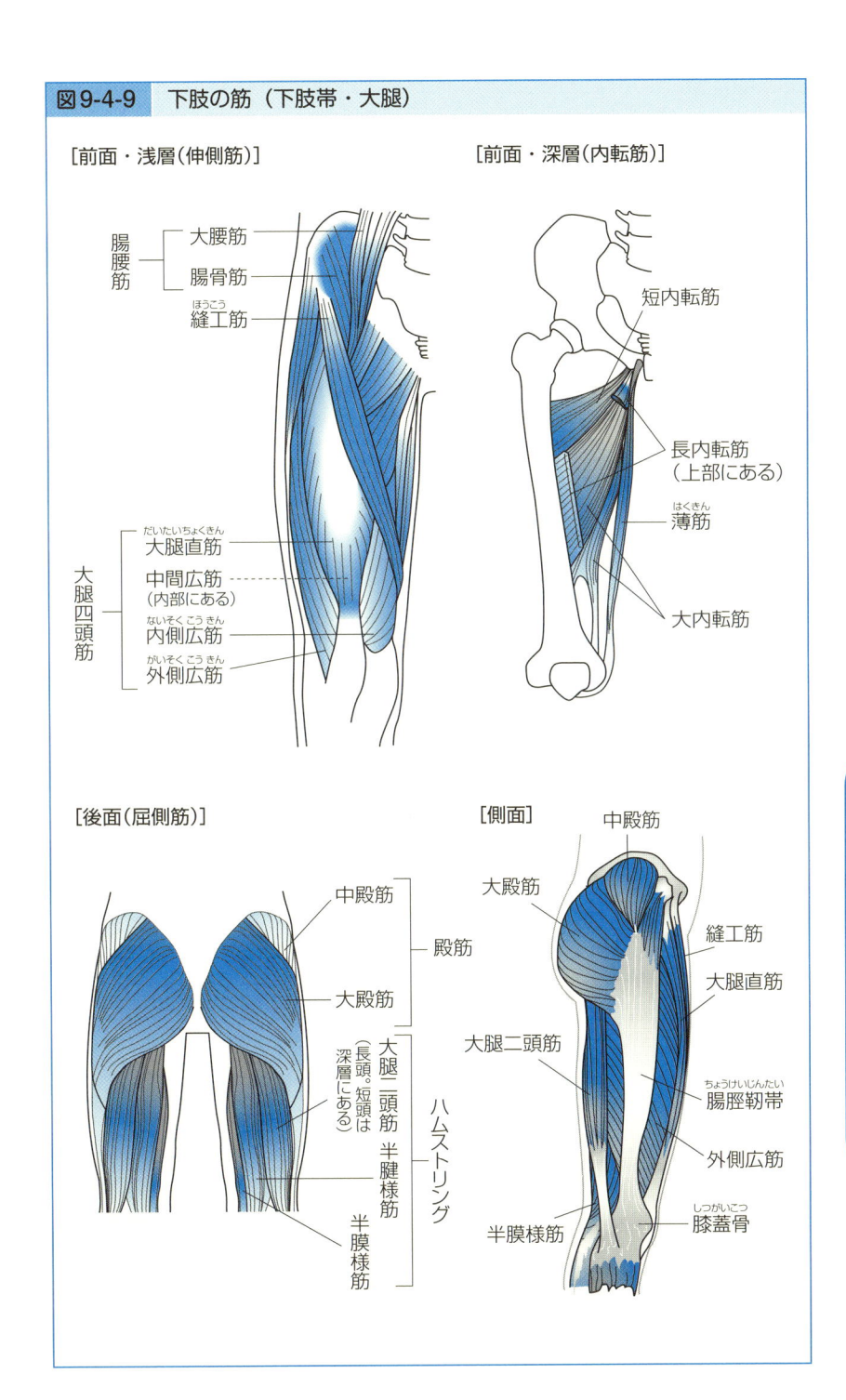

図9-4-9　下肢の筋（下肢帯・大腿）

[前面・浅層（伸側筋）]

- 腸腰筋
  - 大腰筋
  - 腸骨筋
- 縫工筋
- 大腿四頭筋
  - 大腿直筋
  - 中間広筋（内部にある）
  - 内側広筋
  - 外側広筋

[前面・深層（内転筋）]

- 短内転筋
- 長内転筋（上部にある）
- 薄筋
- 大内転筋

[後面（屈側筋）]

- 殿筋
  - 中殿筋
  - 大殿筋
- ハムストリング
  - 大腿二頭筋（長頭。短頭は深層にある）
  - 半腱様筋
  - 半膜様筋

[側面]

- 中殿筋
- 大殿筋
- 縫工筋
- 大腿直筋
- 大腿二頭筋
- 腸脛靭帯
- 外側広筋
- 半膜様筋
- 膝蓋骨

第9章　骨格系、筋系

● **下腿の筋**

　下腿には足関節と足趾（足の指）の運動に関わる筋が多くあります。下腿後面にある「下腿三頭筋」はいわゆる"ふくらはぎ"を形成する筋で、「腓腹筋」と「ヒラメ筋」で構成されます。この筋の腱は人体で最も太い「アキレス腱（踵骨腱）」を形成します。

　下腿三頭筋は、歩行で地面を蹴る、あるいはつま先立運動に機能しますが、腓腹筋は着席のときに膝を曲げる運動にも作用します。

　このほかに内面には「指屈筋」、「母指屈筋」、「後脛骨筋」などがあります。また、前面には足首の背屈*に関わる「前脛骨筋」や「指伸筋」、「母指伸筋」などがあり、足首や指の運動に関わります。

> **チェックポイント Check Point!**
>
> 「足を攣る」とは、腓腹筋に無意識に起こる継続的な筋の強直性収縮（攣縮）で、痛みを伴います。この現象は「こむら返り」とも呼ばれます。原因は脱水、冷水での遊泳、電解質の代謝異常などです。特に遊泳中のこむら返りは一時的な運動不能を起こすので、とても危険です。遊泳時には必ずウォーミングアップが必要です。この攣縮は、背筋や足底に分布する筋にも起こることがあります。

　引き締まったふくらはぎは、女性のあこがれですね。

　ふくらはぎにある下腿三頭筋は、かかとの上げ下げに関わるから、緊張してむくみやすいんじゃ。こまめにストレッチを行って緊張をほぐしてやるといいぞ。

　先生はたしか、野球大会で急に走って肉離れを起こしたことがあるとか……。ストレッチとともに、ウォーミングアップ運動も大事ですよね。

---

*背の方向に曲げること。

図9-4-10　下肢の筋（下腿）

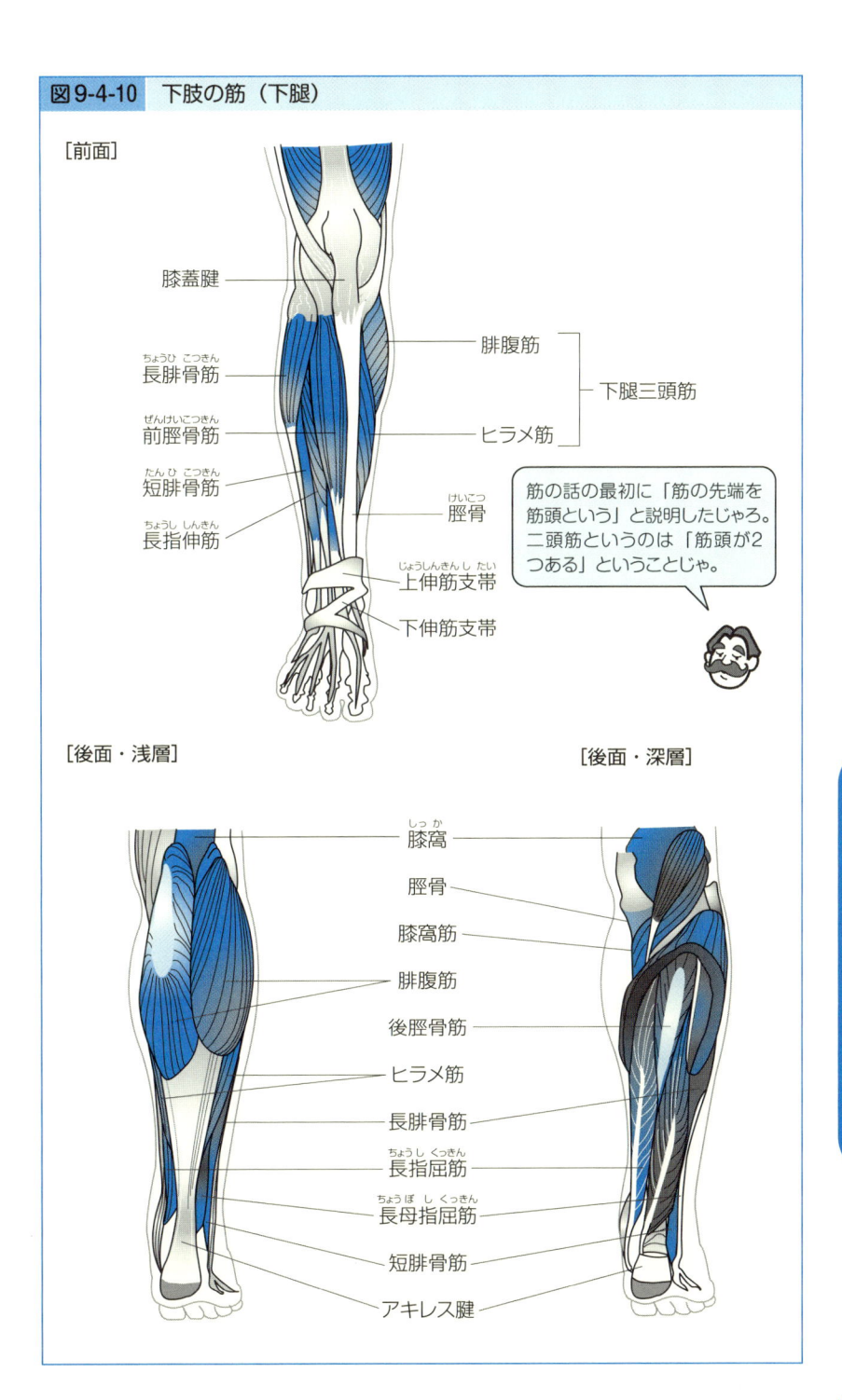

[前面]

- 膝蓋腱
- 長腓骨筋（ちょうひこつきん）
- 前脛骨筋（ぜんけいこつきん）
- 短腓骨筋（たんひこつきん）
- 長指伸筋（ちょうししんきん）
- 腓腹筋
- ヒラメ筋
- 下腿三頭筋
- 脛骨（けいこつ）
- 上伸筋支帯（じょうしんきんしたい）
- 下伸筋支帯

> 筋の話の最初に「筋の先端を筋頭という」と説明したじゃろ。二頭筋というのは「筋頭が2つある」ということじゃ。

[後面・浅層]

- 膝窩（しっか）
- 脛骨
- 膝窩筋
- 腓腹筋
- 後脛骨筋
- ヒラメ筋
- 長腓骨筋
- 長指屈筋（ちょうしくっきん）
- 長母指屈筋（ちょうぼしくっきん）
- 短腓骨筋
- アキレス腱

[後面・深層]

第9章　骨格系、筋系

● 足の筋

　足の筋には、背面に「短指伸筋」と「短母指伸筋」があります。また、底面には「短指屈筋」「母指外転筋」「短小指外転筋」「母指内転筋」などがあります。これらの筋は、指（趾）間を開いたり、閉じたりするときに作用します。

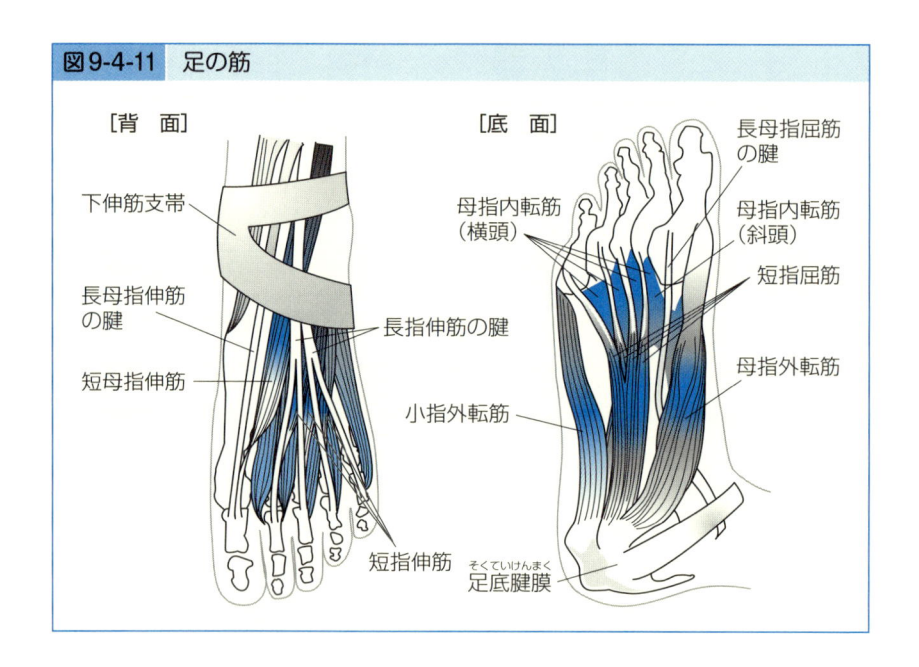

図9-4-11　足の筋

［背面］
- 下伸筋支帯
- 長母指伸筋の腱
- 短母指伸筋
- 長指伸筋の腱
- 短指伸筋

［底面］
- 長母指屈筋の腱
- 母指内転筋（横頭）
- 母指内転筋（斜頭）
- 短指屈筋
- 母指外転筋
- 小指外転筋
- 足底腱膜

🧒　足首に白いホータイみたいなものが巻かれてますね。

👨　これは「筋支帯」といって、手首や足首にあって、手足の腱が浮いたりはずれたりしないように、しっかり保定しているんじゃ。

👧　まさに包帯の役割ですね。

👨　腱は筋の両端にあって、骨に筋を付着させる結合組織じゃ。手首や手の指などの腱には「腱鞘」と呼ばれる滑液の入った鞘に包まれている部分があり、腱がスムーズに動けるようになっておる。

第10章
泌尿器系、生殖器系

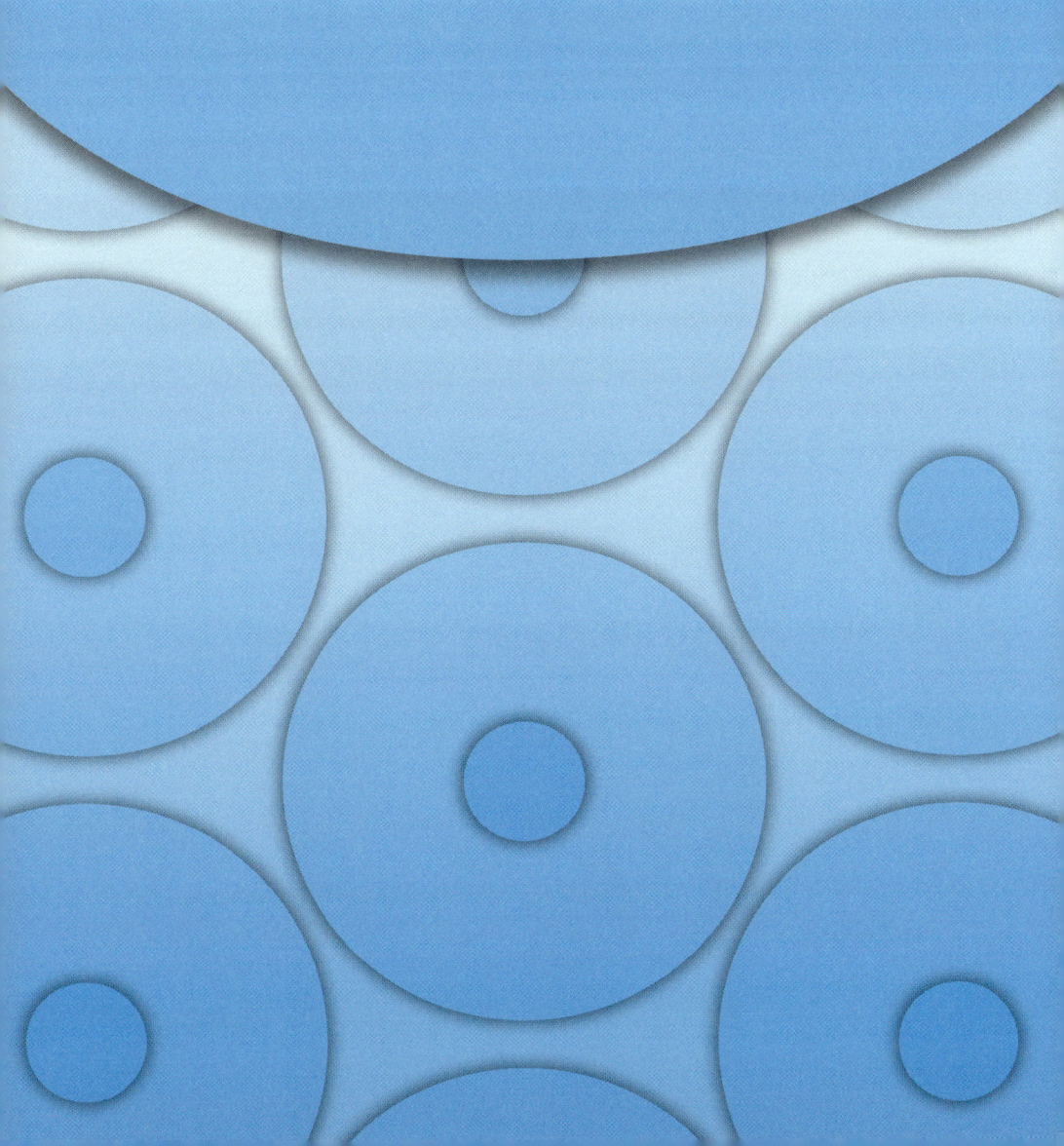

10-1 代謝産物を尿として排泄する—泌尿器系

[尿をつくり、体にとって不要なものを排出する役割をしているのが泌尿器系です。泌尿器系には「腎臓」「尿管」「膀胱」「尿道」があります。]

●泌尿器系の役割

体内では無数の化学反応が行なわれており、さまざまな代謝産物が生成されています。その中には体に不要なものや、そのままにしておくと害になるものも存在します。泌尿器系は、血液に含まれる代謝産物を尿として体外に排泄します。

このほかにも、泌尿器系は体内水分の調節や、イオンバランスの調節も行っています。

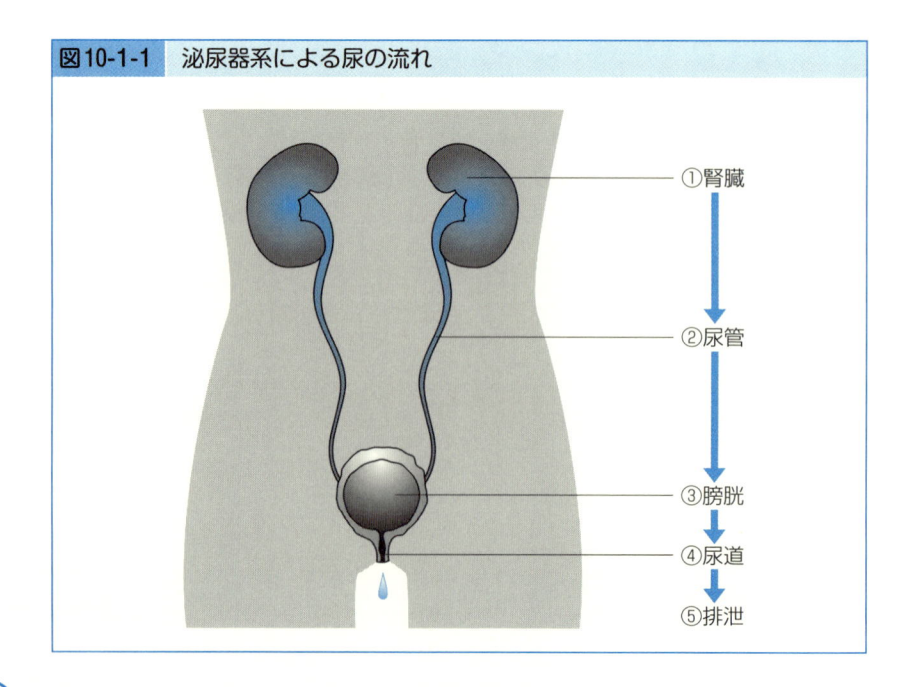

図10-1-1　泌尿器系による尿の流れ

①腎臓
↓
②尿管
↓
③膀胱
↓
④尿道
↓
⑤排泄

10-2 腎臓

> 腎臓は、腹腔内の第12胸椎と第3腰椎の高さにあり、後腹壁に接する左右1対の器官です。

● 腎臓の構造

腎臓の形は空豆に似ており、暗赤色で、長さ約12cm、幅約5cm、重さ約150gの大きさです。内側のへこんだ部分は「腎門」といわれ、「腎動脈」「腎静脈」「尿管」が出入りします。

内部には円錐状の「腎錐体」が分布します。腎錐体の先端は「腎乳頭」と呼ばれ、キャップ状の「腎杯」でおおわれます。この腎杯が集合して「腎盤（腎盂）」が形成されます。腎錐体は「ネフロン（腎単位）」の集合体です。ネフロンは尿の生成を行う器官で、1個の腎臓に100万～150万個存在しており、「腎小体」と「尿細管」で構成されます。

● 腎小体で血液を濾過する

腎小体は「糸球体」と「ボウマン嚢」で構成されます。糸球体は輸入動脈[*1]と輸出動脈[*2]の間にある多数のループ状の毛細血管です。

ボウマン嚢は糸球体を包む袋状の構造で、下端には尿細管が結合しています。糸球体を通る血液は、糸球体とボウマン嚢の圧力の差により、液体成分が糸球体からボウマン嚢へ移動します。これが「原尿」です。原尿は尿素以外にグルコースやアミノ酸、各種イオンを含む液体成分で、1日約150ℓが生産されます。この原尿はその後、尿細管へ送られます。

[*1]：糸球体内部へ血液を送り込む動脈。
[*2]：糸球体で濾過された血液を糸球体から送り出す動脈。

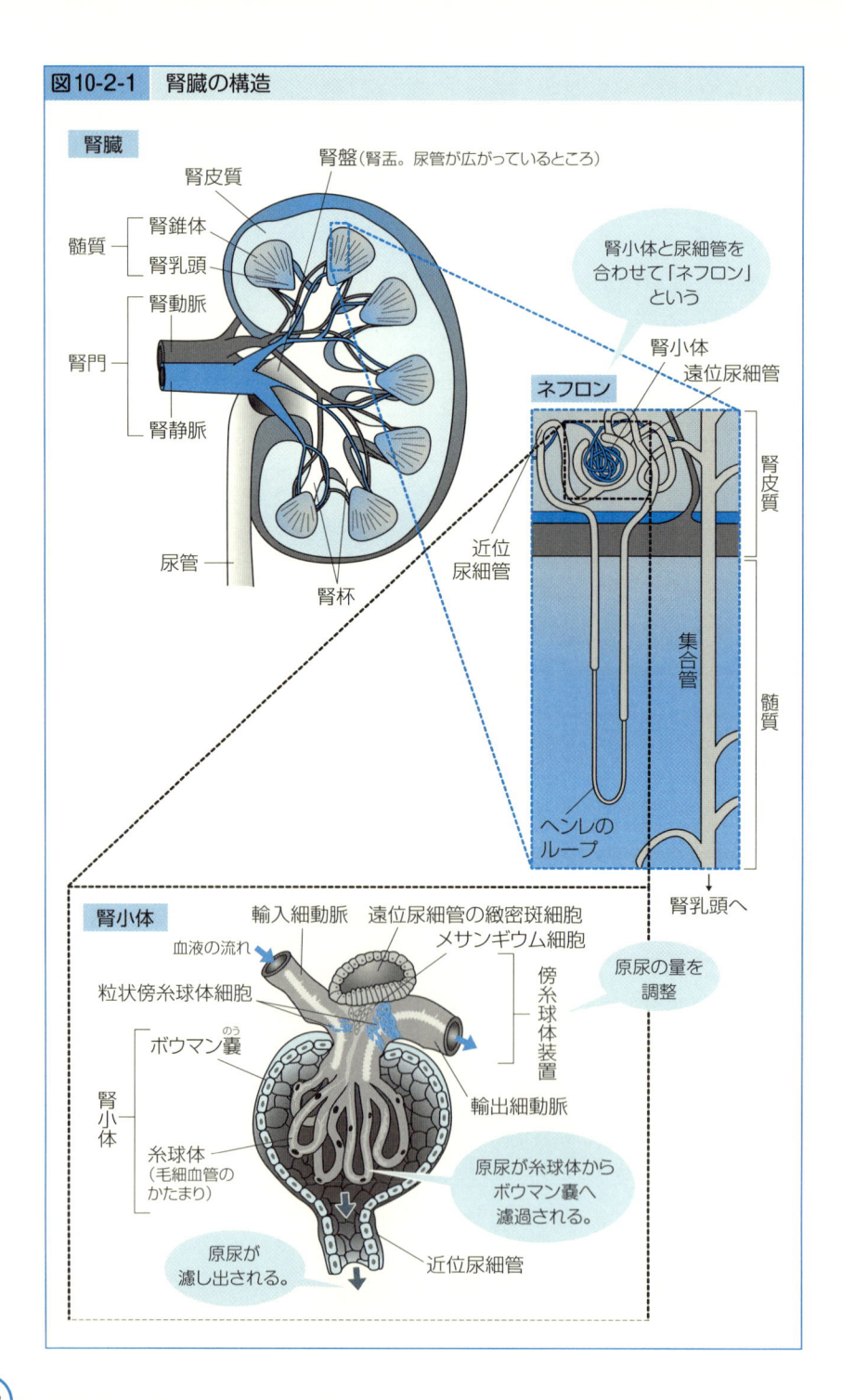

図10-2-1　腎臓の構造

● 尿細管で再吸収を行う

尿細管は「近位尿細管」「ヘンレのループ」「遠位尿細管」「集合管」で構成されます。ここで原尿に含まれる必要成分の再吸収とさらなる不要成分の排出が行われます。

近位尿細管はボウマン嚢から出て、ヘンレのループまでの部分で、原尿からグルコース、アミノ酸、ナトリウム（Na）、カリウム（K）、カルシウム（Ca）、炭酸水素塩（HCO_3）などが毛細血管に再吸収され、水素（H）やアンモニア（NH_3）が尿細管に排泄されます。グルコースとアミノ酸はほとんどすべてが再吸収され、尿内には残りません。

ヘンレのループは、近位尿細管と遠位尿細管の間にある細長いループ状の管で、毛細血管に水分やNaなどが再吸収され、尿素が排泄されます。

ヘンレのループは髄質内でUターンして皮質内に戻り、出発点である糸球体に接します。この部分を「緻密斑」といい、ここから先が遠位尿細管となります。遠位尿細管はヘンレのループと集合管を結ぶ構造で、NaやHCO_3が毛細血管に再吸収され、HやKが排泄されます。

集合管は尿細管の最終部にあたる構造で、多数の遠位尿細管が結合しています。ここでは、抗利尿ホルモンであるバソプレシン（→p.179）などの作用により水分とNaの再吸収が行われ、Kが排泄されます。ここまでの過程で、原尿の約99％は再吸収されます。集合管の末端は腎乳頭に開口しており、尿が腎杯へと滴下されます。

● 傍糸球体装置は濾過圧のセンサー

傍糸球体装置は遠位尿細管の一部にある構造で、ボウマン嚢に接しています。この構造はボウマン嚢の濾過圧を感知し、低い場合はレニン（→p.190）を放出します。レニンはアンギオテンシン－アルドステロンを介して血圧を上昇させ、糸球体での原尿の濾過を促進します。もしこの装置がうまく機能しないと、尿が濾過されずに老廃物が血液に溜まって、尿毒症になります。このほかに、腎臓からはエリスロポエチン*が分泌されます。

---

*赤血球の産出を促すホルモン。

●尿

尿は腎臓でつくられる無色から淡黄色の透明な液体で、比重が1.01～1.03です。尿量は1日あたり1.0～1.5ℓ程度ですが、汗の分泌量などにより変化します。組成は約95％が水分で、ほかに尿素、尿酸、クレアチニン、馬尿酸、ウロビリン、電解質、ホルモン代謝産物、薬物代謝産物などが含まれます。

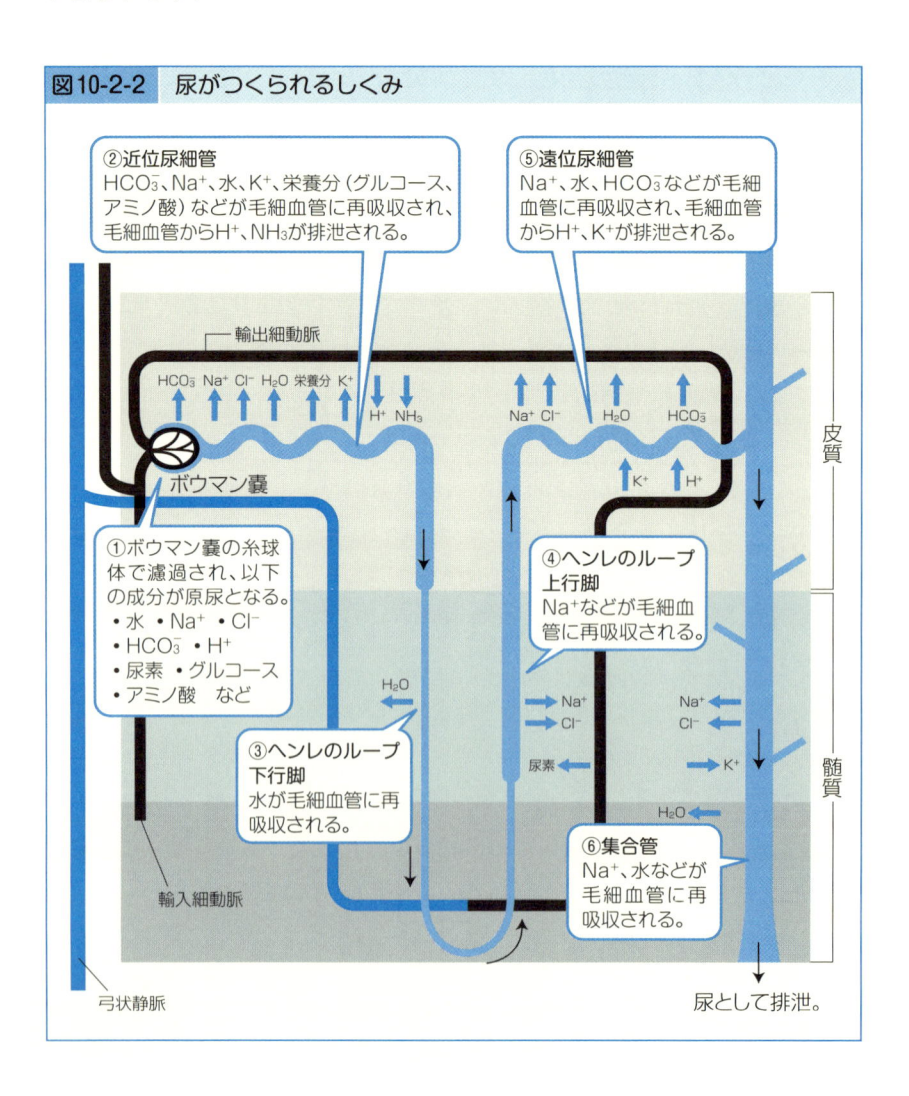

図10-2-2 尿がつくられるしくみ

②近位尿細管
HCO_3^-、Na^+、水、K^+、栄養分（グルコース、アミノ酸）などが毛細血管に再吸収され、毛細血管からH^+、NH_3が排泄される。

⑤遠位尿細管
Na^+、水、HCO_3^-などが毛細血管に再吸収され、毛細血管からH^+、K^+が排泄される。

①ボウマン嚢の糸球体で濾過され、以下の成分が原尿となる。
- 水・Na^+・Cl^-
- HCO_3^-・H^+
- 尿素・グルコース
- アミノ酸　など

③ヘンレのループ下行脚
水が毛細血管に再吸収される。

④ヘンレのループ上行脚
Na^+などが毛細血管に再吸収される。

⑥集合管
Na^+、水などが毛細血管に再吸収される。

輸出細動脈
ボウマン嚢
輸入細動脈
弓状静脈
皮質
髄質
尿として排泄。

10-3 尿路（尿管、膀胱、尿道）

腎臓でつくられた尿は、「尿管」を通って「膀胱」に一時的に蓄えられます。尿はその後、「尿道」を通って、体外に排出されます。この尿管、膀胱、尿道を合わせて「尿路」といいます。

● 尿管は腎臓と膀胱を結ぶ管

尿管は腎臓と膀胱を結ぶ尿の通路です。長さ約25cmの管状構造で、途中に3カ所の生理的狭窄部が存在します。内部にある平滑筋が自律運動を行い、尿を膀胱へ運搬します。

● 膀胱

膀胱は骨盤腔の前部、恥骨（→p.234）のすぐ後ろにある袋状の器官です。この器官は「漿膜」「筋層」「内膜」の3層でできており、筋層にある平滑筋は「排尿筋」ともいわれ、排尿に機能します。

● 上皮の厚さを変えることで内容積が変化する

内膜は移行上皮＊で構成され、上皮の厚さが変化します。この厚さの変化は、膀胱の内容積を空虚時の約350mℓから充満時の約800mℓへと変えることを可能とします。この変化によって、膀胱は尿を一定量蓄えることができるのです。

膀胱の内壁には3つの孔が存在します。上の2つは「尿管口」といい、尿管からの尿の入口です。下の1つは「内尿道口」といい、尿の出口となります。この内尿道口の周囲には「膀胱括約筋（内括約筋）」があります。この筋は自律神経によって支配されており、膀胱内圧が高まると自然と内尿道口は開放されます。

＊上皮組織のタイプの1つ。外見は細胞がいくつも重なる重層上皮に見えるが、実は高さの異なる細胞が上皮組織の基底膜に接している。伸び縮みに適した上皮で、上皮が縮んでいる際は各細胞が立方体だが、伸びると扁平になる。

図10-3-1　尿管、膀胱、尿道

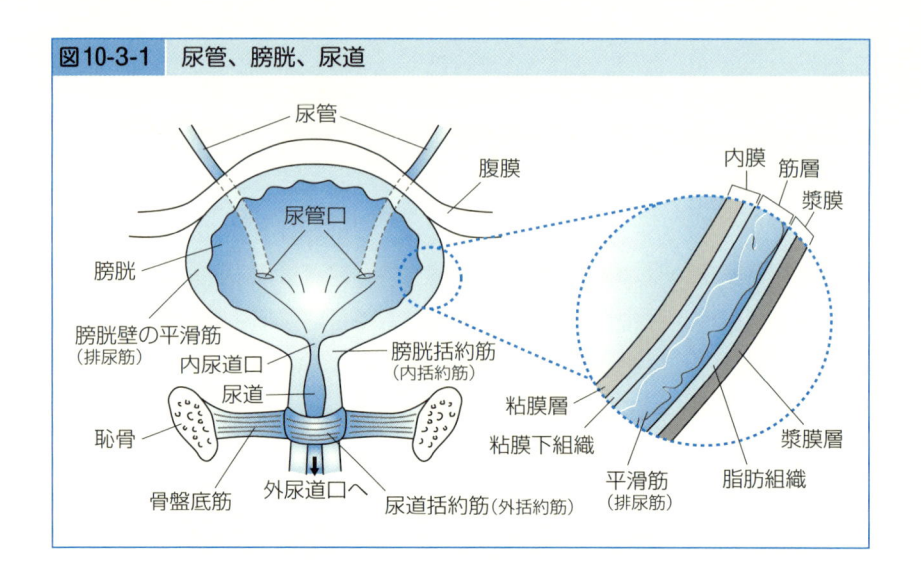

（図中ラベル）尿管、腹膜、尿管口、膀胱、膀胱壁の平滑筋（排尿筋）、内尿道口、尿道、恥骨、骨盤底筋、外尿道口へ、膀胱括約筋（内括約筋）、尿道括約筋（外括約筋）、内膜、筋層、漿膜、粘膜層、粘膜下組織、平滑筋（排尿筋）、漿膜層、脂肪組織

●尿道は尿の排出路

　尿道は膀胱と体表を結ぶ尿の排出路です。男性尿道は前立腺、陰茎内を通過し、陰茎の先端に開口（外尿道口）するので、長さは12〜15cmになります。一方、女性尿道は膀胱を出て、そのまま膣前庭に開口するので、長さは3〜4cmです。

　尿道の途中には尿道括約筋（外括約筋）が存在します。この筋は体性神経に支配されるので、尿意をもよおしても、ある程度排尿を抑えることができます。

> トイレに行きたくて自宅まであとわずか。ドキドキ、ハラハラしたことってあるかの？

> 小学校の頃はしょっちゅうでした。笑ったとたんに出ちゃったり。

> そういうときは、用を足すまで気を抜いてはいかんぞ。交感神経の緊張が溶けて副交感神経が優位になると、膀胱括約筋が緩んで、内尿道口が開いてしまうんじゃ。

10-4 子孫を残すための器官系—生殖器系

多くの生物に性別が存在しますが、これはなぜ必要なのでしょうか？ 恋をするため？ それはそれで1つの哲学的な解答になりそうですが、実は生物学的な生き残り戦略なのです。

> 性別があるのは生き残り戦術のため。でも、人生を彩るためにあるんじゃないかと思うときがある。

> そうですか？ ボクにはそんな彩りないですよ。

> ほっほっほ。でも、しほさんは毎日が彩り豊かじゃぞ。

> ……あれは単なるお化粧ですよ。

●生殖器系の役割

　生物が子孫をつくり出す方法としては、細胞分裂のように自分の体をコピーする方法も考えられます。しかし、この方法では子孫がすべて遺伝的に同質となります。これでは環境が劇的に変化した場合、その生物は全滅してしまいます。

　これを回避するには、遺伝的な多様性が必要となります。つまり、多くのパターンの子孫を残せば、どの個体かが環境の変化に適合して生き残るということです。この1つの方法として性があるようです。生殖器系は子孫を残すことに必要な配偶子の形成や、ホルモンの産生を行う器官系です。

　生殖器には「男性生殖器」と「女性生殖器」があり、男性生殖器は「精巣」とその付属器官と、外生殖器である「陰茎」、女性生殖器には「卵巣」「卵管」「子宮」と外生殖器である「膣」があります。

10-5 男性生殖器

[男性生殖器は、精子や男性ホルモンを形成する「精巣」と、それを補助する付属器官で構成されます。]

● 精巣

　精巣は哺乳類では睾丸(こうがん)ともいわれ、「陰嚢(いんのう)」と呼ばれる袋状の構造物内にある左右1対の器官です。長さ約4cm、幅約2cmの楕円形をしています。内部は「精細管」と呼ばれる微細な管状構造と、間質で構成されています。精細管にはステージの異なる「精細胞」と「セルトリ細胞（ナーシング細胞）」が存在し、間質にはホルモンを分泌する「間質細胞（ライディヒ細胞）」があります。

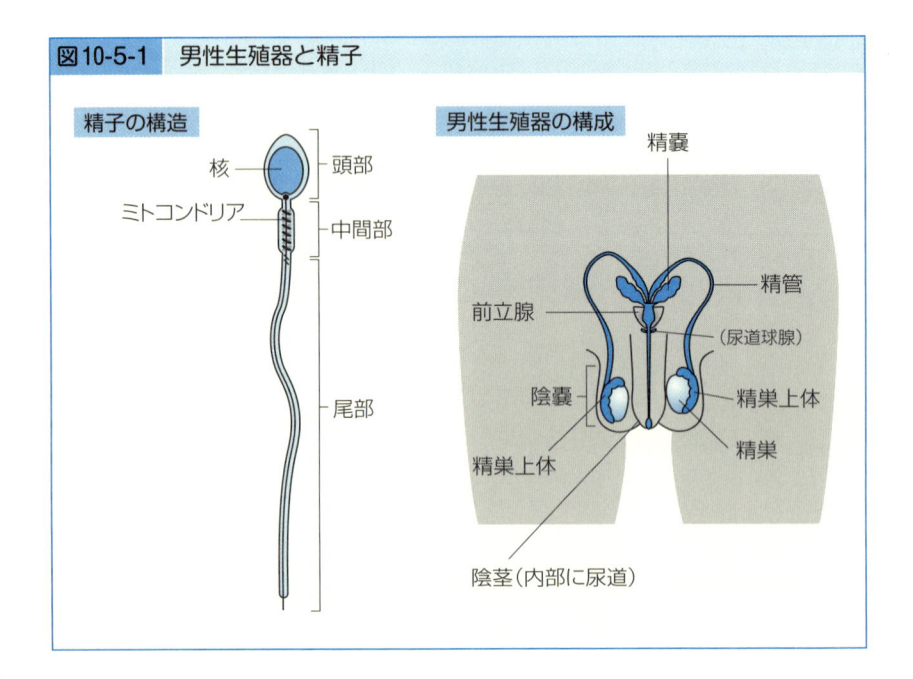

図10-5-1　男性生殖器と精子

精子の構造
- 核 — 頭部
- ミトコンドリア — 中間部
- 尾部

男性生殖器の構成
- 精嚢
- 前立腺
- 精管
- (尿道球腺)
- 陰嚢
- 精巣上体
- 精巣
- 精巣上体
- 陰茎（内部に尿道）

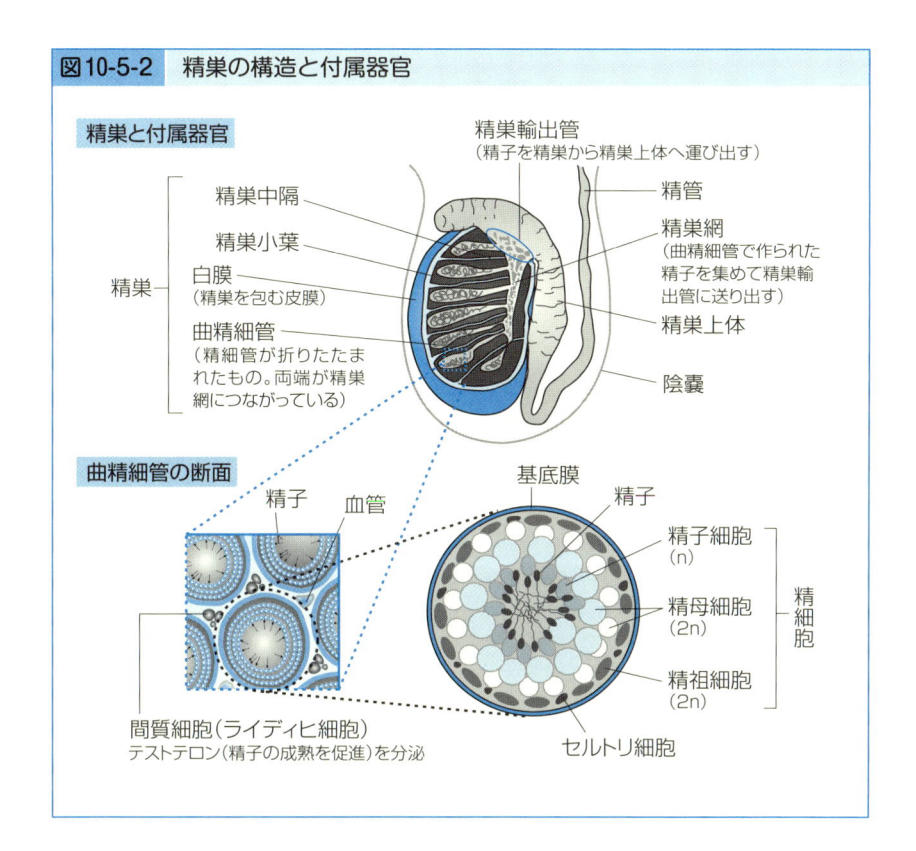

図10-5-2 精巣の構造と付属器官

精巣と付属器官

- 精巣
  - 精巣中隔
  - 精巣小葉
  - 白膜（精巣を包む皮膜）
  - 曲精細管（精細管が折りたたまれたもの。両端が精巣網につながっている）
- 精巣輸出管（精子を精巣から精巣上体へ運び出す）
- 精管
- 精巣網（曲精細管で作られた精子を集めて精巣輸出管に送り出す）
- 精巣上体
- 陰嚢

曲精細管の断面

- 精子
- 血管
- 間質細胞（ライディヒ細胞）　テストステロン（精子の成熟を促進）を分泌
- 基底膜
- 精子
- 精細胞
  - 精子細胞（n）
  - 精母細胞（2n）
  - 精祖細胞（2n）
- セルトリ細胞

● 精細胞が減数分裂して精子になる

　精細胞は精子となる細胞で、「精祖細胞」「精母細胞」「精子細胞」のステージがあります。精祖細胞は盛んに細胞分裂を繰り返して大量の精母細胞を形成します。精母細胞は減数分裂を行い、染色体数を半減させて精子細胞となります。精子細胞は細胞の形を変えて精子となります。

● 精子にはXとYがある

　精子は男性の配偶子（生殖細胞）です。精子は「頭部」「中間部」「尾部」に区分されます。頭部は精細胞の核が凝縮したもので、次の代へ伝える遺伝子が存在します。中間部にはミトコンドリアがあり、精子の運動エネルギーを産生します。尾部は鞭毛でできており、これを動かして女性の生殖管内を泳いで卵子に到達します。

　精子は、性染色体によって「X精子」と「Y精子」があります。いずれ

の精子が受精するかで、生まれてくる子供の性が決定します。

● **セルトリ細胞は精子に栄養補給する**

セルトリ細胞は「ナーシング細胞」ともいわれ、精細胞を固定し、栄養を供給します。

● **間質細胞はホルモンを分泌する**

間質には「間質細胞（ライディヒ細胞）」があり、男性ホルモンであるテストステロン（→p.187）を産生します。

●付属器官

付属器官は精子の通路と精液の産生に関わる器官です。精液は「精囊液」と「前立腺液」で構成され、ヒアルロン酸などを含み、精子の保護を行います。

● **精巣上体**

精巣上体は精巣に隣接する三日月形の器官で、精子の通路であり、精子の成熟に関わっていると考えられています。

● **精管、精囊**

精管は陰囊から体腔内へ精子を運ぶ管状の器官で、「鼡径管（そけいかん）」を通過して前立腺の後ろへ行きます。精囊は前立腺の後部にある袋状の器官で、精子を一時的に貯留します。また、ここでは精液の7割を占める精囊液を産出します。

● **前立腺は前立腺液を産出する**

前立腺は膀胱の下部にある実質性の器官です。前立腺は中心を垂直に尿道がつらぬいており、その中央に「射精管」が開口しています。ここからは精子と尿の共同の通路となります。前立腺は精子とともに放出される前立腺液を産生します。

図10-5-3　精子の産出から放出までの流れ

⑤射精管から前立腺へ
（ここからは尿と共同の通路）

膀胱
尿管
精嚢
鼠径管

射精管
（精管と精嚢が合流
して射精管となる）

精管

⑥前立腺で前立腺
液と混ざる

⑦陰茎内の尿道を
通過

前立腺

精巣上体
海綿体

④精嚢で一時的に
貯留。精子が射
出されると、精嚢
液も射出される

③精管の通過

②精巣上体を通過。
精子の成熟

①精巣で産出される

⑧放出

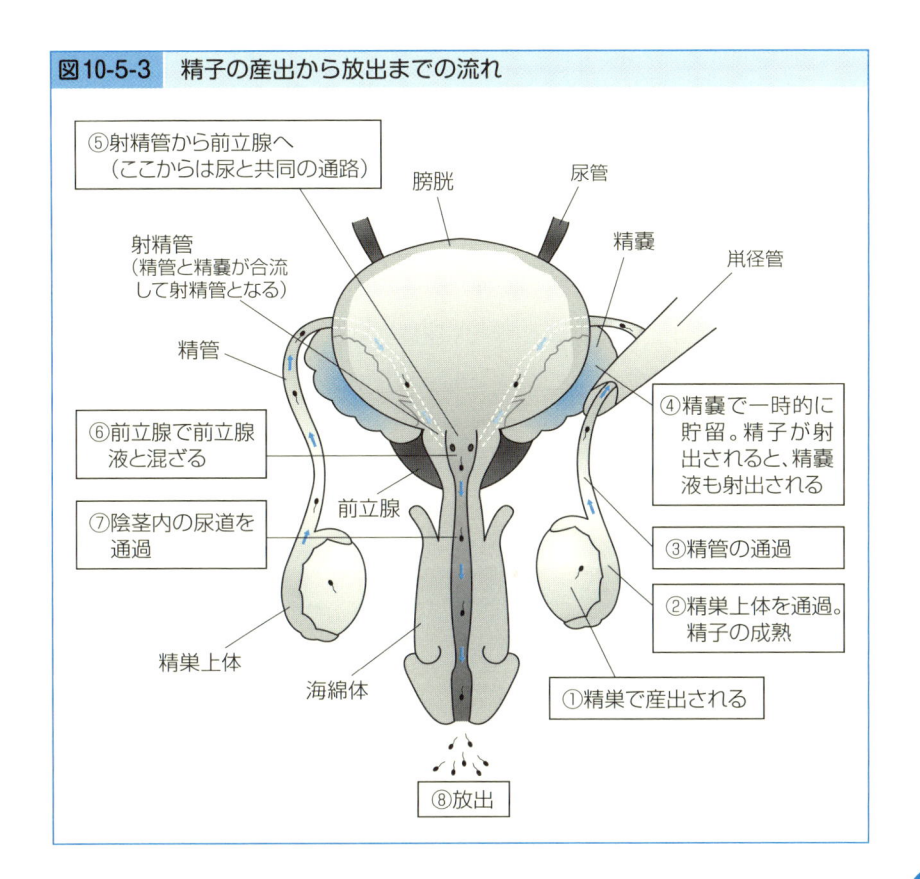

精巣はなぜ体腔内ではなく、陰嚢に入っているのでしょう？

温度に関係があるんじゃ。精子の形成は35℃前後が最も活発で、36℃以上では不全になる。体腔内では温度が高すぎて形成機能が低下するんじゃ。陰嚢は、熱を放散する役目をしているというわけじゃな。

● 陰茎は尿と精子の共同通路

陰茎は男性の外生殖器であり、交接および尿の排泄に機能します。陰茎の中央を尿道が通り、それを囲むように「海綿体（尿道海綿体、坐骨海綿体）」が存在します。この海綿体は性的に興奮すると血液が充満し、勃起状態となります。

10-6 女性生殖器

［女性生殖器は、卵子の形成や女性ホルモンの産生を行う「卵巣」と、胎児を保育する「子宮」などの付属器官で構成されます。］

● 卵巣

　卵巣は骨盤腔内にある長さ2～3cm、幅約1.5cmの左右1対の楕円形の器官です。内部は皮質と髄質に区分されます。皮質にはステージの異なる多数の「卵胞（らんぽう）」が存在します。

● 卵胞が成熟して卵子になり、排卵する

　卵胞はステージにより「原始卵胞」「胞状卵胞」「成熟卵胞」に区分されます。原始卵胞は未成熟な卵胞で、性周期に伴い、卵胞刺激ホルモン（以下FSH）とエストロゲン（→p.187）の作用により、胞状卵胞、成熟卵胞

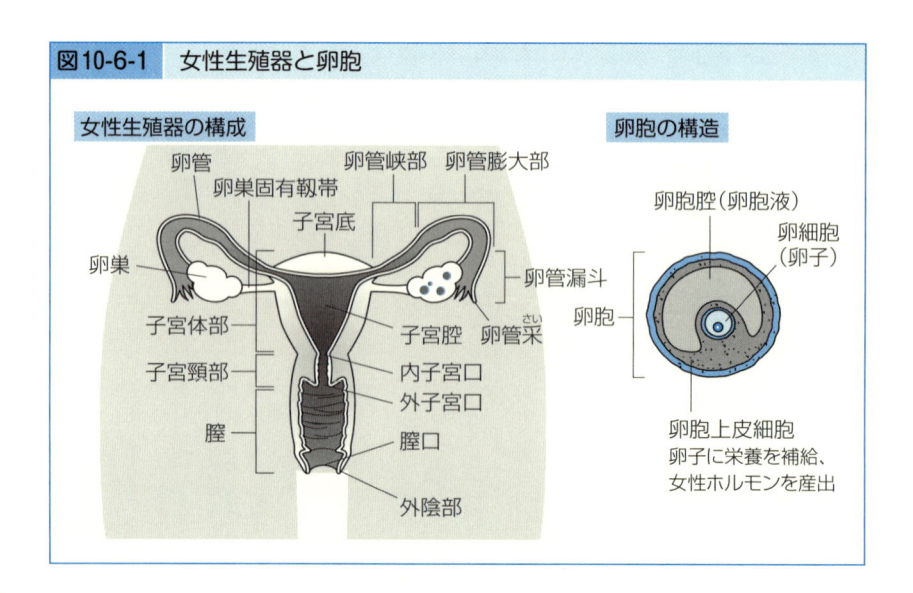

図10-6-1　女性生殖器と卵胞

女性生殖器の構成: 卵管、卵巣固有靱帯、卵管峡部、卵管膨大部、子宮底、卵巣、卵管漏斗、子宮体部、子宮腔、卵管采、子宮頸部、内子宮口、外子宮口、膣、膣口、外陰部

卵胞の構造: 卵胞腔（卵胞液）、卵細胞（卵子）、卵胞、卵胞上皮細胞（卵子に栄養を補給、女性ホルモンを産出）

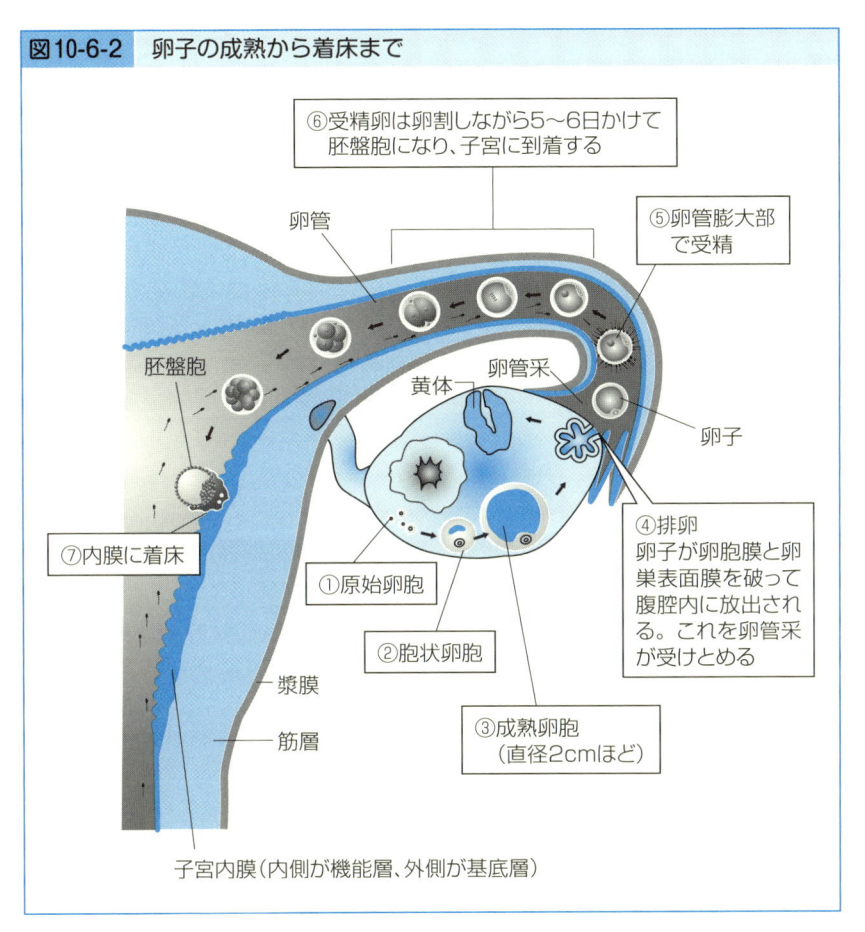

図10-6-2 卵子の成熟から着床まで

⑥受精卵は卵割しながら5～6日かけて胚盤胞になり、子宮に到着する

卵管
⑤卵管膨大部で受精
胚盤胞
黄体
卵管采
卵子
④排卵
卵子が卵胞膜と卵巣表面膜を破って腹腔内に放出される。これを卵管采が受けとめる
⑦内膜に着床
①原始卵胞
②胞状卵胞
漿膜
筋層
③成熟卵胞（直径2cmほど）
子宮内膜（内側が機能層、外側が基底層）

へと進行します。

　卵胞は「卵細胞（卵子）」と「卵胞上皮細胞」で構成されます。

　卵細胞は女性の配偶子（生殖細胞）です。卵胞に1個存在し、大型で、受精することが目的の細胞です。卵胞上皮細胞は卵細胞の周囲に多数存在する細胞で、卵細胞への栄養供給と女性ホルモンの産生を行います。

　成熟卵胞は黄体形成ホルモン（以下LH。→p.179）の刺激を受け、「排卵」を起こします。このとき、卵子は卵胞上皮の膜を破り、卵巣から「卵管」へと飛び出します。残った卵胞は機能を失うわけではなく、「黄体」へと変化し、プロゲステロン（→p.189）を産生、分泌します。

　その後、妊娠が起こると、胎盤形成まで黄体は維持されますが、妊娠が起こらないと黄体は萎縮し、「白体」となり、機能を失います。

●卵管は卵巣と子宮をつなぐ

　卵管は子宮から左右に伸びる管状の構造で、卵巣から卵子を受け取り、子宮へ送ります。卵巣側から「卵管采」「卵管膨大部」「卵管峡部」と区分されます。

　卵管采は指状の突起を持つラッパ状の構造で、卵巣の一端をおおいます。卵管膨大部はわずかに卵管が膨らんだ部分で、ここで卵子は一時的に停留します。ここに精子が到達すると、受精が起こります（受精部位）。卵子自体に運動性はないので、卵管の内皮を構成する線毛細胞が卵子を運びます。

●子宮

　子宮は骨盤腔の中央にある洋梨形の器官です。前に膀胱、後ろに直腸があり、子宮の前後にくぼみができます。前のくぼみを「膀胱子宮窩」、後ろのくぼみを「直腸子宮窩（ダグラス窩）」といいます。子宮は、骨盤腔内にいくつかの靱帯（子宮円索、基靱帯）で支えられて、ぶら下がった状態にあります。したがって、腹圧が高い場合や加齢によって靱帯が緩むと、子宮が膣側に落ちてくることがあります。これを「子宮脱」といいます。

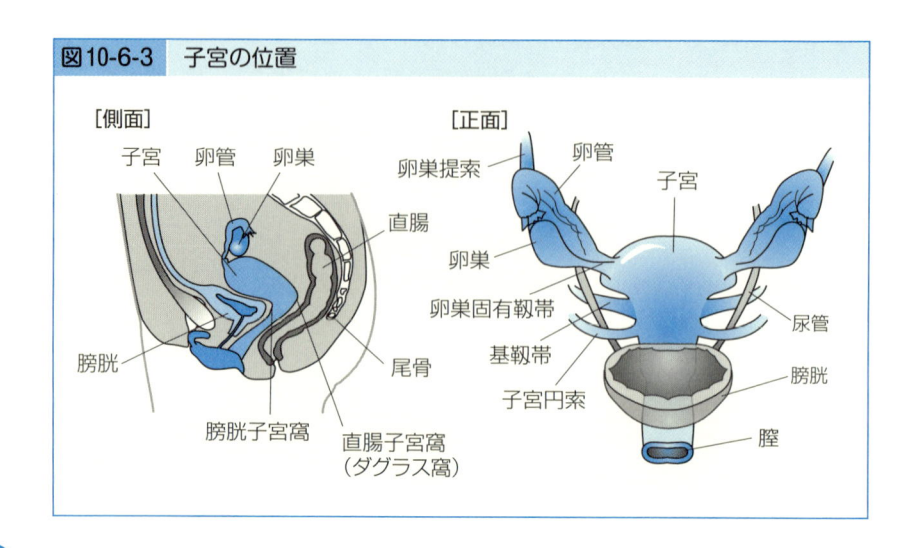

図10-6-3　子宮の位置

［側面］
子宮　卵管　卵巣
直腸
膀胱
尾骨
膀胱子宮窩
直腸子宮窩（ダグラス窩）

［正面］
卵巣提索　卵管　子宮
卵巣
卵巣固有靱帯
基靱帯
子宮円索
尿管
膀胱
膣

● **子宮の構造と月経**

子宮は上から「底部」「体部」「頸部」に区分されます（→図10-6-1）。子宮壁は「漿膜」「筋層」「内膜」の3層で構成されます。

内膜は「基底層」と「機能層」で構成され、性周期に対応して厚さが変化します。これは、エストロゲンの作用により、基底層が細胞分裂を起こし、上へと増殖して機能層を形成するからです。これに伴い、血管（らせん動脈）も造成され、血液が豊富に供給されます。この機能層が受精卵の着床部位となります。

受精卵の着床が起こらないと、機能層は不必要となり、らせん動脈とともに脱落します。これが「月経」です（→図10-6-6）。

● **子宮は胎児を育成する保育器**

子宮は受精卵の着床部位であり、胎児を9カ月間育成する保育器でもあります。卵管膨大部で受精した卵は、卵割（細胞分裂）を繰り返しながら卵管内を移動し、5〜6日後に子宮に到達します。このとき、受精卵は栄養膜細胞と内細胞塊で構成される「胚盤胞」となっています。機能層に接した胚盤胞の栄養膜は、突起を出して機能層内に侵入します。この突起は後に機能層とともに胎盤を形成します。そして内細胞塊が胎児となります。

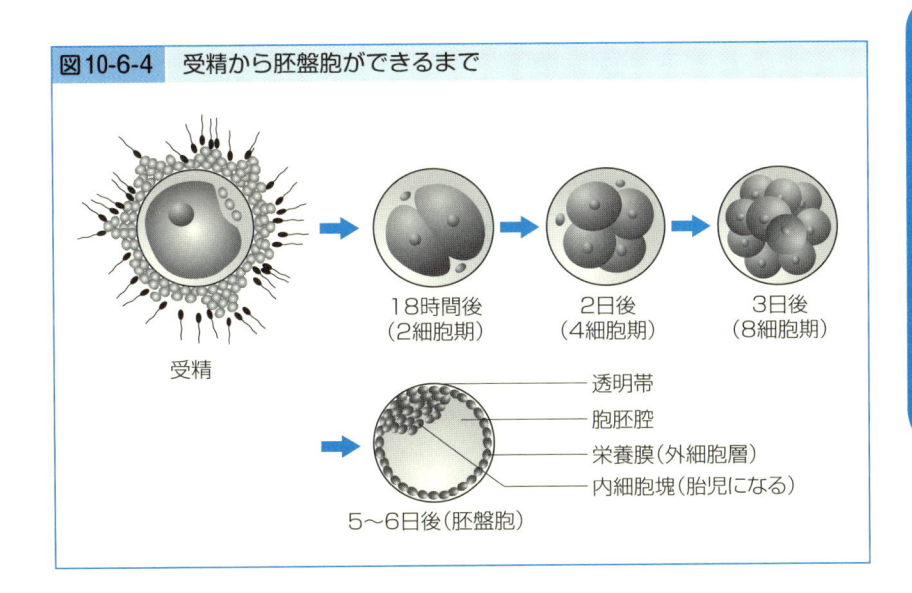

図10-6-4　受精から胚盤胞ができるまで

受精 → 18時間後（2細胞期） → 2日後（4細胞期） → 3日後（8細胞期）

5〜6日後（胚盤胞）
- 透明帯
- 胞胚腔
- 栄養膜（外細胞層）
- 内細胞塊（胎児になる）

● 膣

　膣は女性の外生殖器であり、産道としても機能します。外陰部の中央に開口し、子宮と連絡します。管状の構造で、壁は重層扁平上皮（→p.98）で構成され、グリコーゲンを多く含みます。このグリコーゲンは分解されて乳酸を形成し、膣を酸性に保ち、細菌の感染を防止します。膣口付近の粘膜下には「前庭球腺」が存在し、性的な興奮に伴い、粘液を分泌します。

● 乳房

　乳房は、アポクリン腺から派生した乳腺を含む器官で、本来は皮膚に属しますが、その機能が乳児を保育するための乳汁を分泌するため生殖器系で取り扱われることが多いようです。

　乳房は前胸壁にある左右1対のドーム形の構造で、先端には「乳頭」が存在します。また、乳頭の周囲には「乳輪」が存在します。

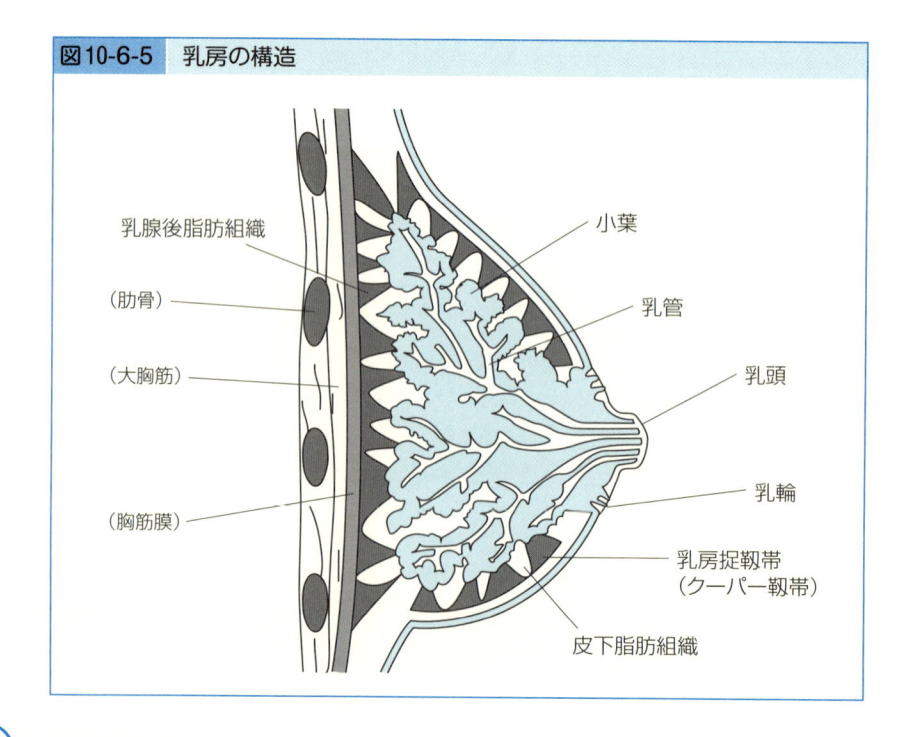

図10-6-5　乳房の構造

乳腺後脂肪組織
（肋骨）
（大胸筋）
（胸筋膜）
小葉
乳管
乳頭
乳輪
乳房捉靱帯（クーパー靱帯）
皮下脂肪組織

内部は「乳腺」と脂肪を多く含む「結合組織」で構成されます。乳腺は思春期におけるエストロゲンの放出により発達、増殖し、妊娠後期におけるプロラクチンの放出により「乳汁」の産生を開始します。産生された乳汁は、「乳管」を通って乳頭の先端から分泌されます。この分泌は「射乳反射」といい、乳児が母親の乳頭を吸う刺激によりオキシトシンが分泌されて起こるものです。

●性周期は卵巣と子宮の変化

性周期はホルモンの変化に伴う女性生殖器の機能、形態的な変化で、その周期はほぼ28日ごとに繰り返されます。「卵巣周期」と「月経周期（子宮周期）」に分けることができます。

● 卵巣周期

卵巣周期は「卵胞期」「排卵期」「黄体期」に区分されます。

1）卵胞期

卵胞期は月経第1日から14日頃までの時期で、下垂体から分泌される卵胞刺激ホルモン（FSH、→p.188）の作用により、卵胞が成熟を始め、卵胞上皮細胞が増殖し、エストロゲンを分泌します。エストロゲンはさらなる上皮細胞の増殖と、エストロゲン合成を促進するとともに、子宮内膜の増殖に作用します。また、エストロゲンの血中濃度の上昇は視床下部に対し、受精準備の完了を知らせます。

2）排卵期

排卵期は月経14日頃で、エストロゲン上昇の情報を受けた視床下部からゴナドトロピン放出ホルモン（性腺刺激ホルモン放出ホルモン。以下、Gn-RH、→p.188）が放出されます。このGn-RHは下垂体前葉に作用し、LHの大量分泌を促します。LHの大量放出は卵巣に作用し、排卵を誘発します。

3）黄体期

黄体期は月経14日から28日までの時期です。排卵では卵子のみが放出され、ほとんどの卵胞上皮細胞は卵巣内に残ります。残った卵胞上皮は「赤

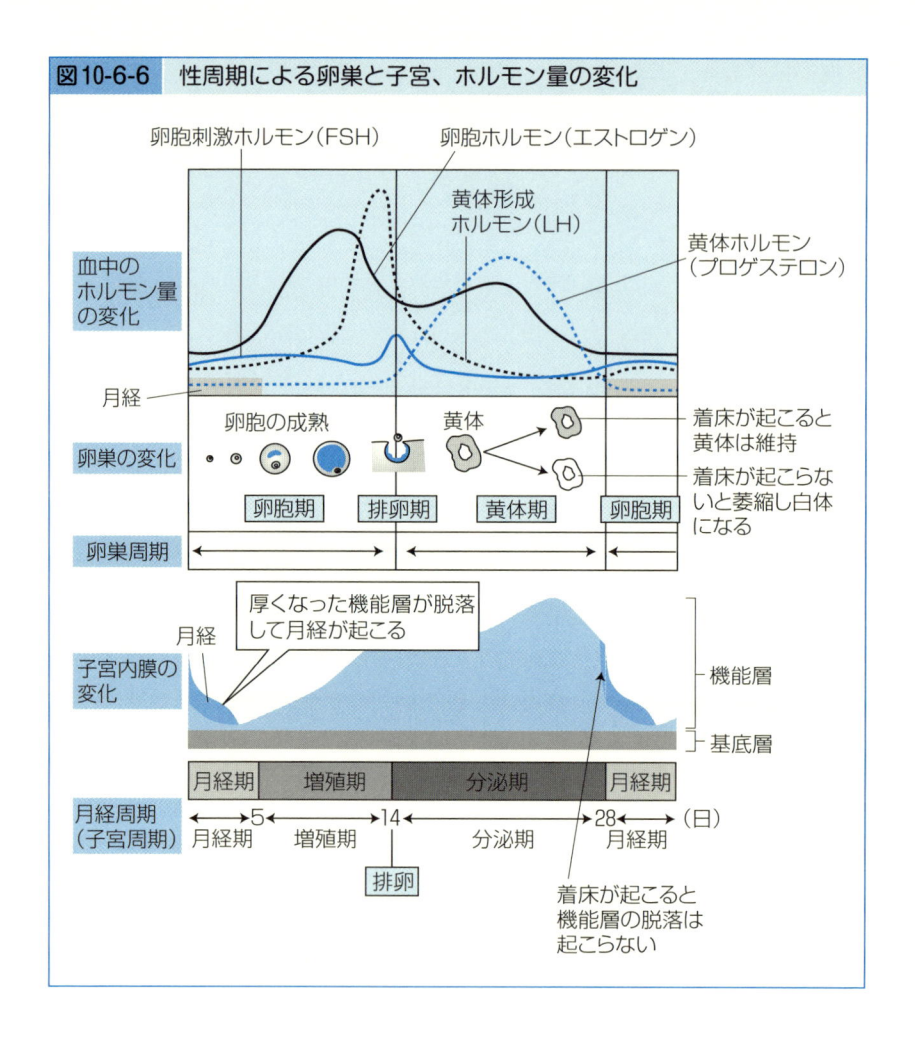

図10-6-6　性周期による卵巣と子宮、ホルモン量の変化

血中のホルモン量の変化
- 卵胞刺激ホルモン（FSH）
- 卵胞ホルモン（エストロゲン）
- 黄体形成ホルモン（LH）
- 黄体ホルモン（プロゲステロン）
- 月経

卵巣の変化
- 卵胞の成熟
- 黄体
- 着床が起こると黄体は維持
- 着床が起こらないと萎縮し白体になる

卵巣周期：卵胞期／排卵期／黄体期／卵胞期

子宮内膜の変化
- 月経
- 厚くなった機能層が脱落して月経が起こる
- 機能層
- 基底層

月経周期（子宮周期）：月経期／増殖期／分泌期／月経期
→ 5 →14→ 28（日）
月経期　増殖期　分泌期　月経期
排卵
着床が起こると機能層の脱落は起こらない

体」を経て黄体に変化します。黄体はプロゲステロンを合成します。妊娠が起こると黄体は維持され、プロゲステロンを合成し続けますが、起こらないと黄体はプロゲステロンの合成を停止して萎縮し、白体となります。

● **月経周期（子宮周期）**

　月経周期は性周期に伴う子宮の変化を示すもので、「月経期」、「増殖期」、「分泌期」に区分されます。

1）月経期

　月経期は月経周期の最初の5日間前後の時期で、子宮内膜の脱落に伴う

出血が見られる時期です。
2）増殖期

　増殖期は月経終了から排卵までの期間です。子宮内膜の基底層が細胞分裂を行い、機能層が徐々に肥厚します。
3）分泌期

　分泌期は排卵から次の月経までの期間です。子宮内膜に分布する「子宮腺」が盛んに粘液を分泌し、着床の準備を行います。

● 受精卵から胎児へ

　子宮内膜へ着床した胚盤胞の栄養膜は「胎盤」を形成し、胎盤性ゴナドトロピンを分泌して黄体に代わり、妊娠を維持する機能を果たします。内細胞塊はさらに増殖・分化を行い、「胚葉」を形成します。

　この胚葉は、神経や表皮の基となる「外胚葉」、筋や骨、循環器、泌尿器などの基となる「中胚葉」、消化器や呼吸器の基となる「内胚葉」に区分されます。そして、受精から3週くらいから各器官の基となる構造が形成され、ほぼ5週で頭や手足の形が確認できる「胎児」となります。

　したがって受精後、約1カ月が卵から人体へと劇的に変化する時期であり、奇形が最も起こりやすい時期となります。このため、母親はこの時期の過ごし方に最も注意をはらう必要があります。

　女性の体内では毎月、新しい生命をつくる準備がされているんですね。生命誕生の神秘だなぁ。

　そうね。それに、受精卵がそのまま胎児になるのではなくて、細胞分裂を繰り返して、その一部は胎盤になって、胎児に栄養を送るんですね。

　そうなんじゃ。われわれの体と命は、たくさんの過程を経て成り立っておるんじゃよ。

第10章　泌尿器系・生殖器系

解剖生理学の講義を終えて

これで一通り、解剖生理学の講義は終わったのぉ。ねこ村くん、しほさん、どうじゃったかい？

体の中にこんな奥深い世界があるなんて……って感じです。これほど精巧なシステムは、人間にはつくれませんね。

消化管一つとっても、最初は単純な管だったわけですよね。それが進化の過程で、胃や腸のように機能や形が変わっていったなんて、不思議って思いました。それに、故障なしの健康な体でいられることのありがたさも感じました。

そうなんじゃ。無駄な器官は一つもなくて、それぞれが毎日働いて役割をまっとうしておる。そして神経を通して、各器官は情報交換をしているんじゃ。

人間という一つの社会を、力を合わせて運営しているってわけですね。そう思うと、ぼくらも社会の一員として役割を果たさないといけないなぁ。

それが社会人としての自覚の第一歩じゃよ！これからもたくさん勉強して、がんばっておくれ！

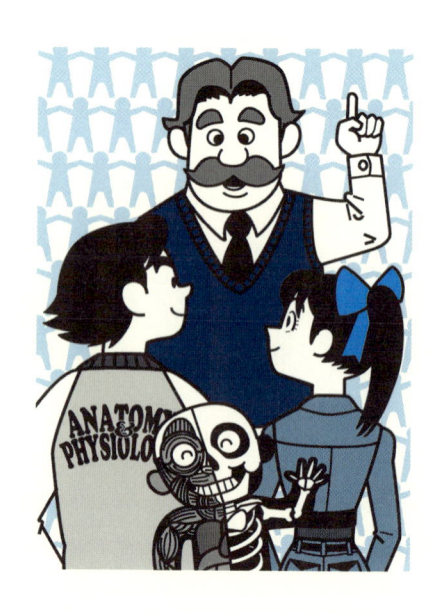

索 引

A-Z

- ACTH（副腎皮質刺激ホルモン）……178
- ADH（抗利尿ホルモン、バソプレシン）……179
- AV node（房室結節）……122
- Bリンパ球……108
- C細胞……180
- CRH（副腎皮質刺激ホルモン放出ホルモン）……177
- DNA……13,14,18,20
- FSH（卵胞刺激ホルモン）……178,188,268,273
- GH（成長ホルモン）……178
- GIH（成長ホルモン抑制ホルモン）……177
- Gn-RH（ゴナドトロピン放出ホルモン、性腺刺激ホルモン放出ホルモン）……177,188,273
- GRH（成長ホルモン刺激ホルモン）……177
- Ig（抗体）……113
- LH（黄体形成ホルモン）……179,188,269
- LHサージ……179,188
- mRNA（メッセンジャーRNA）……18,19,21
- NK（ナチュラルキラー）細胞……108
- pH……114
- rRNA（リボソームRNA）……19
- SA node（洞房結節）……121
- TRH（甲状腺刺激ホルモン放出ホルモン）……177
- tRNA（トランスファーRNA）……21
- Tリンパ球……108
- TSH（甲状腺刺激ホルモン）……178
- α-アミラーゼ……79

あ

- アジソン病……186
- アシドーシス……114
- 圧覚……216
- アテローム……108
- アドレナリン（エピネフリン）……167,186
- アブミ骨……205
- アポクリン腺（臭腺）……44
- アミノ酸誘導体ホルモン……176
- アミラーゼ……84,94
- アルカローシス……114
- アルドステロン……186,190
- アルブミン……111
- 鞍状関節……223
- アンドロゲン（男性ホルモン）……186
- 胃……81
- 移行上皮……261
- 胃小窩……82
- 遺伝物質（DNA）……13,14,18,20
- 陰茎……267
- 咽喉……59
- インスリン……91,182
- 咽頭……59
- 咽頭挙筋（群）……59,240
- 咽頭腺……240
- 咽頭収縮（群）……59,240
- 咽頭扁桃……60
- インナーマッスル……250
- 陰嚢……264
- 烏口腕筋……247
- 右心室……119
- 右心房……119
- 右脳……146
- 右葉……89
- 運動神経（遠心性神経）……162
- 永久歯……76
- 会陰横筋……245
- 腋窩神経……165
- 液性免疫……108
- エクリン腺……44
- エストロゲン（卵胞ホルモン）……187,268,273
- エナメル質……76
- エリスロポエチン……105,191,259
- 遠位尿細管……259
- 嚥下……59
- 嚥下筋……59,240
- エンケファリン……192
- 遠心性神経（運動神経）……162
- 延髄……153
- 円柱上皮……28
- エンドルフィン……192
- 横隔膜……72,242
- 黄色骨髄……221
- 黄体……189,269
- 黄体形成ホルモン（LH）……179,188,269
- 黄体ホルモン（プロゲステロン）……189,269

- 横突起……227
- 黄斑……199
- 横紋筋……31
- オキシトシン……177,179
- オステオン（骨単位）……220
- 親不知……76
- オルニチン回路……91
- 温度覚……216

か

- 回外筋……247
- 外肛門括約筋……98,245
- 外耳……204
- 外耳孔……204
- 外耳道……204
- 回腸……84,86
- 外転筋……237
- 外転神経……163
- 回内筋……247
- 外鼻……56
- 外皮系……38
- 外鼻孔……56
- 外腹斜筋……244
- 外膜……195
- 外分泌腺……28
- 羨膜……209
- 海綿質……220
- 海綿体……267
- 回盲部……95
- 回盲弁……95
- 外肋間筋……71,242
- 下顎骨……225
- 蝸牛……207
- 蝸牛管……207
- 蝸牛窓……207
- 核……13
- 顎下腺……79
- 角質層……40
- 核小体……13,19
- 角膜……195
- 下行路……170
- 下垂体（脳下垂体）……151,177
- ガストリン……83,192
- 下制筋……237
- 下腿三頭筋……252
- 下腸間膜動脈……128
- 滑液……224
- 滑車……203
- 滑車神経……163
- 褐色脂肪……52
- 滑膜……224
- 括約筋……237
- 下殿神経……166
- 下鼻甲介……225
- 下葉……66
- 顆粒球……106
- カルシトニン……181,222
- 眼窩……195,225
- 眼筋……202
- 感覚器系……194
- 感覚受容器……45
- 感覚上皮……28
- 感覚神経（求心性神経）……162
- 肝鎌状間膜……89
- 含気骨……219
- 眼球……195
- 眼筋……202
- 眼神経……202
- 眼圧……
- 寛骨……232
- 幹細胞……25,40
- 眼芽細胞索……90
- 間質細胞（ライディヒ細胞）……264,266
- 杆状細胞（杆体）……199
- 冠状静脈洞……119
- 冠状動脈……127
- 肝小葉……90
- 関節……223
- 関節円板……224
- 関節軟骨……224
- 関節包……224
- 汗腺……44
- 肝臓……88
- 肝臓……227
- 肝動脈……89
- 間脳……151

- 顔面骨……225
- 顔面神経……163
- 肝門……89
- 眼輪筋……202,238
- キーゼルバッハ部位……56
- 器官……34
- 気管……64
- 気管支……65
- 気管支腺……65
- 気管腺……64
- 奇静脈系……133
- 基底層……40
- 気道……55
- キヌタ骨……205
- 機能中枢……150
- 嗅覚器……211
- 球関節……223
- 球形嚢……209
- 臼歯……76
- 吸収上皮……28
- 嗅上皮……58,211
- 嗅神経……163
- 求心性神経（感覚神経）……162
- キューティクル……46
- 橋……152
- 胸郭……69,229
- 頬筋……238
- 胸腔……64,70
- 胸骨……229
- 頬骨……225
- 胸鎖乳突筋……72,240
- 胸式呼吸……71
- 胸椎……164,165
- 胸髄……154
- 胸腺……142,191
- 胸大動脈……125
- 胸郭……227,229
- 強膜……196
- 胸膜腔……69
- 胸腹筋（浅胸筋）……242
- 挙筋……237
- 棘下筋……247
- 棘上筋……247
- 棘突起……227
- キラーT細胞……108
- キロミクロン（脂肪粒）……87
- 近位尿細管……259
- 筋系……235
- 筋原線維……
- 筋支帯……254
- 筋腺……235
- 筋線維……
- 筋組織……30
- 筋タンパク……31,235
- 筋皮神経……165
- 区域気管支……65,67
- 空腸……84,86
- 口……76
- 屈筋……237
- クッシング症候群……185,186
- クッパー細胞……91
- クプラ……210
- クモ膜……160
- クモ膜下腔……158,160
- グリア細胞（神経膠細胞）……33
- クリステ……27
- グルカゴン……91,183
- グロブリン……111,113
- クワシオコル……113
- 毛……46
- 毛穴……46
- 脛骨……232
- 形質細胞……109,113
- 頸神経……164
- 頸髄……154
- 頸椎……227
- 系統……35
- 頸膨大……154
- 血圧……
- 血液……102
- 血液型……116
- 血液凝固因子……110
- 血液……125

- 血管系……102
- 血球……103,104
- 月経……271
- 月経周期（子宮周期）……274
- 結合組織……29
- 血漿……103,111
- 血漿タンパク（質）……91,111
- 血小板……110
- 結腸……95,97
- 結腸ヒモ……95
- 結腸……196,202
- ケラチン……40,46
- 腱……236
- 肩甲下筋……247
- 肩甲挙筋……72
- 肩甲骨……230
- 腱索……120
- 犬歯……76
- 腱鞘……254
- 剣状突起……229
- 原始卵胞……268
- 減数分裂……27
- 原尿……257
- 肩峰……231,248
- 好塩基球……106
- 口蓋……240
- 口蓋骨……225
- 口蓋扁桃……60
- 口蓋帆……240
- 岬角……234
- 交感神経……162,167
- 交感神経幹……162
- 咬筋……77,239
- 口腔……76
- 後頭骨……252
- 膠原線維（コラーゲン）……30,42
- 硬膜……219
- 虹彩……197
- 好酸球……106
- 鉱質コルチコイド……186
- 膠質浸透圧……111
- 甲状腺……180
- 甲状腺刺激ホルモン（TSH）……178
- 甲状腺刺激ホルモン放出ホルモン（TRH）……177
- 甲状軟骨……62
- 構造脂肪……51
- 抗体……109,113
- 好中球……106
- 喉頭……62
- 喉頭蓋……59,62
- 喉頭蓋軟骨……62
- 喉頭筋（発声筋）……63,240
- 後頭葉……148
- 広背筋……245
- 後腹膜臓器……100
- 硬膜……160
- 硬膜静脈洞系……132,158,160
- 肛門……98
- 肛門挙筋……245
- 口輪筋……238
- 股関節……232
- 呼吸器系……54
- 呼吸……71,242
- 呼吸細気管支……65,67
- 呼吸補助筋……72
- 鼓室階……207
- 骨格筋……31,235
- 骨格系……218
- 骨基質……220
- 骨髄……221
- 骨端軟骨……222
- 骨……232,234
- 骨膜腔……234
- 骨盤底筋……220
- 骨盤内臓神経……166
- 骨膜……220
- ゴナドトロピン放出ホルモン（性腺刺激ホルモン放出ホルモン、Gn-RH）……177,188,273
- 鼓膜……205
- 固有胃腺……81

277

コラーゲン(膠原線維)	30,42
コルチゾル	209
コレシストキニン	192
コレステロール	52

さ

細気管支	65,67
細静脈	129,137
臍静脈	136
細動脈	125,137
臍動脈	136
細胞	12
細胞質	19
細胞小器官	19
細胞性免疫	108
細胞分裂	25
細胞膜	22
サイモシン	142,191
サイロキシン	180
鎖骨	230
坐骨	232
鎖骨下筋	242
坐骨神経	166
鎖骨中線	117
左鎖骨下動脈	127
左心室	119
左心房	119
左総頸動脈	127
左脳	146
左葉	89
三角筋	247
三叉神経	163,239
三尖弁	120
散大筋	237
三半規管(半規管)	207,210
耳介	204
耳介軟骨	204
視覚器	195
視覚路	170
耳下腺	79
耳管	61,206
耳管扁桃	60
子宮	270
子宮周期(月経周期)	274
糸球体	257
軸索(軸索突起)	32,144
軸椎	227
指屈筋	247,252
刺激伝導系	121
指(趾)骨	232
指筋	230
篩骨	225
篩骨洞	58
歯根	76
視細胞	199
視床	151
視床下部	151,177
耳小骨	205
指伸筋	247,252
視神経	163,199
視神経乳頭	199
歯髄	76
耳垂(耳たぶ)	204
耳石	209
舌	78
痔帯	98
膝蓋腱	232
膝蓋骨	232
膝関節	232
至適pH	114
耳道ச	120
シナプス(神経終末)	32,144
脂肪細胞	30,50
脂肪組織	30
脂肪粒(キロミクロン)	87
斜角筋(群)	72,242
尺骨	230
尺骨神経	165
車軸関節	223
射精管	266
射尿反射	273
斜眼	66
自由可動関節	223
集合管	259
十字靱帯	232
自由神経終末	45,215,216
臭腺(アポクリン腺)	44
重層扁平上皮	98
十二指腸	84
終末細気管支	65,67
手根屈筋	247
手根骨	230
手根伸筋	247
樹状突起	32,144
受容体	23
シュワン細胞	33
循環器系	102
上衣細胞	158
小円筋	247
消化管	75
消化器系	74
上顎骨	225
上顎洞	58
消化腺	75
松果体	151,191
小胸筋	72,242
上行大動脈	125
上行路	169
硝子体	201
小指対立筋	249
小循環(肺循環)	135
常染色体	16
上前腸骨棘	96,231
小腸	84
上腸間膜動脈	127
小脳	152
小肺胞細胞	68
上皮小体	180
上皮組織	28
静脈	129
静脈環流	134
上葉	66
小葉間静脈	90
小葉間胆管	92
小弯	81
上腕回旋筋群	247
上腕筋	230
上腕三頭筋	247
上腕二頭筋	247
食道	80
鎖骨	216
触覚	216
自律神経	162,167
仁	14
塵埃細胞	68
心外膜	121
伸筋	237
心筋	31
心筋層	121
神経系	144
神経膠細胞(グリア細胞)	33
神経細胞(ニューロン)	32,144
神経細胞体	32
神経終末(シナプス)	32,144
神経組織	32
神経伝達物質	234
真結合線	234
心室	119
心室中隔	119
腎小体	257
腎錐体	257
心尖	117
心臓	117
腎臓	257
心臓壁	120
靱帯	224
心底	117
染色体	13
心電図	123
振動覚	216
腎動脈	128,257
心内膜	121
腎盂	257
腎杯	257
深背筋	245
腎盤(腎盂)	
真皮	39,42
心房	119
心房性ナトリウム利尿ペプチド	192
心房中隔	119
心膜腔	121
腎門	257
膵液	84
膵管	84,93
髄腔	221
髄鞘(ミエリン鞘)	32
錘状細胞(錘体)	199
水晶体	198,201
膵臓	93,182
膵体	93
錐体	153
錐体外路	150,167,172
錘体路(皮質脊髄路)	170
膵頭	93
膵尾	93
水平裂	66
膵リパーゼ	84
ステロイドホルモン	176
精細管	266
精細胞	264,265
精子	265
精子細胞	265
成熟卵胞	272
生殖器系	263
生殖細胞	27
性腺	187
性腺刺激ホルモン放出ホルモン(Gn-RH、ゴナドトロピン放出ホルモン)	177,188,273
性染色体	16
精巣	264
精巣上体	266
精巣動脈	128
精祖細胞	265
声帯	63
声帯ヒダ	63
正中神経	165
成長ホルモン(GH)	178
成長ホルモン刺激ホルモン(GRH)	177
成長ホルモン抑制ホルモン(GIH)	177
精嚢	266
精漿液	266
精母細胞	265
声門	63
赤色骨髄	221
脊髄	154
脊髄視床路	170
脊髄神経	156,162,164
脊柱	227
脊柱管	227
脊柱起立筋	246
赤脾髄	141
セクレチン	84,192
赤血球	104
舌咽神経	163
舌下神経	163
舌下腺	79
舌骨	225
舌骨下筋(群)	59,240
舌骨上筋(群)	59,240
切歯	76
舌乳頭	78,214
舌扁桃	60
セルトリ細胞(ナーシング細胞)	264,266
線維芽細胞	30,42
浅胸筋(胸筋)	242
前脛骨筋	252
前鋸筋	242
前階	207
仙骨	227
仙骨神経	164,166
染色体	13,14,16,18,25
染色分体	15
仙髄	154
腺組織	28
前庭	207,209
前庭階	207
前庭球腺	272
前庭窓	207
蠕動運動	80
前頭筋	238
前頭骨	225
前頭洞	58
前頭葉	148
浅背筋	245
前腹筋	244
尖弁(房室弁)	120
泉門	225
前立腺	266
前立腺液	266
総肝管	84,86,92
ゾウゲ質	76
爪床	49
臓側腹膜	99
爪体	49
総胆管	84,86,92
総腸骨動脈	128
相同染色体	17
僧帽筋	245
僧帽弁(二尖弁)	120
爪母基	49
足根	232
足底弓	232
側頭筋	77,239
側頭骨	225
側頭葉	148
側腹筋	244
耳径管	266
組織	28
組織液	138
咀嚼	77
咀嚼筋	77,239
ソマトスタチン	183

た

大胸筋	242
体細胞分裂	25
胎児循環	136
大十二指腸乳頭(ファータ乳頭)	84,93
体循環(大循環)	134
大静脈	129
体性神経	162
体性痛覚	215
大腸骨	232
大腿四頭筋	250
大腿骨	166
大腿二頭筋	250
大腸	95
大殿筋	250
大動脈	125
大動脈弓	125
大動脈弁	120
大内転筋	250
大脳	146
大脳基底核	150
大脳脚	152
大肺細胞	68
胎盤	275
大腰筋	250
大弯	81
唾液腺	79
楕円関節	223
ダグラス窩(直腸子宮窩)	270
単球	108
短骨	219
短指屈筋	254
短指伸筋	254
胆汁	86,92
胆汁酸	86,87
短小指外転筋	254
短内転筋	250
短背筋	246
短母指伸筋	254
恥骨	232
膣	272
緻密質	220
緻密斑	259
チャネル	23
肘関節	230
中耳	205
中手骨	230
中心窩	158
中心静脈	90
虫垂	97
中枢神経	145
中足骨	232
中背筋	250
肘頭	230

中脳	152
中脳蓋	152
中膜	197
中葉	66
虫様筋	249
聴覚器	204
聴覚路	170
腸肝循環	92
腸間膜	99
蝶形骨	225
蝶形骨洞	58
長骨	219
腸骨	232
腸骨筋	250
長内転筋	250
蝶番関節	223
腸腰筋	250
直腸	95,98
直腸子宮窩（ダグラス窩）	270
貯蔵脂肪	50
椎間孔	227
椎間板	227
椎弓	227
椎孔	227
椎体	227
ツチ骨	205
爪	48
爪半月	49
テストステロン	187,266
テロメア	26
殿筋	250
伝導路	169
頭蓋	225
頭蓋冠	225
頭蓋底	225
動眼神経	163
瞳孔	197
瞳孔括約筋	197
瞳孔散大筋	197
橈骨	230
橈骨神経	165
糖質コルチコイド	185
等尺性収縮	237
頭頂骨	225
等張性収縮	237
頭頂葉	148
洞房結節（SA node）	121
動脈	125
動脈管	136
動脈弁（半月弁）	120
トランスファー RNA（tRNA）	21
トリプシノゲン	87
トリプシン	84,87
トリヨードサイロニン	180
貪食	106

な

ナーシング細胞（セルトリ細胞）	264,266
内肛門括約筋	98
内耳	207
内耳神経	163,207
内臓痛覚	215
内転筋	237
内腹斜筋	244
内分泌系	174
内分泌腺	28
内包	150
内膜	199
内肋間筋	71,242
ナチュラルキラー（NK）細胞	108
軟口蓋	59
軟骨	219
軟膜	160
二尖弁（僧帽弁）	120
乳歯	76
乳頭	272
乳頭層	44
乳ビ槽	138
乳房	272
乳輪	272
ニューロン（神経細胞）	32,144
尿	260
尿管	261
尿細管	257
尿素	91

尿道	262
尿道括約筋（外括約筋）	262
ネフロン	257
脳	146
脳下垂体（下垂体）	151,177
脳幹	152
脳溝	146
脳室	158
脳神経	162
脳脊髄液	158
脳脊髄神経	162
脳頭蓋	225
脳内ホルモン	192
脳梁	150
喉仏	62
ノルアドレナリン	167,186

は

歯	76
ハードケラチン	49
肺	66
肺胸膜	69
肺循環（小循環）	135
肺尖	66
バイタルサイン	124
肺底	66
肺動脈弁	120
ハイドロキシアパタイト	76
胚盤胞	271
肺胞	67
肺門	67
胚葉	275
排卵	269
白体	269
白脾髄	141
破骨細胞	220
母指外転筋	247
バソプレシン（抗利尿ホルモン、ADH）	179
白血球	106
発声筋（喉頭筋）	63,240
鼻	56
鼻毛	56
馬尾	154
ハムストリング	250
パラソルモン	181,222
半関節	223
半規管（三半規管）	207,210
半月板	224,232
半月弁（動脈弁）	120
半腱様筋	250
伴性遺伝	17
反射経路	157
伴性静脈	129
半膜様筋	250
ヒアルロン酸	30,43
皮下脂肪	50
皮下組織	39,50
鼻腔	56
鼻甲介	56
腓骨	232
尾骨	227
鼻骨	225
尾骨神経	164,166
皮脂腺	46
皮質脊髄路（錐体路）	170
皮静脈	130
尾状葉	89
尾髄	154
ヒス束	122
ヒスタミン	106
ヒストン	14
鼻腺	56
脾臓	141
鼻中隔	56
鼻道	56
泌尿器系	256
皮膚	38
皮膚感覚	215
腓腹筋	252
肥満細胞	30,45,106
表情筋	238
表皮	39,40
表皮	40
ヒラメ筋	252
ビリルビン	86,91,105,142

鼻涙管	58
披裂軟骨	62
ファータ・パチニ小体	45,216
ファータ乳頭（大十二指腸乳頭）	84,93
フィジカルアセスメント	117
フィードバック機構	177,179
フィブリノゲン	110,111
腹横筋	244
腹腔	81
腹腔動脈	127
腹腔壁	110
副交感神経	162,168
腹式呼吸	72
副腎	184
副神経	163
副腎皮質刺激ホルモン（ACTH）	178
副腎皮質刺激ホルモン放出ホルモン（CRH）	177
腹大動脈	125
腹直筋	244
副鼻腔	58
腹膜	99
腹膜腔	99
不動関節	223
ぶどう膜	197
不溶性フィブリン	110
プラスミン	110
プルキンエ線維	122
プロゲステロン（黄体ホルモン）	189,269
プロスタグランジン	192
プロトロンビン	110
プロラクチン	179
分節運動	81
分泌上皮	81
噴門部	81
平滑筋	31
平衡砂膜	209
平衡斑	209
閉鎖神経	166
壁側胸膜	69
壁側腹膜	99
ペプシノゲン	82,87
ペプシン	82,87
ペプチド結合	21
ペプチドホルモン	176
ヘモグロビン	104
ヘルパーT細胞	108
辺縁葉系	149
扁桃	60,141
扁平骨	219
扁平上皮	28
ヘンレのループ	259
方形葉	89
膀胱	261
膀胱括約筋（内括約筋）	261
胞状卵胞	268
ボウマン嚢	257
母指外転筋	254
母指屈筋	247,252
母指伸筋	247,252
母指対立筋	249
母指内転筋	249,254
骨	219
ホムンクルス	149
ホルモン	28,174

ま

マイスナー小体	45,216
マクロファージ	46,108
マックバーネ痛点	96,231
睫毛	202
末梢神経	145,161
ミエリン鞘（髄鞘）	32
味覚器	213
味覚路	170
味孔	214
味細胞	214
ミトコンドリア	20
脈絡叢	199
味蕾	78,213
無顆粒球	106,108
ムチン	79

迷走神経	163
メッセンジャー RNA（mRNA）	18,19,21
メモリー B 細胞	109
メラトニン	191
メラニン	40
メラニン細胞	40
メラニン細胞刺激ホルモン	177
メルケル触覚板	216
毛幹	46
毛根	46
毛細血管	137
毛細胆管	46
毛細リンパ管	112,138
網膜	42
盲腸	95,97
盲斑	199
毛包	46
毛包小体	216
毛細胞	46
網膜	199
毛様体	198
網様体	152
毛様体筋	198
毛様体小帯	198
門脈	89,131
門脈系	131
門脈循環	135

や

ヤコブソン器官	212
幽門腺	83
幽門部	81
輸出動脈	257
輸入動脈	257
葉気管支	65,67
腰神経	164,166
腰椎	154
腰筋	227
腰筋大	154
翼突筋	77,239

ら

ライディヒ細胞（間質細胞）	264,266
卵管	119
卵円孔	119,136
卵管	269,270
卵管采	270
卵形嚢	209
ランゲルハンス島	94,182
卵細胞（卵子）	269
卵巣	268
卵巣周期	273
卵巣動脈	128
卵胞	268
卵胞刺激ホルモン（FSH）	178,188,268,273
卵胞上皮細胞	269
リゾチーム	79
立方上皮	28
立毛筋	48
リボソーム	21
リボソーム RNA（rRNA）	19
輪状軟骨	62
リンパ液	138
リンパ管	138
リンパ球	108,138
リンパ系	138
リンパ小節	141
リンパ節	138,140
リンパ本幹	138
涙腺	225
涙腺	202
類洞（洞様毛細血管）	90
レギュラトリーT細胞	108
レニン	190,259
漏斗	151
肋軟骨	229
肋骨	71
肋間筋	242,252
肋間神経	165
肋骨	229
濾胞細胞	180

わ

ワルダイエルの咽頭輪	60,141
腕神経叢	164
腕頭動脈	127

【執筆者略歴】

飯島 治之（いいじま・はるゆき）

北海道大学理学部生物学科動物系統解剖学講座を卒業後、東京女子医科大学医学部解剖学教室で20年間人体解剖学実習を担当。その後、同大看護学部で人体の構造と機能の講義および実習に従事。現在は了徳寺大学客員教授として同大学および東京女子医大医学部解剖学教室において解剖学の実習と講義を担当している。

装丁	● 小山巧（志岐デザイン事務所）
カバー・キャラクターイラスト	● ゆずりはさとし
制作	● 株式会社マッドハウス
編集	● 三笠暁子

ファーストブック
解剖生理学がわかる
かいぼうせい り がく

2012年5月10日　初版　第1刷発行
2019年4月25日　初版　第3刷発行

著　者　飯島治之
発行者　片岡 巌
発行所　株式会社技術評論社
　　　　東京都新宿区市谷左内町21-13
　　　　電話　03-3513-6150　販売促進部
　　　　　　　03-3267-2270　書籍編集部
印刷／製本　日経印刷株式会社

定価はカバーに表示してあります。

本書の一部または全部を著作権法の定める範囲を超え、無断で複写、複製、転載あるいはファイルに落とすことを禁じます。

©2012 Haruyuki Iijima

造本には細心の注意を払っておりますが、万一、乱丁（ページの乱れ）や落丁（ページの抜け）がございましたら、小社販売促進部までお送りください。送料小社負担にてお取り替えいたします。

ISBN 978-4-7741-5055-0 C3047
Printed in Japan